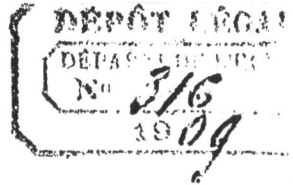
# Dᴿ P. LONDE

## *Essais*

### *de*

# *Médecine Préventive*

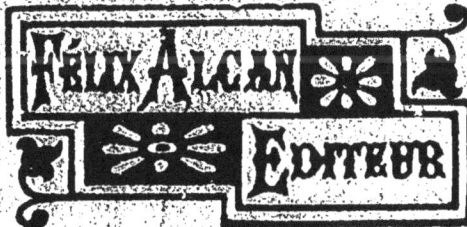

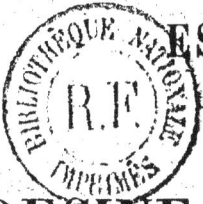

# ESSAIS

DE

# MÉDECINE PRÉVENTIVE

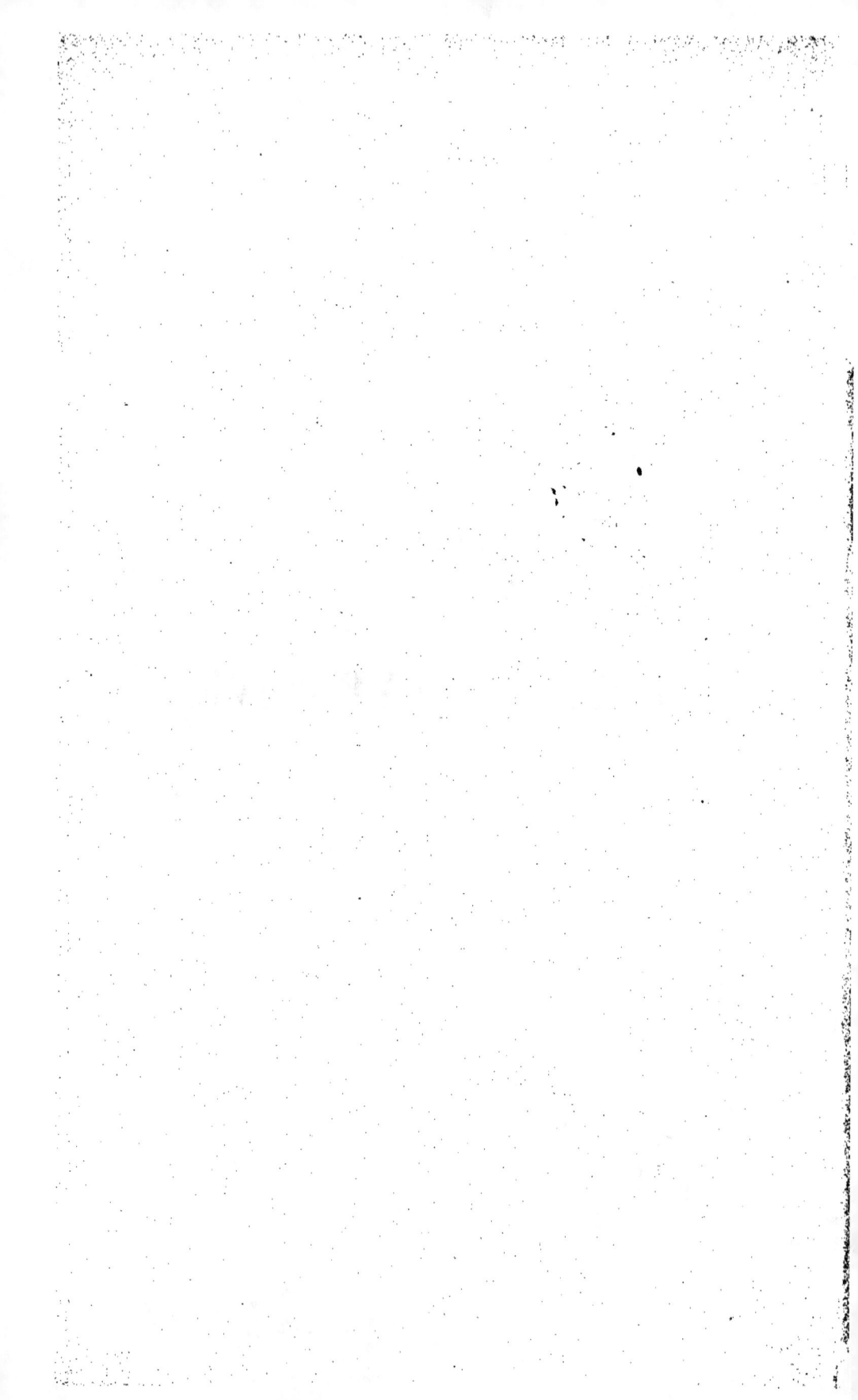

# ESSAIS

DE

# MÉDECINE PRÉVENTIVE

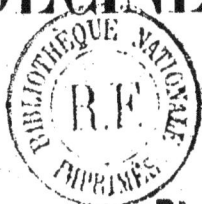

PAR LE

## Dʳ P. LONDE

Ancien interne des hôpitaux de Paris.

PARIS

FÉLIX ALCAN, ÉDITEUR

ANCIENNE LIBRAIRIE GERMER BAILLIÈRE ET Cⁱᵉ

108, BOULEVARD SAINT-GERMAIN, 108

1910

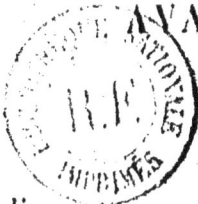

# AVANT-PROPOS

Le livre que nous publions aujourd'hui a pour objet la *prophylaxie des maladies non spécifiques*, œuvre à laquelle doivent collaborer les médecins et les malades. Il ne sera question des maladies spécifiques qu'incidemment. La prophylaxie, au lieu d'être envisagée séparément pour chaque affection, est étudiée ici dans son ensemble. Il nous a semblé qu'entre l'hygiène et la thérapeutique il y avait place pour un chapitre de *médecine préventive*, basée sur l'étude de cet état qui est intermédiaire entre l'état de santé et de maladie : l'état d'imminence morbide.

Le terrain *asthénique* nous a paru excellent pour suivre les réactions de l'organisme dont la normalité s'altère : c'est pourquoi nous commençons par l'exposé de quelques-uns des symptômes qui caractérisent ce terrain, propre à la germination morbide.

Le facteur héréditaire, qui fut pour nous l'objet de travaux antérieurs, n'étant qu'une sorte d'insuffisance de « chimiotaxie négative » de la cellule vis-à-vis de l'agent morbide — on peut dire que toute tare originelle se réduit à un défaut d'énergie. C'est aux faibles surtout que nuit l'inobservance des règles de la prophylaxie individuelle.

Étudier les réactions de l'asthénique est le meilleur moyen d'apprendre à nous défendre contre la maladie.

Voir tant de débiles résister, alors que de plus forts succombent, n'est-ce pas un enseignement pour tous? L'important est de se connaître et de n'avoir pas trop de confiance en soi. Le précepte de Socrate « *connais-toi* » est applicable au corps comme à l'esprit; s'il n'est pas toujours suffisant pour « se sçavoir conduire sans médecine » suivant l'expression de Montaigne, du moins il évite à celui qui l'observe bien des mécomptes, et surtout celui d'attendre de l'art un secours miraculeux.

On pourrait écrire une prophylaxie morale, exactement calquée sur ce travail. Toujours il faut en revenir à cette notion de l'inégalité naturelle, qui fait que ce qui est permis à l'un ne l'est pas à l'autre. Telle âme bien trempée peut côtoyer le mal sans y succomber; telle autre débile sera la proie de la moindre contagion. Celui-ci se sauvera par la conscience qu'il a de sa faiblesse et de l'imminence du danger. Au surplus, la maladie morale a presque toujours un double substratum, organique et mental; inversement la maladie somatique dérive souvent d'une cause morale.

Nous avons ici tenté la *synthèse des maladies non spécifiques* en cherchant à montrer, derrière la complexité de notre être, l'unité de ses réactions.

Aussi nous excuserons-nous d'avoir négligé d'être complet, trop heureux si nous avons pu convaincre nos lecteurs.

Les principaux jalons de cette étude n'ont été posés que peu à peu, depuis une dizaine d'années, en différents recueils. Ce n'est que lentement que notre conviction s'est précisée au contact de la pratique.

Il nous a semblé faire œuvre utile en vulgarisant quelques idées générales, dont la clarté nous est apparue dans toute son évidence, et qui sont à la portée de chacun comme des médecins. Du point de vue où nous nous sommes placés, l'ombre est peut-être moins impénétrable.

Il m'est doux d'évoquer ici la mémoire d'hommes tels que Charcot, Verneuil, Damaschino, Labric, Rendu, Budin, Falret, dont je fus l'élève.

J'espère que l'excellent chef que fut pour moi M. O. Tapret voudra bien m'accorder son approbation.

Ces pages sont inspirées surtout par l'enseignement de deux maîtres également chers, M. le professeur E. Brissaud, pour la partie concernant la
séméiologie nerveuse, M. le professeur A. Robin
pour ce qui touche aux retentissements des troubles
digestifs. C'est pendant les années que j'ai passées
auprès d'eux comme assistant que je commençai
l'élaboration de ces travaux, dont mon père, épris
de prophylaxie, fut le véritable initiateur. Enfin, je
remercie tous ceux dans le champ desquels j'ai
glané.

# I

## DE QUELQUES
# SYMPTÔMES PRÉCURSEURS

# LE SPASME

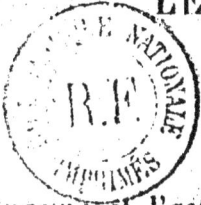

Le *spasme* et l'*asthénie* sont deux phénomènes réactionnels contraires, mais parfois associés. Ce sont, pour ainsi dire, les équivalents de la rétraction et du relâchement des pseudopodes de la cellule primitive.

Chez l'homme, les centres moteurs échelonnés, malgré leur complexion, ne réagissent que dans ces deux modes : 1° par des *phénomènes d'excitation* aboutissant au spasme ou à la contracture ; 2° par des *phénomènes de dépression ou de déficit*, c'est-à-dire par l'atonie, l'asthénie ou la paralysie (abstraction faite des phénomènes trophiques).

Les premiers sont évidemment des réactions de défense ; les seconds également, bien qu'avec moins d'évidence. Nous nous en expliquerons en étudiant l'asthénie.

L'angoisse n'est qu'un cas particulier du spasme, puisqu'elle s'accompagne d'un spasme vasculaire périphérique généralisé.

L'anxiété, que notre maître M. Brissaud a eu soin de distinguer de l'angoisse proprement dite, pourrait aussi s'expliquer par la rétraction des prolongements des cellules corticales, puisqu'alors le

champ de la conscience paraît réduit à la zone corticale impressionnée par la cause même du phénomène anxiété. Ainsi dans le *frisson* qui n'est qu'un
spasme défensif, la conscience s'obscurcit derrière
la sensation angoissante de froid progressif. A ce
moment le spasme périphérique refoule le sang
vers la profondeur. Il y a dès le début spasme des
muscles attenant au follicule pileux d'où la « chair
de poule ».

Dans les manifestations de la vie, la signification
générale du spasme est presque toujours la même :
c'est une *réaction de défense* contre une atteinte
morbide ; souvent ce n'est qu'un signe de fatigue.
Mais rarement, bien rarement, le spasme sera idio-
pathique ou d'origine psychique ; ainsi dans l'hystérie [1], derrière un énorme spasme, on trouvera
souvent une petite cause organique, léger trouble
fonctionnel ou lésion en miniature.

Parmi les spasmes, affectant les muscles de la
vie organique, les spasmes du *tube digestif* sont
d'abord à signaler. Tous, sauf le cas de lésion profonde, sont dus à une fatigue de l'appareil digestif
et guérissent sous l'influence d'un régime restreint :
tels l'œsophagisme, la contracture ou spasme du
pylore, le spasme de l'S iliaque si fréquent chez les
névropathes plus ou moins entéritiques, la contracture du sphincter anal, l'iléus spasmodique.

Les spasmes qui ont leur origine sur un point
quelconque de l'*appareil respiratoire*, depuis l'éter-

---

1. L'hystérie nous paraît essentiellement caractérisée par
le spasme. Ne pourrait-on expliquer même les paralysies hystériques par un spasme des cellules nerveuses corticales ?
(Voir SYDENHAM. *Médecine pratique*).

nuement (coryza spasmodique), jusqu'au spasme
des muscles de Reissessen dans l'asthme, sont une
réaction défensive contre l'infection ou l'auto-
intoxication. Tels aussi, le spasme de la glotte, la
laryngite striduleuse, etc.

Le spasme, qui accompagne le *rire*, le gros rire
« à gorge déployée », a cette même action défensive, puisque les sujets atteints d'un catarrhe des
voies respiratoires supérieures expectorent abon-
damment et facilement, après avoir bien ri.

Il ne serait pas paradoxal de dire que le rire est,
de ce fait, un des meilleurs exercices prophylac-
tiques à conseiller contre la tuberculose, sans pré-
judice de son heureuse action psychique et digestive.

Le spasme des *conduits excréteurs* et notamment
des canaux biliaires, de l'uretère, survient aussi
sous la menace de l'infection le plus souvent. Inutile
d'insister.

Le spasme *vasculaire* joue un rôle énorme en
pathologie, surtout en pathologie nerveuse ; il joue
un rôle important dans la pathogénie du ramollissement et de l'hémorragie cérébrale. Son rôle
n'est pas moindre dans l'angine de poitrine, la maladie de Raynaud, la claudication intermittente, etc.

Certains spasmes localisés prennent une valeur
symptomatique de premier ordre : tel le spasme du
muscle de Muller dans le goitre exophtalmique,
l'aphasie intermittente, le phénomène du doigt
mort, etc.

Les spasmes sont par leur nature même paroxystiques ; et l'on désigne sous le nom de *crises vasculaires*, vaso-constrictives, les troubles circulatoires

qu'ils entraînent dans les différentes régions à l'abdomen, au thorax, au cerveau, aux extrémités, Tantôt à la vaso-constriction, s'associe la vaso-dilatation de certains territoires ; parfois la vaso-dilatation domine dans les crises vasculaires (collapsus) [1].

Les grandes crises vaso-constrictives avec *hypertension* sont angoissantes, par exemple celle de l'urémie, du tabes, de l'artério-sclérose, du saturnisme. Au contraire, les crises d'hypotension du collapsus s'accompagnent de dépression, d'asthénie profonde. Aussi nous a-t-il paru intéressant d'opposer l'un à l'autre ces deux grands symptômes : l'angoisse et l'asthénie.

1. Professeur PAL (de Vienne). *Les crises vasculaires*, trad. de l'allemand par le Dr G. BABLON. 1908. Paris.

# L'ANGOISSE

---

## I. — L'ANGOISSE DANS LES MALADIES NERVEUSES

DÉFINITION. — L'*angoisse* est un symptôme que Littré définit : « un sentiment de resserrement à la région épigastrique, accompagné d'une grande difficulté de respirer et d'une tristesse excessive... » La racine du mot se retrouve dans *angere :* presser, suffoquer, et dans *angustia :* suffocation, ainsi que dans angine. De la définition de Littré retenons surtout la sensation complexe de constriction épigastrique et d'étouffement, la difficulté de respirer pouvant être uniquement subjective.

L'état mental qui accompagne cette double sensation est l'anxiété ou à moindre degré l'inquiétude, d'où la tristesse, quelle que soit d'ailleurs la réaction du sujet à cet état émotionnel. Littré ajoute : « Inquiétude, anxiété et angoisse sont trois degrés d'un même état. » Cela se conçoit si le point de départ du syndrome est psychique ; mais, en médecine générale, le point de départ du syndrome est souvent la sensation de constriction thoracique et d'étouffement ; l'état mental n'est alors que secondaire : l'angoisse commence et l'anxiété, suit le

mot anxiété s'appliquant « moins à la sensation
physique de constriction thoracique ou d'étouffement qu'à l'état mental qui accompagne cette sensation » (Brissaud)[1].

Pour achever de bien préciser la valeur des termes, nous ajouterons : la sensation d'étouffement et
de constriction thoracique qui caractérise l'angoisse
ne va pas sans une certaine anxiété; au contraire
l'anxiété intellectuelle peut exister sans cette sensation. Mais, pour peu que l'anxiété soit vive, la sensation d'étouffement et de constriction thoracique
apparaît, et l'angoisse, au sens de Littré, est complète.

PRÉAMBULE : L'ANGOISSE DANS LES MALADIES MEN-
TALES. — Ce syndrome, pourtant signalé dans un
grand nombre de maladies, n'a guère retenu jusqu'à
présent que l'attention des psychiâtres. C'est ainsi
que Westphal, R. von Krafft-Ebing, Magnan et Séglas y insistent.

On sait que, parmi les maladies mentales, la mélancolie anxieuse d'une part, l'obsession d'autre
part sont des affections dont l'anxiété ou l'angoisse
est un élément nécessaire.

L'obsession, dit Séglas[2], à son plus faible degré,
s'accompagne d'une simple anxiété morale; il s'y
ajoute, si elle est forte, des symptômes physiques :

---

1. E. BRISSAUD. De l'anxiété paroxystique, *Semaine médicale*, 1890, p. 410. Voir aussi la *Revue neurologique* 1902.
Congrès de Grenoble et Société de Neurologie (4 décembre),
et 1904 : KORNFELD, *La pathologie de l'angoisse*, etc.

2. SÉGLAS. *Leçons cliniques sur les maladies mentales et nerveuses*, recueillies par Henry MEIGE, 1875, p. 77.

angoisse, mal de tête, rougeurs ou pâleurs du visage, sueurs froides, tremblement, palpitations, étouffements, sensation de vertige, dérobement des jambes, menace de syncope, sensation de mort imminente. L'anxiété ne résulterait pas toujours de l'idée obsédante elle-même; elle aurait souvent « comme point de départ des phénomènes particuliers, moteurs, sensitifs, périphériques ou viscéraux, vaso-moteurs, qui seraient pour certains auteurs des conditions même de l'émotion ». Inversement le bien-être qui succède à la crise obsédante n'est que la cessation de l'angoisse.

Il en est de toutes les *émotions* comme des émotions morbides; qu'elles soient dépressives ou non, elles peuvent déterminer l'angoisse et avec elle des troubles vaso-moteurs. La peur détermine l'angoisse et l'anxiété, « méditation de la mort ».

Dans la *mélancolie*, l'anxiété, et à plus forte raison l'angoisse, quand elle existe, dérivent au moins en partie des troubles somatiques que Séglas [1] surtout a mis en valeur, en insistant sur la succession des troubles de nutrition et de l'état cénesthétique pénible, qui vient remplacer l'état cénesthétique normal du bien-être.

Les troubles de la nutrition sont précoces; il y a amaigrissement et diminution des sécrétions. Les troubles vaso-moteurs, ralentissement du pouls, cyanose et refroidissement périphérique sont évidents à la période d'état. Or les paroxysmes d'anxiété peuvent éclater inopinément, coïncidant avec

---

1. Id., loc. cit.

une recrudescence de l'idée délirante ; les malades
éprouvent à ce moment « dans la région de l'épigastre et du cœur une sensation d'oppression pénible, de serrement » (Ballet)[1].

Pendant l'accès d'angoisse ou raptus mélancolique, la respiration, habituellement superficielle et
saccadée, s'accélère, le pouls est petit et rapide, le
cœur bat violemment, la face se congestionne, puis
le paroxysme se termine brusquement avec sueurs
profuses. Sans insister sur les troubles intellectuels
et sur les origines psychiques de l'anxiété, nous
rappellerons les impulsions aux auto-mutilations,
au suicide, l'agitation rageuse, au moment du paroxysme, ou bien au contraire l'état de stupeur
avec froncement des sourcils et sialorrhée (sans
autres sécrétions), état de stupeur mélancolique qui
dissimule un délire intense, des hallucinations ter-
rifiantes et partant une angoisse excessive (Baillar-
ger).

Ainsi l'expression de l'angoisse est variable ; elle
se cache sous le masque de la stupeur et du mu-
tisme, ou se manifeste par des gémissements, de la
loquacité ou des actes violents, ou bien encore
reste latente.

Ici l'anxiété, état mental, domine la scène ; mais
la description de l'état mental qui précède, accompagne ou suit l'angoisse, demanderait de longs dé-
veloppements qu'il est impossible de donner dans
cette étude d'ensemble sur les conditions organiques
du phénomène. On a comparé l'angoisse dite pré-

1. G. BALLET. *Traité de médecine*, CHARCOT, BOUCHARD et BRIS-
SAUD. Voir aussi le rapport de M. LALANNE au Congrès de Grenoble (1908) : *Des états anxieux dans les maladies mentales.*

cordiale du mélancolique anxieux à une aura, qui, gagnant le cerveau, y déterminerait l'accès émotionnel.

C'est en général le matin qu'elle se produit.

Il suffira d'avoir cité ces faits pour établir que l'angoisse est un symptôme bien étudié en médecine mentale. Il a une valeur séméiologique de premier ordre dans le diagnostic de l'obsession (syndrôme épisodique de Magnan, ou délire émotif de Morel), et sa valeur pronostique n'est pas moindre dans la mélancolie où il constitue un facteur de gravité.

Divisions. — Il n'en est plus de même en médecine générale. Sans doute l'angoisse est un signe fréquemment noté dans les maladies les plus diverses ; mais, sauf pour l'angine de poitrine, on n'a guère cherché à en tirer parti, ni à l'expliquer. M. le professeur Brissaud, pourtant, est revenu sur ce sujet à plusieurs reprises, et c'est dans son enseignement que nous avons puisé l'idée de cette étude.

L'angoisse se rencontre : 1° dans les maladies du système nerveux, soit organiques, soit purement fonctionnelles ; 2° dans les intoxications et auto-intoxications, les infections et les maladies du sang; 3° dans les affections des voies respiratoires ; 4° dans les affections abdominales ; 6° dans les maladies qui amènent une perturbation plus ou moins profonde du système nerveux périphérique.

1. Brissaud. Leçons sur les maladies nerveuses, recueillies par H. Meige, 1re et 2e séries (Salpêtrière et Saint-Antoine) ; Tribune médicale, 1890 (L'angoisse laryngée) ; Traité de médecine, de Charcot-Bouchard, 1re édit., art. Asthme.

L'ANGOISSE DANS LES MALADIES DU SYSTÈME NERVEUX. — *Paralysies bulbaires.* — Au cours ou à la fin de la *paralysie labio-glosso-laryngée*, on voit survenir des accidents respiratoires et cardiaques sous forme de paroxysmes angoissants. « Les troubles cardiaques, dit Duchenne, se montrent par crises et sont caractérisés par un sentiment de défaillance, par une sorte d'oppression cardiaque, avec anxiété extrême et crainte d'une mort prochaine ; par une grande vitesse (140 pulsations), avec irrégularité, intermittence et petitesse du pouls. Alors souvent peut survenir une syncope plus ou moins longue. C'est par l'une d'elles que se termine habituellement la paralysie labio-glosso-laryngée. »

Parfois « ce sont des étouffements qui reviennent par accès », et ces étouffements produisent quelquefois des syncopes[1].

Dans les intervalles des accès peut persister la tachycardie ou la faiblesse de la respiration, qui consiste surtout dans une diminution de la puissance d'expiration, attribuée par Duchenne à la paralysie des muscles de Reissessen. Vulpian signale aussi des accès de palpitations angoissantes et le ralentissement du pouls.

En somme, dans la paralysie bulbaire, l'angoisse plus ou moins paroxystique accompagne généralement les crises de tachycardie et d'étouffement, mais elle peut aussi se montrer accidentellement, à l'occasion d'un effort ou d'une déglutition malheureuse, et résulter alors de l'affaiblissement de l'ex-

1. DUCHENNE DE BOULOGNE. *De l'électrisation localisée*, 2ᵉ édit., p. 628.
2. VULPIAN. *Maladie du système nerveux*, p. 601, t. II.

piration, de la difficulté de la toux et de l'expectoration. Enfin le tirage, par paralysie des abducteurs des cordes vocales, produit l'angoisse par un autre mécanisme. L'explication de la tachycardie et de la dyspnée avec crise d'angoisse a été trouvée dans la lésion des noyaux d'origine des pneumogastriques. L'altération de ces noyaux a été notée par Charcot, Déjerine, etc. Il est inutile d'insister sur la gravité de ces lésions qui marquent la dernière étape de la maladie.

La sclérose latérale amyotrophique avec localisation bulbaire, la polio-encéphalite aiguë, la paralysie bulbaire aiguë par hémorragie ou ramollissement sont capables de donner les mêmes symptômes.

Les *lésions en foyer* du bulbe ne donnent pas nécessairement lieu à l'angoisse. D'abord la mort peut être instantanée comme dans l'hémorragie ; ou s'il s'agit d'un ramollissement, celui-ci peut être assez localisé sans doute pour que le signe n'apparaisse pas ; enfin, si la mort a lieu par syncope soudaine, l'angoisse n'est pas non plus nécessaire. Mais il est très probable (il faudrait pour l'assurer compulser un très grand nombre d'observations) que, dès que les centres respiratoires sont menacés, l'angoisse annonce ou accompagne la dyspnée. Cela n'est point une conjecture. Dans une observation de Leyden où il existait du collapsus avec pauses respiratoires, la malade accusait une « angoisse très prononcée dont le pharynx est désigné comme siège ». Il s'agissait d'un ramollissement à foyers multiples. Or un foyer volumineux se trouvait entre les fibres du nerf vague et de l'accessoire (spinal). Un foyer de ramollissement, occupant à peu près la même région dans un autre cas du même auteur, explique des symptômes analogues. Il serait intéressant de rechercher si l'angoisse et la dyspnée bulbaire n'appartiennent pas à un syndrôme spécial, s'il n'existe pas des syndrômes bulbaires caractérisés par l'absence de ces mêmes symptômes. Pour le moment, il nous suffit de savoir que l'angoisse, la dyspnée et la tachycardie forment une triade habituelle.

On peut encore retrouver ces symptômes et surtout les accès de suffocation dans la paralysie bulbaire asthénique.

On admet que des *lésions irritatives* des noyaux des pneumogastriques peuvent déterminer une dyspnée asthmatiforme, dyspnée spasmodique et non plus paralytique comme dans les cas précédents, mais toujours angoissante.

Ainsi dans les lésions intra-bulbaires l'angoisse est le plus souvent liée à des phénomènes dyspnéiques consistant soit en dyspnée simple paroxystique avec ou sans tachycardie, soit en dyspnée asthmatiforme, soit en dyspnée parétique expiratrice.

*Lésions méningo-encéphaliques basilaires.* — Dans les compressions bulbaires, dans les méningites de la base ou les tumeurs de cette région, on retrouve l'angoisse, souvent sous une forme atténuée ou fruste.

Dans les leçons de M. Brissaud à la Salpêtrière, on trouve le résumé de l'observation d'une femme chez qui il avait diagnostiqué un *gliome de la région du corps restiforme* à gauche. L'autopsie vérifia pleinement ce diagnostic qui fut établi sur le groupement de symptômes suivants : surdité unilatérale

gauche, spasme facial du même côté deux ans plus
tard, céphalée paroxystique terrible surtout le
matin ; six ans après, extension de la tête, vertiges,
légère titubation, double névrite optique. Or cette
femme avait le sentiment de sa fin prochaine. Elle
voulait retourner chez elle, disant : je vais mourir, je
le sens. Elle mourut en effet peu de jours après son
entrée, d'une syncope respiratoire avec perte de
connaissance vraisemblablement consécutive elle-
même à un ictus vertigineux. Appelé auprès d'elle,
je la trouvai étendue sur le sol, en apparence
inanimée, car elle ne respirait plus ; mais le pouls
battait encore régulier. Malgré une respiration arti-
ficielle prolongée et des tractions rythmées de la
langue, on ne put provoquer aucune inspiration
nouvelle et le pouls cessa de battre au bout de
quelques minutes. La malade avait déjà eu une
perte de connaissance d'une heure quelques jours
auparavant.

Un autre malade atteint de *paralysie faciale avec
pouls lent permanent,* ayant du ver    e et de petits
accès comitiaux caractérisés par une absence incomplète, avait la peur des grands espaces, anxiété, dit
M. Brissaud[1], de l'équilibration.

Tel encore le jeune homme atteint de *gomme de
cervelet* qui avait des crises tenant « à la fois de la
syncope et de l'épilepsie » sans perte absolue de
connaissance : une insécurité mal définie empêchait
le malade de se lever[2].

Dans les observations précédentes, il s'agit d'an-

1. BRISSAUD. *Leçons sur les maladies nerveuses* (Saint-
Antoine), 1899, 18e leçon.
2. *Loc. citat.,* p. 367, 19e leçon.

goisse atténuée, d'inquiétude plus ou moins vague.

Dans la *méningite basilaire* par excellence, la *méningite tuberculeuse* des enfants, l'angoisse apparaît sous une forme fruste, le cri hydrencéphalique de Coindet ; nous n'en voulons pour preuve que la description d'un maître qui s'appelle Trousseau.

« Le plus souvent c'est un cri unique, violent, ressemblant à la clameur d'un individu surpris par un grand danger. Je ne crois pas qu'il soit provoqué par une vive douleur, car un enfant souffrant pousse ordinairement des cris successifs, et ne se console pas en une seconde. D'ailleurs, *si ce cri est celui de l'angoisse*, l'expression du visage est rarement celle de la souffrance. » Cette variété n'est pas la seule qui se manifeste au cours de la méningite ; l'angoisse ou l'anxiété peut être évidente. Une malade, d'abord prise pour une neurasthénique, et que nous vîmes pour une hémiplégie gauche totale progressive, précédée d'épilepsie partielle sensitive, puis motrice, nous disait : « Assurez-moi bien que je ne vais pas mourir. » Elle eut aussi des cris hydrencéphaliques et mourut dans le coma avec respiration de Cheyne-Stokes et 42°. Elle portait au bras la cicatrice adhérente d'un ancien abcès froid, et le diagnostic de méningite tuberculeuse fut confirmée par notre ami M. Souques.

Dans la méningite tuberculeuse, et d'une façon générale dans les lésions basilaires, l'angoisse n'est donc qu'un élément d'un syndrome qui est manifestement bulbaire par les vomissements, le ralentissement du pouls, la respiration irrégulière (type de Cheyne-Stokes, type suspirieux, ou type discordant). L'angoisse peut réapparaître au début de

chaque période de polypnée de la respiration de
Cheyne-Stokes : nous reviendrons sur ce sujet à
propos de l'urémie.

*Affections médullaires.* — Dans les maladies de
*la moelle*, l'angoisse apparaît quand les communications entre le bulbe et les centres respiratoires sont
coupées, par exemple dans le mal de Pott ou les
tumeurs, les hémorragies intra ou péri-médullaires,
les fractures ou luxations de la colonne cervicale,
les myélites ou polio-myélites aiguës ou chroniques
(Déjerine). « La destruction progressive des centres
moteurs de la moelle épinière est caractérisée par
une dyspnée croissante à mesure que les muscles
inspirateurs sont successivement paralysés. Bientôt
se produit une anxiété considérable, un ralentissement notable de la respiration, une inspiration très
lente et difficile, exigeant l'intervention des muscles
auxiliaires, l'abaissement du diaphragme suppléant
au défaut d'élévation des côtes. A l'ampleur et à la
lenteur de l'inspiration s'oppose la brièveté de l'expiration, suivie d'une pause longue qui précède
l'inspiration suivante »[1].

C'est là un type de dyspnée que l'on retrouve, soit
dit en passant, dans certaines paralysies diphtériques, dans l'insuffisance hépatique, dans le coma
diabétique, toutes circonstances capables de faire
naître l'angoisse.

*Paralysie générale.* — La paralysie générale, péri-
encéphalite chronique diffuse cérébro-spinale avec
prédominance à la convexité le plus souvent, s'ac-

1. DÉJERINE. *Traité de Pathologie générale* de BOUCHARD et
ROGER.

commode parfois d'une euphorie, d'un état de satisfaction et de bien-être qui contraste singulièrement
avec le syndrome qui nous occupe. L'euphorie dans
la paralysie générale résulte d'une part du délire
ambitieux et de la démence, de la destruction des
centres nerveux les plus nobles, et d'autre part du
surcroit d'activité qui raniment les fonctions organiques. Mais il n'en est plus ainsi dès que la nutrition, au lieu d'être florissante, s'altère. Si l'euphorie
est habituelle, l'anxiété est possible et cela dès le
début : alors l'évolution est plus rapide. Un homme
d'une quarantaine d'années, que nous avons pu
suivre pendant la plus grande partie de sa maladie,
commença la période apparente de sa paralysie
générale par une crise d'anxiété avec angoisse précordiale et tachycardie (140) ; et les crises se repro-
duisirent à plusieurs reprises. Pendant les crises ses
yeux étaient injectés, son regard exprimait la terreur,
ses pupilles se dilataient, il avait des soubresauts,
des tendons, le visage se congestionnait ; il se prenait la tête entre les mains dans un accès de déses-
poir, poursuivi par une idée délirante obsédante,
idée hypocondriaque (il a le cœur malade), idée de
négation (son ventre est mort), idée de persécution
(on lui met des microbes dans son lait), idée de
ruine (tout est perdu) ou de culpabilité (il a conta-
gionné 300 personnes avec sa vérole et on va venir
l'arrêter). Ces crises furent d'abord espacées, puis
devinrent subintrantes ; et quelques jours avant la
mort il était encore dans l'anxiété, disant : je n'aurai
pas dû faire cela ; j'aurais dû boire mon lait ; je suis
damné. Les troubles de la parole, la puérilité et la
démence, le signe d'Argyll-Robertson apparurent au

cours de la maladie. Mais dès le début il présentait
de l'incontinence d'urine et de l'abolition unilatérale
du réflexe rotulien, phénomène qui devint ensuite
bilatéral. Il avait eu antérieurement des douleurs
fulgurantes. Il avait eu la syphilis. M. Brissaud, qui
vit le malade, en se fondant sur l'angoisse, pronos-
tiqua une évolution rapide. Abstraction faite des
prodromes, la mort survint en effet après quatre
mois de maladie[1].

Dans la période stationnaire des *lésions cérébrales
et foyer*, il ne paraît pas être question d'angoisse
en dehors du vertige, sur lequel nous reviendrons,
et Nothnagel, faisant le diagnostic de la paralysie
pseudo-bulbaire, dit qu'on n'a signalé ni dyspnée,
ni angoisse, ni cyanose, ni aphasie, ni anomalie
de la respiration ou de l'activité cardiaque. Mais,
dans la période de l'ictus, l'angoisse est possible
soit comme prodromes accompagnant ou non le
vertige, soit comme manifestation d'une apoplexie
rapidement progressive dans les thromboses du
tronc basilaire et de l'hexagone ou dans les hémorragies.

Nous pouvons citer, en deux mots, la curieuse
observation suivante. Un malade albuminurique, de
cinquante-cinq ans, fut une nuit pris d'un ictus :
nous le trouvâmes hémiplégique à gauche ; pris
d'éternuements répétés, il mourut en quelques ins-

---

1. « Dans des cas exceptionnels, la maladie évolue en quelques mois » (F. RAYMOND et SÉRIEUX. *Traité de médecine* de
BROUARDEL et GILBERT). L'observation ci-dessus a été publiée
dans la *Revue neurologique* de 1902, p. 688. — Voir aussi FÉRÉ.
L'angoisse au cours de la paralysie générale *Revue de médecine*. 1906.

tants. Cette sternutation était, à n'en pas douter
d'origine centrale.

*Affections du cervelet.* — Les affections du cerve-
et, surtout les tumeurs, sont susceptibles d'occa-
sionner l'angoisse soit par influence sur le bulbe
(voir plus haut), soit par perturbation des voies du
nerf vestibulaire[1].

*L'angoisse du vertige et le vertige de l'angoisse.*
— Cela nous ramène à l'anxiété de l'équilibration :
l'angoisse du vertige. Lasègue paraît être le premier à y avoir insisté à propos de ce qu'il a appelé
le vertige mental. Le *vertige mental* commence par
une sensation de défaillance dans les jambes suivie
d'angoisse, ou au contraire l'angoisse commence et
précède une sensation de peur indéfinissable : vertige dans le temps comparable à la peur des espaces.
Un malade du service de M. Brissaud était pris tantôt de défaillance dans les jambes, d'angoisse et de
peur, tantôt de crises nocturnes caractérisées surtout par l'anxiété et des palpitations. Ce malade
alcoolique disait que l'émission de gaz par l'anus
faisait avorter ces crises, dont le point de départ
était peut-être en conséquence abdominal.

Le *vertige de Ménière*, tel que l'a décrit son auteur, est angoissant, et l'angoisse ou l'anxiété est
bien causée ici par la sensation subite que l'équilibre manque complètement. A l'angoisse succède
assez souvent une défaillance qui peut aller jusqu'à
la syncope. Il n'y a pas là, comme l'ont dit Lasègue
et Charcot, de perte de connaissance, du moins

1. Voir à ce sujet les travaux de P. Bonnier et notamment :
Syndrome du noyau de Deiters *Société de biologie* et *Revue
neurologique*, 1904.

primitive, d'attaque apoplectiforme : c'est l'ictus vertigineux. Une malade observée par Charcot jetait un cri quand elle était prise de son vertige.

Le *mal de mer* est aussi un état complexe dans lequel l'angoisse, avec constriction épigastrique et gêne respiratoire, précède les nausées et les vomissements et s'associe au vertige, « sensation subjective d'instabilité de notre position dans l'espace » (Hallion). Il y a des troubles vaso-moteurs, puis de la prostration et de l'asthénie. Si l'angoisse et la prostration se prolongent, il y a indifférence au moins apparente devant la mort. Enfin une fois qu'il a retrouvé la terre ferme, le malade se sent guéri tout en conservant un certain temps du vertige : l'angoisse fait place à une sensation de bien-être, résultant de la reprise des fonctions organiques, plus ou moins suspendues pendant la traversée.

Ainsi tantôt le vertige est angoissant par lui-même, tantôt il fait partie d'un syndrome dans lequel l'angoisse peut préexister. En un mot tout en étant fréquemment associés, les deux symptômes ne sont pas indissolublement liés l'un à l'autre. Il en est de même de l'angoisse et de la dyspnée.

L'angoisse, la dyspnée et le vertige forment une triade que l'on rencontre dans l'*ictus laryngé*, mais nous reviendrons sur l'angoisse laryngée.

Il est une maladie que l'on appelle le *vertige paralysant* ou maladie de Gerlier, dans laquelle jamais l'angoisse n'existe : il est vrai que le vertige y est inconstant, accessoire et que la dominante est une parésie intermittente, amenant le ptosis, la flexion de la tête, la dysphagie, la discordance de la voix, la dysarthrie, etc., avec troubles de la vision analogues à ceux du vertige (obnubilation, diplopie), mais sans aucun malaise. Nous aurons l'occasion de revenir sur l'attitude que prennent habituellement les malades.

Le vertige des artério-scléreux de Grasset peut se présenter sous forme du syndrome : vertige avec angoisse et pouls lent permanent.

La syphilis cérébrale, le ramollissement cérébral, la sclérose en plaques, les tumeurs cérébrales, l'anémie et la congestion cérébrales, l'augmentation de la pression du liquide céphalo-rachidien, sont encore des causes de vertige d'origine centrale, et partant d'angoisse ; mais, dans la plupart de ces cas, l'anxiété sinon l'angoisse peut se produire en l'absence de tout vertige.

Nous terminerons cette revue des affections nerveuses centrales organiques par l'étude du tabes.

*L'angoisse dans le tabes.* — L'angoisse accompagne généralement les syndromes paroxystiques qui caractérisent la localisation supérieure du tabes : crises gastriques, ictus laryngé et angine de poitrine ; quelques-unes de ces crises s'accompagnent d'hypertension.

Nous ne ferons que signaler l'angoisse résultant d'une crise violente de douleurs fulgurantes ou d'une viscéralgie intense. Nous avons vu coïncider à plusieurs reprises, chez un tabétique atteint de pyélite, des crises atroces de douleurs fulgurantes avec un frisson, une élévation passagère de température et un état d'angoisse particulièrement pénible.

1. Nous avons observé ce malade pendant notre internat à Saint-Antoine chez M. TAPRET.

Dans la crise gastrique l'angoisse est corrélative de la cardialgie ou des vomissements : il peut s'y joindre un état syncopal avec tachycardie, ou même du collapsus avec crampes, diarrhée, algidité, cyanose, aphonie.

*L'angoisse dans les névroses.* — Dans les névroses l'angoisse est fréquente[1].

Dans l'épilepsie, « parmi les symptômes de l'aura on signale une angoisse respiratoire accompagnée d'une sensation de spasme laryngé » (Déjerine). L'épilepsie d'ailleurs, en tant que spasmodique, est une sorte d'équivalent de l'angoisse.

Dans l'hystérie, l'angoisse n'est qu'un symptôme d'arrière-plan. Il n'en est pas de même dans la *neurasthénie*. L'insécurité physique chez le neurasthénique est à l'état permanent ; l'inquiétude l'accompagne comme son ombre[2]. Les paroxysmes d'angoisse surviennent sous l'influence de différentes causes : vertige, viscéralgie, obsession.

Chez le neurasthénique, l'angoisse est un signe fondamental. La préoccupation excessive, qu'un malade témoigne au sujet de sa santé, est déjà un indice précieux pour le médecin. A quoi tient-elle ? Est-elle d'origine centrale ou périphérique ? Il est bien probable qu'elle résulte en partie des troubles sympathiques, si fréquents chez les neurasthéniques. La neurasthénie a souvent une base organique viscérale, comme le prouve la fréquence des asthénies secondaires. Même quand il n'existe pas de lésion provocatrice, on peut penser qu'un trouble

1. Une anxiété assez spéciale est celle qui accompagne la crise de bégaiement.
2. Alfred DE MUSSET. *La nuit de décembre.*

du système sympathique est à la base des manifestations multiformes de cette névrose. Même lorsque la neurasthénie a pour point de départ une émotion, ce que nous considérons volontiers comme la règle, nous croyons que c'est à la faveur de la perturbation sympathique qui en résulte que se développe l'état neurasthénique. Tout dérive chez lui d'une cénesthésie pénible, plus ou moins motivée; car il a une véritable exaltation de la conscience organique (Brissaud)[1]; et ce sont les sensations pénibles qu'il doit à son milieu intérieur qui sont la cause de son pessimisme. C'est une maladie morale qui trouble la vie psychique par contre-coup, alors qu'il n'existe pas de maladie mentale à proprement parler. Elle a son point de départ à la fois dans la vie de relation et dans la vie végétative, contrairement à l'hystérie qui, elle, est une névrose cérébrale, un état mental amenant secondairement des perturbations purement fonctionnelles dans la vie organique[2]. A la neurasthénie se rattache l'*anxiété paroxystique* de M. Brissaud. Il s'agit d'accès d'angoisse nocturnes ou matinaux évoluant sur un fond névropathique, ayant débuté dans le cas particulier à la faveur de quelques palpitations, et s'accompagnant dans la suite d'une anxiété habituelle, causée par la crainte de voir se renouveler les paroxysmes de peur de la mort. Ce syndrome, dit M. Brissaud, peut aboutir à la mélancolie anxieuse.

1. *Traité de thérapeutique appliquée*, d'Albert Robin.

2. La suggestion suffit à arrêter net les troubles organiques causés par l'hystérie, conformément à la démonstration de M. Babinski (*Soc. de neur.*, 7 nov. 1901); c'est l'auto-suggestion qui les créa, d'où le nom de pithiatisme qu'il a proposé.

*La névrose d'angoisse.* — Sigm. Freud, puis Hartenberg ont décrit plus tard sous le nom de névrose
d'angoisse, une maladie caractérisée par l'angoisse
et des troubles sympathiques. La cause serait elle-
même un trouble sympathique génital et résiderait
dans un manque de satisfaction de l'instinct sexuel.

Cinq signes caractériseraient cette névrose :

1° Une irritabilité générale avec insomnie, sensibilité exagérée aux bruits ;

2° L'attente anxieuse, accompagnée souvent
d'obsessions ;

3° Les crises d'angoisse aiguës avec crainte de la
folie ou de la mort, par exemple ;

4° Des crises équivalentes ou alternant avec les
précédentes, soit cardiaques avec palpitations,
arythmie, tachycardie, soit dyspnéiques asthmati-
formes ou non, soit digestives avec fringales ou diarrhée, etc., soit vertigineuses avec évanouissement,
état syncopal ou collapsus cardiaque. Freud signale
encore comme équivalents de la crise les paresthé-
sies à forme d'aura, les terreurs nocturnes ou réveils
angoissants, le tremblement, les sueurs profuses,
des phénomènes congestifs, le ténesme vésical ou le
besoin impérieux d'uriner ;

5° Les phobies et les obsessions, ayant toujours
pour point de départ la peur sans base psychologique [1].

Cette névrose a une base organique qui consiste
dans un trouble fonctionnel du sympathique. Sans
aucun doute, un semblable syndrome peut être produit par d'autres troubles sympathiques, par exem-

1. P. HARTENBERG. *La névrose d'angoisse*, 1 vol., (F. Alcan);
et *Revue neurologique*, 1901, p. 210.

ple l'entérite muco-membraneuse, même par la simple suralimentation et d'une façon générale par les troubles abdominaux, gastriques, rénaux, ou autres, etc., qui s'accompagnent d'un état neurasthénique.

*Goître exophtalmique*. — Il n'est pas de malades ayant l'air plus angoissés que les *Basedowiens*. Ils ont en effet de l'angoisse à propos de palpitations, de dyspnée ; leur inquiétude est perpétuelle au moins en apparence : le jour ils s'agitent ; la nuit ils ont de l'insomnie ; l'état neurasthénique, qui complique si souvent la maladie (Boëteau), est le résultat des accidents divers d'origine sympathique qui constituent l'ensemble du syndrome. La sensation de constriction thoracique qu'ils éprouvent et la faible ampliation de la cage thoracique pendant l'inspiration (comme s'ils retenaient leur respiration), semblent aussi le résultat de l'angoisse que leur cause, pour ainsi dire sans qu'ils en aient conscience, les nombreux désordres somatiques dont ils sont les victimes. L'histoire de cette maladie nous conduirait à étudier le rôle du sympathique dans la pathogénie de l'angoisse.

Mais avant d'étudier les rapports de l'angoisse et des maladies du sympathique encore peu connues, voyons ce qu'il en est des affections viscérales déterminées.

## II. — L'ANGOISSE DANS LES MALADIES GÉNÉRALES ET VISCÉRALES

Les maladies des centres nerveux qui donnent le plus souvent lieu à l'angoisse, et de la façon la plus typique, sont donc celles qui touchent à la région basilaire, bulbo-ponto-cérébelleuse et particulièrement au bulbe (Brissaud). Les tumeurs et les méningites de la base déterminent des syndromes divers dans lesquels l'angoisse est souvent un symptôme du premier plan.

La paralysie labio-glosso-laryngée s'accompagne parfois d'une anxiété plus ou moins vive, qu'on ne retrouve pas au même titre peut-être dans les paralysies pseudo-bulbaires.

Dans le tabes, des crises d'angoisse à manifestations variées indiquent une participation de la moelle allongée à la lésion. Nous avons cité un cas rare de paralysie générale à évolution rapide dont le pronostic presque immédiatement grave, établi par M. le professeur Brissaud, fut fondé sur l'anxiété. Il y eut dans ce cas des troubles bulbaires, ne fût-ce que la tachycardie[2].

Or qu'est le bulbe, sinon le centre nerveux le plus important de la vie végétative ? Une lésion menace-t-elle le bulbe ? L'angoisse apparaît, et avertit l'écorce du danger de mort subite qui en résulte. De même toute lésion viscérale qui par l'intermédiaire du sympathique et surtout du pneumogastrique, ou par intoxication, retentira sur le bulbe sera capable de produire l'angoisse sous différentes formes. Aussi la neurasthénie, dans laquelle les troubles organiques jouent un si grand rôle, est-elle par excellence la maladie de l'inquiétude.

L'ANGOISSE DANS LES MALADIES DES VOIES RESPIRATOIRES, DU PNEUMOGASTRIQUE ET DU PHRÉNIQUE. — *Lésions du nerf pneumogastrique.* — Il s'agit de compression ou de névrite [1]. Dans les névrites, c'est la tachycardie qui domine le syndrome paralytique. Il peut s'y joindre de l'hyperémie pulmonaire d'origine névroparalytique. Dans les compressions (adénopathies, anévrisme de l'aorte) on peut voir aussi le syndrome précédent, mais surtout la tachycardie ; le ralentissement du pouls est exceptionnel : l'excitation du nerf se révèle sous forme de toux coqueluchoïde, caractérisée par les convulsions des muscles expirateurs, soit sous forme de dyspnée asthmatiforme, avec convulsions des muscles inspirateurs, ou sous forme de dyspnée simple paroxystique.

La toux vient de l'excitation des nerfs sensitifs des voies respiratoires supérieures (nerf laryngé supérieur). L'asthme résulte de l'excitation des fibres pneumogastriques pulmonaires sensitives. Or, l'asthme est la dyspnée angoissante par excellence.

Dans la *coqueluche*, l'anxiété est le prodrome de la quinte ; l'enfant s'arrête au milieu de ses jeux, dit Trousseau, sa gaîté fait place à la tristesse. Puis la quinte commence, précédée d'une sensation de chatouillement au larynx. Le petit malade « cherche autour de lui un appui auquel il puisse se cramponner » ; il se jette dans les bras de sa mère ; il se dresse sur son séant s'il était couché. A cette angoisse vivement exprimée, s'ajoute, on le sait, le vomissement, autre symptôme pneumogastrique.

---

1. Si la névrite ne donne pas lieu à un syndrome angoissant comparable à celui que produit la compression du pneumogastrique, c'est sans doute que, dans la névrite, toutes les fibres du nerf ne sont pas intéressées au même degré.

Peter, dans la *compression du pneumogastrique*
gauche surtout, par les ganglions du médiastin chez
les tuberculeux, décrit un syndrome comprenant
la toux coqueluchoïde, le vomissement sans nausées, et les palpitations : il y ajoute la douleur à la
pression le long du nerf au cou. Déjà Arétée, dit-il,
avait indiqué la douleur au cou chez les phtisiques.

Inversement la toux gastrique, syndrome pneumogastrique distinct, peut s'accompagner avant le
vomissement terminal d'étouffements et de palpitations.

Quant à l'*asthme ganglionnaire*, Rilliet et Barthez
le décrivent ainsi dans la tuberculisation des ganglions bronchiques : l'accès est précédé d'irascibi-
lité (variété fruste d'anxiété), puis brusquement survient une oppression extrême s'accompagnant
d'anxiété, de jactitation, de coloration violacée de la
face, de sueurs froides et visqueuses. Dans le cancer de l'œsophage (G. Marchand) et autres tumeurs
du médiastin, on a décrit une pseudo-angine de
poitrine attribuable vraisemblablement à une compression pneumogastrique. Le sujet, qui fut l'objet
de la description précédente, avait en même temps la
toux coqueluchoïde et des douleurs vives au niveau
de la trachée et de la partie antérieure du thorax.

La *section des deux pneumogastriques* chez les
animaux produit une dyspnée inspiratrice suspi-
rieuse ; l'inspiration est longue, l'expiration brève
suivie d'une pause. Nous avons signalé cette modification de la respiration dans le coma diabétique,
la diphtérie, le choléra etc., les affections de la
moelle cervicale : elle s'accompagne d'angoisse.

Dans ce paragraphe pourraient être étudiés des

troubles laryngés, cardiaques, gastriques, etc. ; leur étude trouvera place plus loin. Le nerf trisplanchnique est sujet à des perturbations multiples qui toutes peuvent causer l'angoisse pour peu qu'elles soient intenses. L'angoisse est le signal d'un trouble dans le fonctionnement normal de ce nerf vital, ou des plexus sympathiques auxquels il se rend et qu'il contribue à former.

Nous avons vu que la toux coqueluchoïde ou les accès de dyspnée asthmatiforme s'accompagnent parfois de douleurs, soit le long du cou, soit au niveau de la trachée et de la partie antérieure du thorax. Mais c'est l'angine de poitrine qui est la névrose douloureuse du pneumogastrique par excellence.

*Névralgie phrénique.* — Il est intéressant de comparer aux faits précédents ce qui se passe dans la paralysie et la névralgie phrénique. « Dans la paralysie du diaphragme, dit Duchenne de Boulogne, la vie du malade n'est pas en danger immédiat, les intercostaux exerçant une certaine suppléance ; aussi n'y a-t-il pas nécessairement angoisse dans le repos absolu. Mais l'essoufflement apparaît au moindre effort ; et surtout, le sujet ne peut soupirer ou inspirer longuement sans être suffoqué : aussi s'efforce-t-il instinctivement d'empêcher la trop grande expansion de sa poitrine. Il y a donc bien là une certaine inquiétude respiratoire. »

Dans la névralgie diaphragmatique, quelle que soit sa cause (pleurésie, péritonite, péricardite), il y a angoisse et orthopnée. Il est vrai qu'il y a à tenir compte ici de la douleur. Dans la pleurésie purulente chronique, l'exploration chirurgicale de

la face convexe du diaphragme peut provoquer la
syncope ou des crises épileptiformes. « La présence
d'une sonde en ce point développe fréquemment
chez les malades, des douleurs irradiées au tronc
et à l'épaule, accompagnées d'un sentiment d'angoisse... » (Rendu.)

En somme l'angoisse est moins intense, moins
fréquente dans les affections du phrénique que dans
celles du pneumogastrique.

*Des dyspnées angoissantes; de l'asthme.* — La
dyspnée peut être angoissante par menace d'asphyxie. Mais l'asphyxie n'est pas toujours cause
d'angoisse : il en est ainsi dans la broncho-pneumonie tuberculeuse; d'autre part l'angoisse peut
apparaître sans qu'il y ait cyanose. C'est ce qui arrive
dans la dyspnée de Cheyne-Stokes.

De même dans l'asthme. Ici la crise débute par
l'anxiété précordiale. L'angoisse précède la dyspnée
suivie bientôt du spasme des inspirateurs. Il y a
parfois crainte de la suffocation sans gêne réelle de
la respiration (Jaccoud). « Ainsi l'angoisse simple,
toute seule, sans angine de poitrine, sans dyspnée,
sans catarrhe, est encore une forme de l'asthme »[1].
(Brissaud.) La remarque est également juste pour
les pseudo-asthmes symptomatiques.

*L'angoisse et la respiration de Cheyne-Stokes.* —
La respiration de Cheyne-Stokes est une dyspnée
nerveuse qui se rencontre dans l'urémie, l'asystolie
des vieillards et des artérioscléreux, l'athérome cérébral, l'anémie cérébrale, les affections qui augmentent la pression intra-crânienne, la méningite tuber-

---

1. *Traité de médecine*, CHARCOT, BOUCHARD et BRISSAUD.

culeuse basilaire, l'apoplexie et le coma d'origine cérébrale, la diphtérie, la rage, etc. Tout le monde s'accorde à reconnaître qu'il y a, dans tous les cas, trouble et presque toujours lésion encéphaliques. Or, le point qu'il faut retenir pour l'étude présente est que l'anxiété ou l'angoisse est un des éléments essentiels du phénomène. Celle-ci est peu apparente lorsque le malade atteint de méningite tuberculeuse, par exemple, dans le décubitus dorsal, plongé dans le coma, ne fait que s'agiter quelque peu pendant la période de polypnée. Elle devient au contraire manifeste, bruyante, délirante, maniaque même, lorsque, comme chez un urémique en orthopnée, elle n'est pas compliquée de coma.

Une femme de quarante-deux ans, cardiaque (rétrécissement mitral et myocardite), brighitique et artérioscléreuse, que nous avons soignée avec M. le professeur Albert Robin, entra dans l'urémie chronique peu à peu, à la suite de voyages pendant lesquels elle ne suivait plus le régime auquel elle était astreinte [1]. Elle eut de la diarrhée; elle eut des *vomissements pituiteux, matutinaux*, des vomissements bilieux verdâtres et des crises de *tachycardie*, puis des accès d'*étouffements* le matin avec un peu de toux passagère et quelques râles très discrets disséminés surtout aux sommets. Peu à peu des crises d'*angoisse* à symptomatologie variable s'accusèrent et devinrent plus fréquentes. Elle était

1. Observation communiquée à la *Soc. de méd. des hôp.*, 1901, 3 juillet. Urémie lente à forme bulbaire, avec crises d'angoisse, respiration de Cheyne-Stokes et hémorragies intestinales. — Asthénie respiratoire, angoisse, troubles vasomoteurs : tels sont, à notre idée, les trois éléments pathogéniques du syndrome.

prise subitement d'une douleur épigastrique en
barre transversale avec anxiété, sensation d'oppression, et quelquefois nausées; elle s'asseyait instinctivement dans son lit, frappée déjà de l'idée d'une
mort prochaine, puis tout s'apaisait. En somme
nous voyions évoluer chez elle successivement des
crises de caractère variable, mais toujours angoissantes : c'était tantôt la tachycardie, tantôt le
vomissement, tantôt le pseudo-asthme qui domi-
nait; il y avait aussi parfois des sueurs abondantes :
tous phénomènes pouvant être qualifiés de bulbaires.

Il s'agissait bien d'urémie, car les urines pauvres
en urée diminuaient, il y avait de la pollakiurie, de
l'amblyopie passagère, des crampes : jamais il n'y
eut de céphalée.

L'angoisse avec sensation de constriction tout
autour de la base du thorax, après avoir été paroxystique, s'installa peu à peu rémittente, et un soir le
rythme respiratoire de Cheyne-Stokes apparut :
d'abord de l'apnée simple intermittente, puis de la
somnolence intermittente. A mesure que la période
de dépression se prononçait, la période d'excitation
se renforçait parallèlement, s'accompagnant de cris,
d'agitation excessive, puis de délire et d'hallucinations. Elle vociférait, présentait de la confusion mentale, ne reconnaissait plus sa chambre. Elle se cram-
ponnait à l'entourage, se dressait sur son séant,
croyait qu'on voulait l'empoisonner, voyait des incen-
dies, des flammes ou des tableaux attristants comme
les mélancoliques. Ne sont-ce pas là des symptômes
psychiques qui traduisent une anxiété terrible ? Et
pourtant notre malade n'avait pas peur de mourir;

elle désirait mourir tant elle souffrait à cette période de la maladie. Son angoisse, son anxiété avait une origine purement organique : la soif d'air. Rapprochement nouveau avec la mélancolique qui est angoissée tout en désirant mourir. Nous retrouvions aussi avec l'anxiété un des caractères du délire toxique, à savoir : le délire du réveil, continuant le cauchemar du sommeil. Elle eut à la fin une attitude fixe de pénitente, se pliant littéralement en deux dans son lit, la tête entre ses genoux, ne pouvant pas même se tenir un instant la tête appuyée en arrière sur l'oreiller, sous peine d'étouffement. Au moment de l'acné de la période de polypnée, la tête se redressait un peu, elle proférait des gémissements ; puis pendant l'apnée, la tête se fléchissait, les yeux se fermaient ; et elle prenait une pose rappelant celle du pénitent, celle du recueillement ou de l'endormi, qui caractérise le vertige paralysant. D'ailleurs la conscience était parfaite au moins au début, et, si on lui faisait une question pendant l'apnée, il lui arrivait d'y répondre quand la polypnée reparaissait. Assez vite d'ailleurs la torpeur intermittente devint complète ; nous observâmes aussi l'écholalie rythmée. À ce moment l'angoisse, bien que se manifestant encore à de rares intervalles, n'était pour ainsi dire plus apparente. Fait très remarquable, à mesure que le rythme respiratoire intermittent s'installait, la tachycardie diminuait, le pouls était plus stable. Rendu et Merklen ont déjà signalé cette particularité.

Enfin, pour confirmer et compléter un syndrôme bulbaire protubérantiel, auquel nous avons déjà fait allusion, nous ajouterons que notre malade eut pen-

dant les derniers jours une paralysie bulbaire des
plus caractérisés.

La dysphagie, puis l'embarras de la parole, l'impossibilité de mouvoir les lèvres et la langue, l'aphonie, la difficulté de l'expiration sont des signes qui
ne laissent aucun doute dans l'esprit ; ils rapprochent
cette observation de celle de Brissaud et Lamy[1].

Nous ajouterons que cette femme eut des hémorragies intestinales, que M. A. Robin rapporta à des
ulcérations duodénales en raison d'une douleur en
broche qui apparut à certains moments. Or, il est
possible que des troubles vaso-moteurs d'origine
bulbaire favorisent la production de ces ulcérations
dans l'urémie, comme dans le tabes, les brûlures
étendues, etc.[2].

Les détails qui précèdent, empruntés à une observation qu'il serait trop long de rapporter complètement, suffisent pour prouver qu'il existait chez la
malade de l'urémie lente à forme bulbaire, et que,
dans ce syndrome, l'angoisse fut un des premiers
symptômes à apparaître. Il domina longtemps la
scène morbide et fut calmé seulement par la mor-
phine ou l'opium, à très petites doses.

Au début de la maladie, l'angoisse s'était mani-
festée sous forme de réveil en sursaut. Notre cliente
nous disait qu'elle était prise d'angoisse dès qu'elle
s'endormait ; aussi ne voulait-elle pas dormir : l'in-

1. E. Brissaud et H. Lamy. Attitudes cataleptiques chez un
brightique délirant. Gaz. hebd. de méd. et de chir., 1890,
p. 367.

2. Voir à ce sujet le mémoire de Ernest Barié et Paul
Delaunay : la duodénite ulcéreuse urémique, Bull. et Mém. de
la Soc. méd. des hôp., 1903, 16 janv., p. 45.

somnie à cette période était volontaire. Voici en effet
ce qui se passait : si elle s'endormait, elle se réveillait au bout de quelques minutes en sursaut, avec
ce qu'elle appelait « une chute de tête ». Il est probable que ce phénomène était déjà l'analogue de la
chute de la tête en avant à la fin de la période de
polypnée, comme cela se produisit plus tard. Cette
« chute de tête » lui causait des angoisses terribles
avec un réveil en sursaut très pénible accompagné
d'oppression.

C'était bien le prélude de la respiration intermittente : le sommeil supprimait la surveillance des
centres respiratoires supérieurs; et bientôt les centres bulbaires, ne recevant plus ni excitation corticale ni excitation tonique suffisante, cessaient de
fonctionner, d'où l'angoisse, et le réveil en sursaut
pénible[1].

*L'orthopnée.* — Nous ne dirons rien de l'angoisse
qui accompagne le pneumothorax, la bronchite
capillaire, l'œdème aigu du poumon, l'embolie pulmonaire, etc., ni même des accès de suffocation de
la maladie bleue. Remarquons seulement qu'il n'y a
guère d'orthopnée sans angoisse, et que l'angoisse
cause presque nécessairement l'orthopnée. L'attitude assise est comme une attitude de défense en
face de la mort. Si la respiration de Cheyne-Stokes
se voit souvent dans le décubitus dorsal, cela tient

---

1. Nous avons émis une nouvelle théorie de la respiration
de Cheyne-Stokes en la considérant comme une sorte d'asthénie respiratoire. *Soc. médic. des hôpit.* 1901, 5 juillet. Marc
Ségala vient de proposer une théorie vaso-motrice (Contribution à l'étude du mécanisme du syndrome de Cheyne-Stokes,
*Thèse de Paris*, 1908. Cette théorie explique bien la reprise
respiratoire, mais non l'apnée.

au coma. La pleurésie diaphragmatique donne de l'orthopnée parce qu'elle cause de l'angoisse (nerf phrénique).

*L'angoisse d'origine pleurale.* — Nous réservons ici une place à part à l'*angoisse d'origine pleurale.* La pleurésie sèche, la symphyse pleurale sont capables de déterminer de l'angine de poitrine du type névralgique ou névritique, accompagnée fréquemment de troubles vaso-moteurs et bulbaires. Morel-Lavallée[1] rapporte une observation (Thuvien) de médiastinite ayant abouti à la mort par l'asystolie. Il insiste sur une observation personnelle (obs. III du mémoire) fort curieuse par l'adjonction à l'angoisse, de nausées, de vomissements, de vertiges, de pollakiurie et de troubles délirants. L'origine bulbaire de l'angoisse et ses conséquences psychiques sont évidentes. Il s'agissait de pleurésie sèche chez un hystérique. L'auteur insiste sur ce fait que l'angine de poitrine non coronarienne peut être améliorée par le nitrite d'amyle. Il reproche à M. Huchard sa schématisation.

*L'angoisse laryngée.* — M. Brissaud s'élève aussi contre cette schématisation. Il pense que l'angine de poitrine peut tuer sans être coronarienne, et que la douleur rétrosternale n'est pas constante même en cas de lésion cardiaque. Il montre que chez un cardiaque l'angoisse laryngée peut précéder la sternalgie. « C'est une sensation indéfinissable, mais qui fait redouter au malade l'asphyxie imminente. » Cette sensation peut être douloureuse ou non dou-

1. MOREL-LAVALLÉE. L'angor pectoris non coronarienne. *Revue de médecine*, octobre 1899, p. 753.

loureuse ; elle peut s'accompagner d'une toux hoque-
teuse ou d'un véritable hoquet ; elle se complique
parfois de vertiges, de syncope ; on voit s'y adjoindre
aussi des phénomènes spasmodiques : œsophagisme, asthme, etc. Enfin les affections laryngées
elles-mêmes peuvent donner lieu à l'angoisse laryngée. Parmi celles-ci il faut citer surtout le spasme
de la glotte, la laryngite striduleuse, etc.

L'ictus laryngé est la plus haute expression de
cette angoisse laryngée et survient d'ailleurs dans
des conditions assez diverses.

L'ANGOISSE DANS LES AFFECTIONS CARDIAQUES ET AOR-
TIQUES. — L'angoisse d'origine cardiaque est le symptôme qui sert de base à la description de l'angine
de poitrine. On peut dire que c'est la seule variété
d'angoisse dont la valeur diagnostique et pronostique soit classiquement reconnue. Il est remarquable de constater que cette angoisse d'origine cardiaque, d'origine coronarienne pour préciser, peut
se manifester non seulement sous la forme d'angoisse rétrosternale douloureuse ou non, mais aussi
sous forme d'angoisse épigastrique (Huchard), d'angoisse laryngée (Brissaud). Il est non moins curieux
de rappeler que l'angoisse rétrosternale peut avoir
une cause viscérale, gastrique, utérine, hépatique, etc., ou périphérique, par exemple, par blessure d'un nerf (amputation). Elle peut être aussi
prépleurétique (Rauzier). M. Barié[1] signale même
l'angine de poitrine des écrivains (Trousseau, Mus-

1. Ernest BARIÉ. *Traité pratique des maladies du cœur et de
l'aorte*, 1900, p. 856.

grave). Cette pluralité des angines de poitrine ne démontre-t-elle pas que l'histoire de cette affection a fini par englober des variétés d'angoisse diverses, n'ayant aucun rapport avec l'angoisse de cause cardiaque ? N'y a-t-il pas là un abus de langage ? Ne doit-on pas réserver le terme d'angine de poitrine soit à l'angoisse de cause thoracique, soit à l'angoisse rétrosternale ou précordiale de quelque cause qu'elle soit, soit au contraire à la seule angoisse d'origine cardiaque. Il est évidemment fâcheux d'étendre cette désignation à toutes les angoisses. La tendance actuelle étant d'attribuer le terme d'angine de poitrine à l'angoisse rétrosternale ou précordiale, de quelque cause qu'elle soit, il faut avoir soin d'ajouter que les affections cardio-aortiques peuvent donner lieu à des variétés assez diverses, comme l'angoisse laryngée (Brissaud), l'angoisse épigastrique (Huchard) ou à proprement parler abdominale, comme en fait foi l'observation suivante :

Un malade du service de M. Tapret, à Lariboisière, atteint d'aortite chronique avec insuffisance et dilatation aortique, présentait une variété fruste d'angoisse : il dénommait sa crise « sa névralgie ».

Le matin vers 5 heures, après une nuit calme, il se réveillait en sursaut, pris subitement d'une sensation douloureuse, mal définie, siégeant au-dessous de l'épigastre.

Pour exprimer la nature de sa douleur il faisait le geste de comprimer son ventre avec ses deux mains. Cette douleur était en quelque sorte l'aura d'une sensation de suffocation qui le forçait à s'asseoir immédiatement. Après quelques instants, assuré qu'il respirait librement, il se recouchait et se rendormait, sans avoir eu de véritable oppression. C'est bien là une crise d'angoisse et comme nous rassurions le malade il nous disait : « C'est un malaise terrible »[1].

En résumé, l'angoisse rétrosternale peut être due à une *coronarité oblitérante*, suivant du moins l'opinion classique, à une *péricardite aiguë*, à une *symphyse* cardiaque, à une *aortite aiguë ou chronique*, à une névralgie ou à une névrite du plexus cardiaque. Elle peut être, quant à la cause première, goutteuse ou diabétique, syphilitique ou paludique. Elle pourrait être aussi d'origine périphérique ou viscérale. L'angoisse à proprement parler précordiale serait surtout le fait des *neurasthéniques*. Enfin il faut y joindre l'angine de poitrine *tabagique*, *tabétique*, *urémique*, qui paraissent être d'origine centrale tout autant que cardiaque. Pour être logique, la liste s'allongerait de toutes les autres angoisses précordiales encore nombreuses des obsédés, des mélancoliques, des hystériques, etc.

Ces considérations nous amènent à penser qu'il vaudrait mieux réserver le terme d'angine de poitrine, contrairement à la tendance actuelle, à la névrite ou névralgie du plexus cardiaque (Lancereaux, Peter), d'autant plus que l'angine dite coronarienne rentrerait pour certains auteurs (Gilbert et Garnier) dans ce groupe, qui serait basé à la fois sur la symptomatologie et la physiologie pathologique.

1. Nous avons publié ailleurs deux observations d'aortite, l'une avec angoisse, l'autre avec anxiété (P. LONDE et M. BRÉCY, aortite subaiguë avec poussée aiguë terminale, *Gazette hebdomadaire de médecine*, 1902, janvier).

Elle serait toujours d'origine thoracique, quelque-fois pleurale, bien que l'irradiation douloureuse puisse se propager au loin par l'intermédiaire des plexus sympathiques jusqu'au testicule. Il y aurait alors à décrire, à côté de l'angine de poitrine type : 1° l'angine fruste et l'angine larvée (laryngée, pha-ryngée, épigastrique, œsophagienne ou abdomi-nale), comme le fait M. Merklen ; 2° des angoisses, qui n'ont de commun avec l'angine de poitrine que l'angoisse, et qui comprennent une partie de ce qu'on dénomme à tort sous le nom trop compréhen-sif d'angines de poitrine réflexes.

Malgré tout, il resterait des cas difficiles à classer. Tel ce malade hémiplégique âgé de soixante-cinq ans, athéromateux, qui s'est plaint à nous d'une douleur au bras gauche, n'apparaissant que lorsqu'il force le pas [1].

Peut-être doit-on considérer ce fait comme une variété d'angine de poitrine larvée à forme bra-chiale. Il est vrai de dire que la douleur cesse en même temps que l'effort et qu'il n'y a pas là d'état de crise.

A l'angoisse d'origine cardiaque se rattache celle de la maladie de Stokes-Adams. A vrai dire ici la lésion est centrale. L'angoisse peut être prémoni-toire de la crise de cette affection esssentiellement paroxystique. Elle peut constituer toute la crise [2],

1. HUCHARD, Les formes frustes et associées de la maladie de Stokes-Adams, *Arch. gén. de méd.*, 1893.
2. Cette douleur était probablement le fait de l'hypertension que nous avons constatée chez ce malade. Nous verrons que l'angine de poitrine n'est souvent que le cri d'alarme d'un cœur qui est sur le point de faiblir devant le travail méca-nique qu'il a à fournir, travail proportionnel à la tension

comme chez un malade de M. Huchard (obs. 1).
Elle peut manquer en cas d'attaque apoplectiforme
ou de mort subite.

L'angoisse se retrouve aussi au commencement
de l'accès de tachycardie paroxystique essentielle.
« On a signalé, dit M. Courtois-Suffit, une douleur
constrictive violente siégeant à l'épigastre ou à l'abdomen. »

L'ANGOISSE DANS LES AFFECTIONS ABDOMINALES (rein,
foie, estomac, intestin, péritoine). — Une partie des
angines de poitrine dites réflexes ne sont à proprement parler que des angoisses d'origine abdominale
et non pas des angines de poitrine. Ainsi la *choléli-
thiase* est capable de déterminer, quoique exceptionnellement, des accès d'angine de poitrine ou d'asthme
(Gairdner et Broabdent, cités par Gilbert et Fournier), mais surtout de l'angoisse sous une forme ou
une autre. Le délire de la colique hépatique, que
nous avons observé plusieurs fois chez une vieille
femme, nous paraît être une variété d'angoisse larvée. Cette malade eut d'abord une forme fruste de
colique hépatique caractérisée par un point scapu-
laire très pénible ; elle eut des vomissements et une
jaunisse légère. Plus tard la crise fut uniquement
annoncée par du délire, avec ou sans point scapu-
laire, et suivi toujours d'ictère léger. Pendant les
crises, qui étaient bénignes et ne duraient que vingt-

artérielle. L'équilibre peut être rompu soit par une augmentation de tension artérielle (urémie), soit par une diminution
de la capacité fonctionnelle du cœur (péricardite), soit par le
concours de ces deux circonstances (début de l'asystolie chez
un artérioscléreux ou un alcoolique).

quatre à quarante-huit heures, la confusion mentale
était complète et s'accompagnait d'agitation anxieuse : la malade touchait à maint objet qu'elle
déplaçait sans s'en souvenir ; on ne pouvait la maintenir en place, elle semblait préoccupée d'une chose
qu'elle ne pouvait dire.

Le délire est aussi une complication possible
de la *colique néphrétique :* il n'est encore là
qu'une conséquence de l'anxiété extrême du malade.

Plus fréquemment l'angoisse des affections très
douloureuses du foie ou des reins rappelle la période
réactionnelle de la péritonite aiguë ou le collapsus,
ne fût-ce que par le facies grippé. Nous avons vu
dans le service de M. Brissaud une femme, atteinte
d'*infarctus* volumineux des deux reins, présenter
cet aspect. L'anxiété chez elle s'accompagnait aussi
de délire.

Enfin l'insuffisance *hépatique* et surtout l'*urémie*
comptent l'angoisse parmi leurs symptômes les
plus importants. Il n'y a pas toujours simultané-
ment vomissements ou dyspnée. On voit, par exemple, des urémiques passer des nuits entières assis
sur leur lit, sans dyspnée excessive et se plaignant
d'une douleur à l'estomac qui les étouffe.

La *péritonite aiguë* évolue schématiquement en
deux phases distinctes : une phase de réaction suivie d'une phase où l'intoxication paraît jouer le premier rôle. Tandis que dans la première l'angoisse est
extrême, dans la seconde une sensation trompeuse
de bien-être lui succède. Le collapsus peut accompagner l'angoisse dans la première période, mais dans
la seconde on voit le collapsus sans angoisse. C'est

ce qui arrive aussi dans la myocardite aiguë : il y a collapsus sans angoisse.

*L'ulcère de l'estomac*, *l'ulcère du duodénum* peuvent déterminer de l'angoisse à forme d'angine de poitrine ou d'asthme (Potain, Bucquoy). Les *dyspepsies*, avec ou sans ptose abdominale, sont très fréquemment cause des deux variétés précédentes et aussi des suivantes : cauchemars tristes et terrifiants (angoisse de la chute ou de la poursuite), terreurs nocturnes. M. Albert Robin[1] décrit comme il suit l'*insomnie angoissante* du dyspeptique : « Après s'être retourné plusieurs fois dans son lit, sous le coup d'un malaise vague, hanté de mauvais rêves, il s'éveille couvert de sueur, le pouls fréquent, la respiration difficile et anxieuse, avec une sensation d'angoisse, de pesanteur douloureuse du côté du cœur et des intermittences ». Il n'est pas rare que les malades (hépatiques ou dyspeptiques) prennent pour de la faim une angoisse gastrique : c'est que la faim, elle aussi, cause l'angoisse.

Nous ne dirons qu'un mot de l'*entérite muco-membraneuse* dans laquelle l'angoisse est pourtant un symptôme de premier ordre, soit à l'état aigu, soit à l'état chronique. Lors des crises, on voit des paroxysmes d'angoisse avec agitation, sur lesquels la malade (car il s'agit d'une femme en général) ne s'explique vraiment que plus tard. Alors elle se montre persuadée de sa mort prochaine, tant la sensation qu'elle a éprouvée est terrible.

Dans l'intervalle des paroxysmes, cette malade reste une neurasthénique avec toute l'insécurité que

1. Albert Robin. *Les Maladies de l'estomac, diagnostic et traitement* (Paris, 1900-1901).

comporte ce mot. Et sous des influences variées, mais surtout légères, elle reste exposée à des moments d'angoisse transitoires qui annoncent quelquefois des évacuations de glaires.

Nous avons observé un enfant, atteint d'entérite muco-membraneuse, qui à quinze ans ne pouvait s'endormir sans tenir la main de sa mère ; il avait peur des revenants : c'était un anxieux et un phobique. Il ne pouvait être question de neurasthénie chez lui.

Un malade du service de M. Brissaud, atteint de diarrhée chronique, d'origine probablement tuberculeuse, (car peu après il fit une pleurésie,) était devenu anxieux et phobique depuis qu'il avait la diarrhée.

Mettre dans ce cas l'angoisse sur le compte de la neurasthénie serait inexact. L'angoisse est ici fonction du trouble sympathique abdominal.

L'ANGOISSE DANS LES INTOXICATIONS ET INFECTIONS. — Il n'est pas d'*infection* dans laquelle l'angoisse soit plus évidente que dans la rage. « La mort survient dans la rage tantôt par le fait d'une angoisse respiratoire, tantôt par le fait d'une angoisse cardiaque, tantôt par le fait d'une angoisse œsophagienne, tantôt par le fait d'une angoisse laryngée, peut-être, enfin, par le fait de toutes les angoisses réunies. » (Brissaud.) L'angoisse est un des premiers symptômes qui apparaissent à la période prodromique ; elle est diurne et nocturne (Jaccoud) ; elle s'accompagne d'un état d'excitation ou de dépression, puis de troubles respiratoires (dyspnée inspiratoire) et d'anxiété précordiale. Elle s'exagère encore à la période d'état à la faveur du spasme pharyngé, de l'hyperesthésie généralisée ; elle est alors paroxystique. Elle persiste à la dernière période, et peut s'accompagner de respiration de Cheyne-Stokes. L'angoisse est peut-être la cause des accès de manie. Or il n'est pas sans intérêt de faire remarquer que la rage est une maladie essentiellement bulbaire : bulbaire par la localisation primitive du spasme sur le pharynx, bulbaire par la salivation, les sueurs, les vomissements, les modifications des urines, bulbaire par le collapsus terminal. La rage mue du chien n'est qu'une paralysie bulbaire des masticateurs.

L'infection d'une façon générale, et surtout l'infection grave, mortelle, produit diverses variétés d'angoisse ou d'anxiété dont l'une se caractérise par le pressentiment de la mort.

Une autre variété d'angoisse qui se rattache à l'infection est celle du frisson. Le frisson est parfois une forme familiale de l'angoisse. Certains sujets sont exposés au *grand frisson* comme à la migraine, sous l'influence d'une simple fatigue, particulièrement dans certaines familles.

L'angoisse est fréquente dans les *intoxications* (cocaïne, venin de serpents, chloroforme). Elle s'y accompagne fréquemment de troubles vaso-moteurs. L'angoisse qui précède le sommeil chloroformique serait fort intéressante à étudier ici : nous ne pouvons que la signaler, en insistant sur la possibilité de la mort subite par syncope cardiaque et de la mort par syncope respiratoire. Ici, comme toujours, elle nous prévient que le bulbe est menacé. Au commencement de l'anesthésie, la syncope est réflexe (cardiaque par voie pneumogastrique); pendant le sommeil, le passage de la vie au trépas ne tient qu'à une extension minime de l'anesthésie aux noyaux respiratoires ou pneumogastriques.

L'ANGOISSE DANS LES AFFECTIONS DU SYMPATHIQUE. — L'angoisse existe dans des affections diverses intéressant les nerfs sympathiques. Dans les affections abdominales on peut, pour l'expliquer, invoquer la terminaison du pneumogastrique dans les plexus abdominaux. Nous en avons déjà cité des exemples.

La névralgie cœliaque par cancer du pancréas peut se manifester sous forme de pseudo-angine de poitrine. On sait d'autre part que certaines angines de poitrine produisent des irradiations abdominales, et au moment de la crise des phénomènes abdominaux. Nous insisterons encore ici sur l'angoisse d'origine testiculaire (orchite ourlienne) et d'origine ovarienne.

Il y aurait beaucoup à dire sur l'angoisse d'origine *ovarienne*. Une dame, affectée périodiquement de déviation rectale des règles, passait cette période malheureuse de sa vie dans un état d'angoisse indicible avec dépression mélancolique, tout en conservant une parfaite conscience de son état. Cet état mental secondaire s'accompagnait d'intolérance gastrique et de troubles de nutrition fort accentués. La crise finie, tout rentrait dans l'ordre avec le rétablissement des fonctions menstruelles, normales.

Chez un addisonien nous avons vu l'angoisse avec refroidissement des extrémités précéder de quelques heures la mort subite.

Dans les grandes hémorragies (épistaxis), l'angoisse précordiale est parfois aussi le prélude de la syncope.

Les affections *acropathologiques* qui s'accompagnent de troubles vaso-moteurs très marqués, la goutte par exemple [1], sont angoissantes au plus haut degré.

« Le comble du mal, dit Sydenham, c'est que pendant toute la durée de l'accès, l'esprit n'est pas moins malade que le corps, et qu'il reste en proie à la colère, à la crainte, au chagrin et à toutes les passions de cette nature, dont la faiblesse où il est réduit par la maladie le rend très aisément susceptible. »

Il en est de même de la tétanie, de la maladie de Raynaud. Les troubles bulbaires sont pour ainsi dire constants dans ces cas. L'angoisse ou l'anxiété n'est pas rare sous une forme ou une autre. Ainsi la malade dont l'observation a été rapportée par Pierre Merklen avait « une grande dépression morale et des idées noires » [2]. Nous avons trouvé l'anxiété à l'origine de la maladie de Raynaud et de la sclérodermie, chez plusieurs malades observés dans le service de M. Brissaud. Dans un cas d'asphyxie locale des extrémités, rapporté par F. Leclerc [3] (de Lyon), des crises d'angoisse avec vertige et dérobement des jambes précédèrent et accompagnèrent l'invasion de la maladie. L'angoisse est un argument

1. E. BRISSAUD et P. LONDE. Acroparesthésie, tétanie, fluxion goutteuse, *Revue de médecine*, 1901, p. 545.

2. *Soc. méd. des hôp.*, 1902, p. 477.

3. F. LECLERC. De l'asphyxie locale des extrémités dans les états pathologiques bulbo-protubérantiels, *Semaine médicale*, 1900, p. 307.

important en faveur de la théorie bulbaire soutenue
par cet auteur. La coïncidence du pouls lent avec
la maladie de Raynaud, récemment signalée par
Gouget, vient fournir une nouvelle preuve à l'appui
de cette opinion [1].

Toute douleur excessive cause une certaine
angoisse; mais ici une distinction s'impose. La douleur excessive, la ténacité désespérante de la névralgie du trijumeau, pour prendre un exemple, mène
au suicide. Or, les affections angoissantes par elles-
mêmes, abstraction faite de la douleur, ne mènent
pas au suicide mais souvent à la mort subite. Aussi
avons-nous laissé de côté l'angoisse et l'anxiété uniquement causée par une douleur très vive, bien que
la physiologie pathologique paraissent être la même
ici qu'ailleurs. En somme, c'est l'anxiété causée par
la crainte du retour de la crise douloureuse qui
mène au suicide ; mais une douleur excessive peut
tuer subitement, si l'angoisse est extrême.

### III. — L'ANGOISSE EN GÉNÉRAL

L'analyse quelque peu longue, bien qu'incomplète, des conditions génératrices de l'angoisse
d'origine interne et somatique nous permettra-t-elle
maintenant de dégager une idée synthétique de tant
de détails disparates?

L'angoisse apparaît dans deux cas différents :
1° quand les centres nerveux qui commandent ce
syndrôme sont directement atteints par une lésion,

1. GOUGET. Asphyxie locale des extrémités, vitiligo, pouls
lent et rythme couplé du cœur, *Soc. méd. des hôp.*, 16 mai
1902.

une intoxication ou un trouble circulatoire fonctionnel ; 2° quand une affection quelconque cause un
trouble nerveux de la vie organique qui retentit sur
ces mêmes centres.

Que cette cause soit d'origine centrale ou périphérique, l'angoisse est toujours une « pause » plus
ou moins complète, mais « universelle des opérations de la nature » ; aussi ne peut-on deviner où
est le danger d'après les allures du syndrome, qui
sont les mêmes dans des maladies très différentes.
L'angoisse d'origine gastrique ressemble à l'angoisse d'origine mentale. Cette constatation est
banale en séméiologie générale; ainsi la dyspnée
asthmatiforme a des causes multiples. La localisation de l'angoisse est trompeuse souvent : de même
que la dyspnée n'implique pas une maladie du poumon, de même l'angoisse rétrosternale ou précordiale n'implique pas une affection du cœur ou du
médiastin. Par contre l'angoisse laryngée, ou épigastrique, ou abdominale, ou brachiale, peut être
d'origine cardiaque. L'angoisse jetant, par définition, un trouble dans toutes les fonctions, la manifestation la plus bruyante n'est pas toujours celle
qui doit fixer le diagnostic. L'angoisse avec délire
n'est pas d'origine psychique, l'angoisse avec dyspnée d'origine pulmonaire, l'angoisse avec vomissement d'origine abdominale ou gastrique, l'angoisse avec troubles cardiaques, d'origine cardiaque.
Ce qu'il importe d'indiquer c'est que dans chacune
des variétés précédentes le terme angoisse imprime
son cachet au tableau. Ainsi la dyspnée n'est angoissante que dans certaines circonstances déterminées ; l'angoisse n'est pas nécessairement propor-

tionnelle à l'intensité de la gêne respiratoire, du trouble de l'hématose. Dans certains cas d'urémie, par exemple, le malade n'est pas angoissé parce qu'il est dyspnéique; il est plus juste de dire qu'il est dyspnéique parce qu'il est angoissé. L'hématose se fait suffisamment bien, mais les centres nerveux, impressionnés par le poison, sont en souffrance et cette souffrance s'objective par la manifestation extérieure de la dyspnée. Il est possible que les troubles cardio-vasculaires (bruit de galop, tachycardie, hypertension) soient dus à une action analogue du même poison sur les centres cardiaques [1]. Il y aurait surmenage de l'appareil circulatoire pour remédier aux échanges défectueux des tissus, de même que la dyspnée est un surmenage de l'appareil pulmonaire, salutaire dans une certaine mesure. Ces considérations nous amèneront peut-être à dire qu'il n'y a pas d'urémie qui ne soit nerveuse.

Parmi ces facteurs étiologiques de l'angoisse, il faut évidemment faire une place à la *prédisposition* nerveuse. Mais elle n'est pas nécessaire en ce sens qu'un anurique quelconque, par exemple, peut éprouver de l'angoisse, ou de l'anxiété.

*Diagnostic.* — Les conditions dans lesquelles apparaît l'angoisse d'origine organique sont infiniment variées. Aussi avons-nous cherché moins à être complet qu'à donner une idée de cette variété. La notion étiologique est, comme on sait, de pre-

---

1. Nous venons de voir que Henri CHAUVEAU arrive à une conclusion analogue, en ce qui concerne le bruit de galop, dans une thèse récente : *Etude cardiographique sur le mécanisme du bruit de galop*. Nous venons d'observer un cas de bruit de galop post-traumatique en faveur de la théorie bulbaire (*Archives générales de médecine*, 1909, p. 103).

mière importance thérapeutique, et le diagnostic causal sera particulièrement complexe ici.

Facile dans les cas où le malade localise avec justesse le *point de départ de l'angoisse*, le diagnostic sera difficile lorsque cette localisation sera en défaut. Ainsi l'on pourrait prendre pour une angoisse respiratoire, ou une angoisse abdominale, une angoisse d'origine aortique. Inversement il faut savoir reconnaître la lésion cardio-aortique derrière un pseudo-asthme.

La grosse difficulté consiste dans certains cas à savoir si l'angoisse est d'origine somatique ou psychique. M. Séglas a montré, par exemple, que dans la mélancolie les troubles nutritifs existent dans la période d'incubation ; puis viennent les troubles cénesthétiques. A ce moment apparaît le phénomène de l'arrêt psychique, d'où dérive la douleur morale et l'angoisse avec toutes ses modalités. Or, il nous semble précisément qu'ici l'angoisse est le lien qui réunit les troubles délirants aux troubles cénesthétiques ; c'est dans ceux-ci qu'il faut d'abord chercher le point de départ de l'état anxieux. Il en était ainsi chez l'urémique dont nous avons rapporté l'histoire. L'anxiété peut créer la vésanie, et celle-ci, devenue prédominante, peut à son tour causer de l'angoisse d'origine hallucinatoire ou autre. C'est un fait banal que la sensation de constriction épigastrique, d'origine dyspeptique par exemple, donne de l'anxiété, de même que l'anxiété d'origine émotive donne cette sensation.

Le diagnostic, sauf évidence, ne pourra être affirmé qu'après examen minutieux du sujet. La question de savoir s'il s'agit d'une maladie *organique* ou *fonctionnelle* trouvera souvent une solution dans les conditions d'apparition du phénomène, dans son évolution. Encore ne faut-il jamais négliger l'examen du cœur et des urines, la recherche des réflexes, etc.

Souvent un *symptôme associé*, la toux, le rythme respiratoire, la fréquence du pouls, le vomissement, etc., guidera l'examen et l'interrogatoire.

Pour comprendre la valeur séméiologique de certains de ces symptômes associés, la notion de l'angoisse sera parfois indispensable ; et nous croyons devoir insister à ce propos sur l'importance des *formes frustes* et larvées. Rappelons que dans sa forme complète l'angoisse comporte des troubles subjectifs et objectifs. Dans les formes incomplètes on peut ne constater qu'un signe d'ordre objectif ou subjectif. Nous nous expliquerons sur l'extension, un peu exagérée peut-être, que nous attribuons au mot angoisse.

*Formes.* — Un cri, un gémissement, l'insomnie, des terreurs nocturnes, une peur non motivée, un cauchemar, de l'irritabilité, une colère, un réveil en sursaut, une idée de négation sont autant de manifestations larvées de l'angoisse. L'agitation, la tristesse, l'indécision, une impulsion, dissimulent souvent un état d'angoisse.

Le délire qu'on a signalé dans la lithiase biliaire, l'asthme, dans certains cas d'anévrysme aortique [1], chez des urémiques, comme la femme dont nous avons rapporté l'observation, pourrait bien n'être qu'une forme larvée d'angoisse.

1. LÉGER. *Thèse de Paris*, 1877, obs. I.

A propos de cette angoisse larvée délirante sur laquelle il y a beaucoup à dire, nous rapporterons brièvement un autre fait dont nous avons été témoin. Il s'agissait d'un malade d'une cinquantaine d'années que nous avions soigné pour une congestion pulmonaire d'origine tuberculeuse avec hémoptysie. Il était convalescent et soumis à la suralimentation, bien supportée d'ailleurs, lorsqu'un matin son fils vient nous chercher en toute hâte en nous disant que son père se meurt. J'accours et trouve un homme immobile dans le décubitus dorsal qui me dit : « Docteur, je suis mort ». Il s'était plaint de la tête et présentait un ralentissement du pouls à 48 pulsations, sans fièvre, ni vomissement. Ce malade avait une anxiété terrible : il l'avait communiquée à son entourage ; mais je ne pus obtenir d'autre parole que cet aveu de délire de négation.

Toutes les craintes qu'éveillait le souvenir de son hémoptysie furent rapidement dissipées. Il ne s'agissait pas d'un début de méningite tuberculeuse. Peut-être faut-il incriminer quelques troubles gastro-intestinaux ayant occasionné un paroxysme de pouls lent ? En tout cas, en deux ou trois jours, notre malade fut de nouveau sur pied ; mais cette crise lui avait causé une grande fatigue, et il disait, quelque temps après, qu'il avait cru mourir. Or, qu'est-ce cela ? sinon une crise d'angoisse à forme délirante dont la bradycardie nous indiquait l'origine bulbaire. Suivi trois ans le malade n'a plus eu ni crise de pouls lent, ni poussée tuberculeuse.

L'angoisse larvée peut être localisée dans une partie du corps quelconque, dans les jambes (inquiétudes dans les jambes), dans la main qui écrit, dans

les yeux, dans la vessie, chez un neurasthénique
par exemple. La sensation d'angoisse perçue dans
une position donnée invite à un changement de
position, d'où l'agitation anxieuse et l'impulsion qui
peut en résulter. L'impulsion peut être une angoisse
larvée. De même la stupeur.

Nous considérons comme formes *frustes* : l'épigastralgie, l'oppression, ou la peur de se trouver
mal, un simple moment de tristesse, le dérobement
des jambes, le vertige mental de Lasègue. Le cri
hydrencéphalique est une forme fruste.

*Physiologie pathologique.* — Il n'y a pas d'angoisse sans participation du bulbe au syndrome
(Brissaud)[1], sans que la région du nœud vital (Flou-
rens) soit intéressée, ne fût-ce que par le trajet d'un
réflexe. Le point de départ de ce réflexe peut être
l'écorce ou la périphérie. Nous avons laissé de
côté l'angoisse à point de départ exclusivement
psychique, notre but étant d'étudier le symptôme
angoisse en médecine générale. Il nous a semblé
que toute perturbation nerveuse de la vie organique
pouvait être l'origine d'un réflexe aboutissant au
bulbe, d'où l'angoisse. L'angoisse n'apparaît à la
conscience que si l'excitation franchit le bulbe, pour
atteindre l'écorce.

Mais il n'est pas d'angoisse qui ne soit subjective,
comme nous le disait M. Brissaud; elle peut se tra-
duire par un malaise psychique très variable, avec
agitation ou dépression par exemple, sans que le
sujet ait conscience du pourquoi de son malaise.

1. Au Congrès de neurologie de Grenoble, M. BRISSAUD est
revenu sur ce sujet, en insistant sur la distinction à établir
entre l'angoisse (bulbaire) et l'anxiété (corticale).

C'est ce que nous avons appelé l'angoisse larvée.

Les formes *frustes* sont celles dans lesquelles il y a réaction bulbaire sans anxiété, et même sans réaction corticale évidente [1]. Chez certains malades atteints de Cheyne-Stokes, par exemple, et plongés dans le coma, on peut saisir des manifestations frustes de l'angoisse. Ces manifestations sont-elles corticales ou sous-corticales ? Peuvent-elles être purement automatiques; c'est là un problème que nous ne chercherons pas à résoudre.

Il est une expérience qui montre bien l'importance capitale du bulbe dans la physiologie pathologique de l'angoisse. On produit une excitation très légère et très superficielle du plancher du quatrième ventricule : l'animal en expérience, le chien, manifeste une terrible angoisse (François-Franck).

Nous avons vu que le syndrome angoisse comporte des troubles manifestement bulbaires : troubles vaso-moteurs, troubles cardiaques et respiratoires, troubles de la motilité, tremblement et asthénie (produits probablement par un retentissement sur le sympathique et le cervelet).

Les localisations subjectives de l'angoisse les plus connues, angoisses respiratoire, cardiaque, gastrique, nous montrent assez quel rôle essentiel le pneumogastrique, nerf trisplanchnique, joue dans

---

1. Si au sens strict du mot, il n'y a pas angoisse, à proprement parler, quand l'écorce n'intervient pas, il n'en est pas moins vrai que des réactions motrices ou vaso-motrices inconscientes ou subconscientes peuvent survenir dans les mêmes conditions que l'angoisse, alterner avec elle, constituer comme elle une sorte de réaction de défense. A ce titre elles méritent d'être rapprochées de l'angoisse. Nous proposons le nom d'angoisse fruste.

la physiologie pathologique du syndrome. Il semble
que chaque département périphérique de ce nerf
peut être à la fois le point de départ et le siège de la
manifestation de l'angoisse. Alors on se demande
quelle est exactement la distribution des dernières
ramifications du nerf. Il se perd dans les plexus sympathiques. Aussi, au point de vue qui nous occupe,
le pneumogastrique n'est pas seulement un nerf
trisplanchnique : il s'étend aux différents viscères.
On se demande aussi si les filets pneumogastriques,
qui se jettent dans les plexus cardio-aortiques d'une
part et lombo-aortiques d'autre part, n'ont pas une
expansion le long des artères des membres, surtout
des membres supérieurs. Ne trouve-t-on pas là
l'explication de l'angoisse d'origine périphérique
qui se rencontre notamment, nous l'avons vu, dans
les affections des extrémités ? S'il en est ainsi, on
peut dire vraiment que l'angoisse est l'expression de
la souffrance du neurone pneumogastrique sensitif
d'une façon générale. Ce nerf universel (il a des
expansions jusque dans le crâne) explique cette
« pause universelle des opérations de la nature »
qui constitue l'angoisse. « L'angoisse, dit Lalanne,
agit principalement sur les fléchisseurs, de façon à
obliger le corps à se courber dans un mouvement
de défense. » De même elle rétracte les expansions
purement protoplasmiques à l'origine, que l'homme
envoie vers le milieu extérieur et qui constituent les
extrémités. La physiologie pathologique de l'angoisse nous explique pourquoi et comment les états
émotionnels retentissent sur les extrémités. Inversement le refroidissement des extrémités cause de
l'angoisse.

Ainsi compris, le nerf pneumogastrique est le nerf vital, qui centralise les actions sympathiques, et établit entre la vie organique et la vie de relation ou la vie psychique les liens qui constituent l'unité de l'être. Rappelons-nous ici le vomissement qui, chez les enfants surtout, succède à une chute et montre bien le retentissement sur le bulbe du moindre traumatisme.

L'angoisse étant fonction du pneumogastrique exclusivement sensitif, il n'est pas étonnant que la compression du tronc pneumogastrique ne donne pas nécessairement de l'angoisse, si les filets moteurs sont d'abord intéressés par la compression. Renaud [1] décrit deux formes de cette compression : une forme asystolique et une forme tachycardique.

En résumé, l'angoisse est une réaction de défense dans laquelle l'être tout entier est intéressé dans sa personnalité physique et morale. Ce n'est pas dans les cas frustes une réaction sympathique vulgaire, car cette réaction s'étend à l'individu, met en question la vie elle-même, compromet le « nœud vital ». Aussi n'est-il pas étonnant qu'il s'ensuive parfois du délire d'aspect variable, puisque la personnalité elle-même est atteinte dans son essence, dans ce quelque chose qui relie les deux parties de nous-mêmes, le physique et le moral. L'angoisse trouve sa cause soit dans le monde extérieur, soit dans les sensations internes, soit dans la vie psychique. Nous avons dû nous borner dans un sujet aussi vaste à l'étude de l'angoisse dont le point de départ est dans les sensations internes.

1. *Thèse de Paris*, 1892-93, inspirée par Pierre Merklen.

Une lésion matérielle aortique, ou bulbaire, etc.,
ne produit peut-être pas l'angoisse par le seul fait
qu'elle existe. En tout cas, un trouble fonctionnel
intestinal ou autre, une intoxication légère, ne cause
pas d'angoisse indifféremment au même degré à
tous. Il faut tenir compte de la prédisposition. Une
dyspepsie légère ne donnera guère d'angoisse qu'à
un névropathe ; mais chez ce névropathe, traitez la
dyspepsie, et, du même coup, l'angoisse disparaîtra.
On s'explique ainsi que la même obsession ne soit
angoissante qu'à certains jours pour le même sujet.
Les autres jours il pourra éprouver une sensation de
bien-être. Ce qui a changé, c'est son équilibre organique. Le neurasthénique, comme le dit M. Brissaud, n'est point un vésanique : il n'a qu'une exaltation de la conscience organique. Il y a des malades
par contre, dont la conscience organique est
émoussée, mais cela est hors de notre sujet.

*Pronostic.* — L'angoisse se voit dans les maladies
organiques les plus graves, et chez des névropathes
dont la vie n'est nullement menacée. Quelle valeur
pronostique doit-on attacher à ce symptôme ? Aucune
valeur absolue. *Les maladies organiques mortelles
qui donnent de l'angoisse sont précisément capables
de se terminer par la mort subite.* Chez les névropathes, l'angoisse a une valeur diagnostique plutôt
qu'une valeur pronostique, car ce symptôme nous
porte à explorer toutes les fonctions végétatives, à
rechercher le trouble fonctionnel dont le traitement
guérira la névrose, ou tout au moins l'atténuera.

*Traitement.* — La médication opiacée est le traitement par excellence de l'angoisse. Dans beaucoup
de cas il serait pourtant nuisible de l'administrer.

Il faut avant tout rechercher la cause de l'angoisse.
Elle est d'origine externe ou interne, ou d'origine
psychique. On la trouvera souvent, avons-nous dit,
dans un trouble de la vie végétative. M. Albert
Robin a eu le mérite d'insister sur les conditions
organiques de la neurasthénie[1]. Il arrive pourtant
qu'en face d'un neurasthénique, le médecin, après
avoir passé en revue tous les organes, arrive à cette
conclusion qu'ils sont sains, qu'il s'agit d'une neurasthénie pure. Eh bien ! même après cet examen
négatif, il faut se demander si ces organes sains
fonctionnent normalement, si leur fonctionnement
est adapté à la vie psychique de l'individu.

Ce qui manque au neurasthénique, c'est le bien-
être qui résulte de la vie elle-même. Il y a toujours
chez lui un désaccord entre les fonctions végétatives
et les fonctions de relation. Ou bien la vie psychique
un état émotionnel, par exemple, entrave la production du bien-être ; ou bien le milieu dans lequel vit
le malade a causé et entretient l'état morbide ; ou
bien des fonctions organiques imparfaites (on a
récemment parlé d'auto-intoxication), mettent un
obstacle à la réalisation de ce qu'il considère comme
un état d'activité normale. Qu'il accepte les événements qu'il n'a pu empêcher, qu'il se soumette au
repos nécessaire, qu'il abaisse son cerveau au niveau
de sa bête, qu'il soigne celle-ci et ne lui demande pas
un travail qu'elle ne peut donner : il rétablira l'harmonie. En sorte que le problème psychothérapique
se réduit à ôter au neurasthénique le bandeau qu'il
a sur les yeux. Il faut lui faire comprendre qu'il ne

1. Albert Robin. *Les maladies de l'estomac*, 1901, p. 663.

peut vivre que dans son milieu intérieur ; que sa tristesse lui vient du défaut d'adaptation de son être moral à son être physique. Quand il se connaîtra lui-même, il ne doutera plus, il aura confiance, il retrouvera sa sécurité, comme l'homme qui, angoissé d'avoir un bandeau sur les yeux, revoit la lumière : le danger n'est plus ce qu'il s'imaginait, si tant est qu'il existe [1].

Nous avons suivi un malade qui se plaignait d'avoir tous les huit ou dix jours des « idées noires ». A ce moment, il avait le dégoût de la vie, il ressentait de l'inquiétude pour l'avenir, il prenait en grippe des proches ou des amis. Pendant la crise, nous constatâmes une fois du ralentissement du pouls. Cela durait deux ou trois jours au plus ; puis il redevenait gai. Après enquête, nous arrivâmes à cette conclusion que ces « idées noires » coïncidaient avec une période de constipation évidente bien que le malade n'eût cessé d'aller à la garde-robe tous les jours. Quelques conseils d'hygiène vinrent facilement à bout de ce trouble fonctionnel. Quant aux troubles mentaux, ils furent guéris de ce fait que le malade avait compris la relation qui les rattachait à la constipation. Quand ses idées le reprenaient, il n'était plus inquiet, en connaissant la cause ; l'obsession déprimante disparaissait, et il se contentait de se mettre à une demi-diète, régime qui réussissait à merveille. Il s'agissait vraisemblablement ici de troubles réflexes plutôt que de troubles toxiques.

1. M. Bouissaud a admirablement bien tracé les bases du traitement psychothérapique, qui sont : la vérité au malade et la confiance au médecin. *Traité de thérapeutique appliquée* d'Albert Robin.

CONCLUSIONS. — 1. L'angoisse est un symptôme complexe à la fois mental et somatique, conformément à la définition de Littré.

2. Elle peut résulter d'une perturbation quelconque de la vie psychique ou organique. Les conditions d'apparition du phénomène sont la transmission au bulbe de cette perturbation. Quand la cause du symptôme est d'origine organique, le bulbe est intéressé directement u par voie réflexe pneumogastrique.

3. La manifestation du symptôme est souvent un simple malaise indéfinissable ; elle peut être psychique, délirante même, ou somatique : il se localise alors dans un des principaux territoires du nerf trisplanchnique.

4. L'angoisse s'accompagne de troubles bulbaires divers qui fréquemment dominent le tableau clinique.

5. Subjectif par définition, le symptôme comporte donc des troubles objectifs.

6. L'angoisse est larvée, d'apparence trompeuse, quand un autre symptôme que l'angoisse elle-même passe au premier plan.

7. Elle est fruste quand elle se manifeste à l'état d'ébauche.

8. L'angoisse est toujours plus ou moins paroxystique ; pourtant il y a lieu de décrire des états d'angoisse chroniques avec recrudescences. Le syndrome de Cheyne-Stokes cause une sorte d'état de mal d'angoisse.

9. Les causes en sont extrêmement variées ; aussi doit-on chercher très souvent ailleurs qu'à la région

cardio-aortique l'origine de l'angoisse, dont l'angine de poitrine n'est qu'un cas particulier.

10. Le diagnostic a pour objet : 1° de ne pas méconnaître le syndrome sous ses aspects les plus divers ; 2° d'en saisir le point de départ ; 3° de décider s'il s'agit d'une lésion ou d'un trouble fonctionnel.

11. Le pronostic et le traitement découlent du diagnostic.

12. Au point de vue de la séméiologie générale, l'étude de l'angoisse éclaire la pathogénie de symptômes divers, la synthétise et explique la coexistence de troubles disparates en apparence. Elle nous montre comment les troubles organiques retentissent sur le moral du malade et nous indique l'importance des symptômes nerveux en médecine générale[1].

1. L'objet de ce travail a été l'angoisse-symptôme ; il y aurait une étude corollaire à faire de l'angoisse considérée en tant que cause morbide, étude qui aurait pour conclusion la prophylaxie d'un grand nombre de maladies, soit mentales, soit somatiques. L'angoisse arrête ou pervertit instantanément les sécrétions et en particulier les sécrétions digestives ; elle suspend toutes les fonctions y compris la pensée ; elle crée des troubles vaso-moteurs dont l'intensité ou la répétition sont un danger immédiat ou pour l'avenir.

Cette étude a été publiée dans la *Revue de médecine*, 1902, 10 août, p. 701 et 868. Consulter encore : LETULLE, *Troubles fonctionnels du pneumogastrique, Thèse d'agrég.*, 1883 ; ARTHAUD et BUTTE, *Du nerf pneumog., phys. norm. et path.*, Paris, 1892.

# L'ASTHÉNIE

Depuis quelques années seulement, on désigne sous le nom d'asthénie un symptôme particulier d'ordre moteur. L'acception de ce mot était beaucoup plus large autrefois : on faisait de l'asthénie « un défaut de résistance aux influences pathologiques ». Littré entendait par ce terme la « diminution générale ou partielle de l'action organique ».

Actuellement, on applique encore ce nom à un défaut de vitalité s'étendant à tout le système nerveux. Il existe une asthénie psychique : c'est l'impossibilité de prolonger un effort intellectuel (psychasthénie de MM. Raymond et Janet). Mais il y a surtout une asthénie neuro-musculaire ou amyosthénie, et c'est d'elle seule qu'il sera question ici. L'asthénie, dans ce sens précisé, veut dire manque de force : *elle consiste dans l'impossibilité, ou tout au moins dans la difficulté de l'effort musculaire, spécialement de l'effort musculaire prolongé.* Le manque d'énergie dans la contraction musculaire, qui caractérise cet état de faiblesse, ne tient pas à un défaut de volonté, car l'asthénique remédie parfois par la volonté à son manque de force. Et l'on conçoit la possibilité d'une asthénie

non seulement pour la musculature volontaire ou
striée, mais aussi pour les muscles lisses. Quant au
cœur, il est vraisemblablement susceptible d'asthénie : on a décrit d'ailleurs une asthénie cardio-vasculaire (Peter, Rigal)[1]. Toutefois c'est particulièrement le trouble de la motilité volontaire qui fera
l'objet de cette étude.

Disons tout de suite que l'asthénie demande à
être distinguée de la paralysie, de la parésie, de
l'adynamie et surtout de l'atonie ou hypotonie.

La paralysie est l'abolition de la motilité volontaire ou involontaire ; la parésie en est la diminution. Le paralytique, par exemple, ne peut mouvoir
ses jambes ; le parétique pourra les mouvoir, mais
non se tenir debout sans aide ; l'asthénique se
tiendra sur ses jambes, mais ne se maintiendra pas
longtemps en station debout.

L'asthénie n'est qu'un élément de l'adynamie.

Quant à l'atonie ou abolition du tonus musculaire,
elle exprime un état statique des muscles, tandis
que l'asthénie est en rapport avec l'état dynamique.
C'est, comme le dit M. Brissaud, une diminution de
potentiel.

Il n'y a pas nécessairement atonie chez l'asthénique. L'asthénie peut coexister avec la rigidité des
parkinsoniens, véritable hypertonie musculaire. Et,
d'autre part, l'atonie ne semble pas impliquer néces-

1. Arthur William FAIRBANKS a décrit l'insuffisance fonctionnelle du cœur chez l'enfant, surtout chez les fillettes à la
puberté (v. *Presse médicale*, 1908, p. 28, n° 4). RENAUT (de
Lyon) admet une faiblesse musculaire essentielle du cœur
chez l'adulte et le vieillard (*Bull. de thér.*, 1907, p. 517).

sairement l'asthénie, ainsi qu'on le voit par exemple
chez les tabétiques[1].

I

L'asthénie peut être *a priori* généralisée ou localisée. Cette dernière forme est-elle assimilable à la
première ? C'est une question que nous réservons
pour l'instant, nous occupant seulement de *l'asthénie généralisée*, la mieux connue, la plus typique,
la plus indiscutable. A. Deschamps a étendu le sens
que nous attribuons au mot asthénie (*Les maladies
de l'énergie*), divisant son ouvrage en asthénies générales et asthénies locales, parmi lesquelles il range
ce que nous appelons les méiopragies viscérales de
l'asthénique, .celles-ci peuvent être en effet considérées comme des *asthénies sympathiques*.

Tantôt cette asthénie est assez profonde pour
être objectivement appréciable ; la volonté est impuissante à la surmonter ou à la masquer ; elle est
absolue. Tantôt au contraire elle est assez légère
pour rester un symptôme subjectif : elle est alors
relative. L'une est évidente, l'autre se laisse seulement deviner. L'une et l'autre peuvent être passagères ou chroniques.

La prostration des maladies aiguës (fièvre typhoïde) est un exemple d'*asthénie profonde* ou
*objective* (à la fois subjective et objective). C'est
elle qu'on observe dans la péritonite aiguë. On la
retrouve encore dans la maladie d'Addison où elle
atteint progressivement son plus haut degré.

1. Étude publiée dans la *Semaine médicale* du 5 avril 1905.

Dans ces différents cas, l'asthénie offre à peu de chose près le même aspect. L'attitude est nonchalante ; les mouvements sont lents. L'asthénique s'assoit, se couche et s'affale volontiers. Toute contraction musculaire prolongée devient très pénible, d'où l'impossibilité de la station debout. C'est aux membres inférieurs que se révèle d'abord le symptôme. Les muscles du cou sont également insuffisants à soutenir la tête. Le moindre effort provoquant une lassitude infinie, le mouvement répugne aux malades, et ils restent immobiles dans le décubitus horizontal. A cette incapacité motrice se joint souvent la faiblesse de la voix ou l'aphonie complète (voix cassée). Les traits sont effacés, les paupières tombantes ; la physionomie est terne ; les globes oculaires sont enfoncés dans les orbites (œil excavé), par insuffisance du muscle de Müller.

On retrouve dans l'*asthénie légère* ou seulement *subjective* les caractères précédents, bien qu'atténués : par exemple chez les sujets atteints d'infection ou d'intoxication chronique. C'est le même besoin de repos ; c'est la même facilité avec laquelle le malade se fatigue, la même difficulté de la station debout prolongée. La démarche est lente et lourde.

C'est ainsi que les neurasthéniques, gastropathes ou entéritiques ont des crises d'asthénie, pendant lesquelles ils doivent faire tout l'effort dont ils sont capables pour ne pas se laisser choir sur le sol ; ils ont la sensation d'une défaillance toujours imminente. D'autres laissent fréquemment tomber les objets qu'ils tiennent en main. Les femmes deviennent incapables d'élever leurs mains au-dessus de la tête pour se coiffer.

Cette asthénie n'est parfois que relative ; la volonté peut en triompher, du moins par moments. Il est curieux de remarquer que, même dans cette forme légère, on peut observer l'œil cave, la voix cassée.

Il n'y a pas de différence radicale entre ces deux variétés d'asthénie généralisée. Une lassitude constante leur est commune ; c'est leur trait dominant.

A l'asthénie s'associent fréquemment des troubles vasomoteurs. L'asthénie légère coïncide parfois avec l'hypertension artérielle[1], par exemple chez les artérioscléreux. Plus souvent il y a hypotension. L'abaissement de la tension artérielle est surtout marqué dans l'asthénie profonde ; et le collapsus n'est en somme qu'une asthénie extrême avec abaissement énorme de la pression artérielle. Le pouls devient filiforme ; les battements du cœur s'affaiblissent ; et cependant le muscle cardiaque reste suffisant grâce à un phénomène curieux d'adaptation : dans les artères rapetissées la masse sanguine circulante est en effet diminuée. Il semble que par l'intermédiaire du système nerveux le travail du cœur ait été réduit au minimum.

L'asthénie coexiste souvent avec la constipation, l'atonie gastro-intestinale, des ptoses viscérales, un certain relâchement des tissus élastique et conjonctif. Par contre, les ptoses viscérales de la femme ne se compliquent pas toujours d'asthénie. Il n'y a non plus aucune corrélation nécessaire entre l'in-

1. Il y aurait à rechercher si, pendant les crises d'asthénie, l'artérioscléreux ne subit pas une hypotension *relative*.

suffisance des muscles lisses et celles des muscles striés.

Quant aux réflexes, ils sont tantôt exagérés, tantôt diminués ou abolis.

Les fonctions de la vie végétative sont souvent ralenties chez les asthéniques. Il y a surtout dépression génitale. Possible dans l'hyperthermie, l'asthénie suit parfois les variations de l'hypothermie.

A l'état normal, la force musculaire est chose éminemment variable : les athlètes savent qu'il suffit d'un léger excès pour leur faire perdre le bénéfice d'un entraînement de longue date. L'asthénie est également sujette à des variations étendues suivant les individus. Chez les nourrissons débiles, il existe une véritable asthénie congénitale ou faiblesse congénitale : l'insuffisance de leur force apparaît dans la succion, dans le cri, dans la lenteur et la rareté de leurs mouvements, dans la difficulté de la déglutition elle-même (Budin).

Entre le nourrisson débile et le nourrisson bien portant, il y a place pour le nourrisson simplement chétif, qui sera évidemment plus vulnérable vis-à-vis des causes multiples d'asthénie.

## II

Les *conditions étiologiques* de l'asthénie peuvent être groupées de la façon suivante : 1° affections humorales (infections, auto-intoxications, intoxications) ; 2° maladies abdominales ; 3° lésions nerveuses centrales ; 4° névroses et psychoses.

1° Voyons d'abord ce qui concerne les *affections humorales*.

La fièvre, en général, s'accompagne d'asthénie. Parmi les infections aiguës qui déterminent celle-ci, nous citerons la grippe, et, parmi les infections chroniques, la syphilis secondaire, le paludisme chronique et la tuberculose. L'asthénie grippale et post-grippale est à ce point dominante dans le tableau clinique, qu'on peut se demander si cette maladie n'est pas plutôt caractérisée par une sorte de faillite nerveuse de l'organisme, avec envahissement microbien primitif ou secondaire, que par un microbe spécifique qui reste à trouver [1]. La multiplicité des troubles viscéraux de la grippe n'est pas sans rapport avec cette asthénie.

L'importance des troubles viscéraux dans la pathogénie de l'asthénie se retrouve à propos de la syphilis secondaire. M. A. Fournier l'a constatée d'une part chez les nerveux, et, d'autre part, dans les cas « où la vérole retentit d'emblée sur les fonctions splanchniques, affecte d'emblée la forme viscérale... » [2].

L'asthénie prémonitoire de la tuberculose, ou plutôt coïncidant avec la germination des tubercules, soit dans le poumon, soit dans les méninges, etc.,

1. Dans la discussion qui a eu lieu récemment à la Société médicale des hôpitaux de Paris au sujet de la nature de la grippe (Voir *Semaine Médicale*, 1905, p. 103), MM. BARIÉ et LE GENDRE ont relevé l'importance de l'asthénie grippale, bien décrite d'ailleurs dans les articles classiques de M. NETTER et de M. Widal.

2. A. FOURNIER, Traité de la syphilis, t. I. p. 586 et 649. Paris, 1899.

est importante à connaître à cause d'une confusion possible avec la neurasthénie.

Les insuffisances hépatique, rénale, ovarienne et thyroïdienne sont autant de causes de l'asthénie. Dans la cholémie ou l'ictère ce symptôme existe également.

Mais, parmi les auto-intoxications, le diabète est celle où l'asthénie a la plus grande valeur symptomatique. Ici, la perte de la force musculaire ou la lassitude est un phénomène précoce, indicateur. Tel sujet qui, en bonne santé, était capable de soulever des poids énormes ne peut fournir, maintenant qu'il est diabétique, aucun travail musculaire. Dans le diabète pancréatique on observe une incapacité analogue à celle de l'addisonien. Enfin, le collapsus diabétique est une sorte d'asthénie terminale. Peut-être faut-il rattacher à l'asthénie les paralysies diabétiques proprement dites qui, sous forme de paraplégie, de monoplégie ou d'hémiplégie, sont incomplètes, fugaces et variables, accompagnées parfois de démarche chancelante.

Dans les causes humorales rentrent encore les anémies et les dyscrasies (leucocythémie, cancer, etc.), ainsi, sans doute, que la myocardite aiguë dont la cause toxi-infectieuse agirait directement sur les centres nerveux.

Les intoxications alimentaires (botulisme, empoisonnement par les champignons), les intoxications par le sublimé, le tartre stibié, l'intoxication hydatique sont à citer, dans cette catégorie, comme causes d'asthénie et surtout de collapsus.

2° Les *lésions viscérales de l'abdomen* ou les simples *troubles fonctionnels abdominaux* forment, au point de vue de l'asthénie, un groupe des plus importants dans lequel rentre la maladie d'Addison, et, avec elle, les péritonites et entérites aiguës ou chroniques (entérite muco-membraneuse), le choléra, certaines gastropathies, les affections utérines, les affections hépatiques (cancer primitif, lithiase), les affections rénales (néphrites, calculs, néphroptose, infarctus, etc.), l'étranglement herniaire, la torsion du pédicule des kystes de l'ovaire. Ici doit se placer aussi l'orchite ourlienne en tant que cause du collapsus. Citons encore la neuro-fibromatose généralisée intéressant le sympathique abdominal, etc.

Il y a un rapport particulièrement étroit entre l'état du ventre et la force musculaire. Il suffit d'un peu de constipation, d'une diarrhée passagère, d'une simple colique pour « couper les jambes », suivant une expression courante. C'est à une lésion abdominale (péritonite par perforation, par appendicite ou autre) que l'on pensera d'abord en présence du collapsus[1].

Dans cet ordre d'idées, il est connu que l'enfant dyspeptique se plaint à tout propos d'être fatigué. C'est une sensation de grande fatigue qu'il éprouve d'abord en cas d'indigestion, avant le vomissement. De même, quand le nouveau-né commence à marcher, il suffit d'une entérite, non seulement pour retarder les progrès de la marche, mais même pour le rendre momentanément incapable de faire un pas.

1. Il y a des faits contradictoires exceptionnels. On a vu des malades atteints de péritonite par perforation venir à pied à l'hôpital. Chez de tels malades les sensations sont émoussées, comme chez l'alcoolique.

Chez l'adulte à l'état de santé, chacun sait que les fonctions gastriques et intestinales jouent un rôle prépondérant dans l'équilibre de la force musculaire.

L'asthénie du mal de mer est assimilable, dans une certaine mesure, à l'asthénie d'origine abdominale ; il est pourtant plus rationnel de l'attribuer à une action centrale cérébelleuse.

3° Parmi les *maladies organiques des centres nerveux*, ce sont en effet celles du cervelet qui paraissent produire sinon exclusivement, du moins le plus souvent l'asthénie. Celle-ci a été observée dans les hémorragies, dans les ramollissements, dans les tumeurs et dans la sclérose du cervelet. Il s'agit là d'un affaiblissement musculaire bien distingué par les auteurs de la paralysie.

On retrouve ce même symptôme dans l'hérédo-ataxie cérébelleuse[1] et dans la maladie de Friedreich[2], caractérisées toutes deux par la lésion du même système cérébello-médullaire. Elle est parfois un signe prodromique, analogue à l'asthénie prémonitoire de la paralysie générale (G. Ballet).

Charcot signale dès la première période de la sclérose en plaques, qui affecte avec prédilection la région du cervelet et les faisceaux blancs qui y convergent ou en émergent, la diminution de l'énergie musculaire. Il mentionne aussi chez les parkinsoniens « un sentiment de prostration, de fatigue

1. P. LONDE. Maladies familiales du système nerveux : de l'hérédo-ataxie cérébelleuse. (*Thèse de Paris*, 1895.)

2. E. BRISSAUD. Leçons sur les maladies nerveuses faites à la Salpêtrière, 1893-1894 (recueillies par H. MEIGE), p. 56, Paris, 1895.

qui s'accuse surtout après les paroxysmes de tremblement » [1]. Il est curieux de voir ces malades
ne pouvoir rester en place et se fatiguer très vite
dès qu'ils se déplacent. Bourneville a noté que
« l'affaiblissement dynamométrique est plus marqué
dans le côté où prédomine le tremblement » [2]. N'est-ce
pas là de l'hémiasthénie cérébelleuse ? Quoi qu'il
en soit, la coïncidence de l'asthénie avec la rigidité
musculaire de la maladie de Parkinson est à souligner, ainsi que l'importance, dans la même affection, des troubles vasomoteurs avec hypotension
artérielle [3].

Peut-être faut-il joindre aux maladies précédentes
les méningites, la méningo-encéphalite diffuse chronique, la démence précoce [1], les hémorragies mé-
ningées et certains troubles circulatoires encéphaliques, comme il s'en produit dans la syncope et les
crises syncopales de la maladie de Stokes-Adams.

Chez les tabétiques, ni l'ataxie, ni l'hypotonie
musculaire ne paraissent entraîner nécessairement

1. J.-M. CHARCOT. Leçons sur les maladies du système nerveux (recueillies et publiées par Bourneville). T. I, p. 177.
Paris, 1892.

2. J.-M. CHARCOT. (Loc. cit., note de la page 175.)

3. SICARD et GUILLAIN. Hypotension artérielle dans la maladie de Parkinson. (Bull. et Mém. de la Soc. méd. des hôp. de
Paris, séance du 5 mai 1899, et Semaine Médicale, 1899, p. 166).
Sans doute cette hypotension est-elle secondaire à un stade
d'hypertension.

4. L'asthénie de la démence précoce se présente sous forme
de crises d'inertie prémonitoires (Mlle PASCAL, pseudo-neuras-
thénie prodromique de la démence précoce, travail inspiré
par M. SÉRIEUX. Presse médicale, 1907, p. 42, 19 janvier). A
rapprocher de la forme cérébelleuse de la démence précoce :
Soc. de psychiatrie, 1908-1909, KLIPPEL et LHERMITE, etc.

l'asthénie. Celle-ci n'existe que chez quelques-uns ;
elle peut être alors très accentuée, par exemple à
l'occasion de crises viscérales, surtout gastriques,
cause possible de collapsus. C'est à l'asthénie qu'il
faudrait rattacher sans doute les états pseudo-para-
lytiques de M. von Leyden.

Pour en finir avec ce groupe, réservons une place
à la paralysie diphtérique, à laquelle Gubler, non
sans raison, avait donné le nom de paralysie asthénique. Dans la forme légère, elle ne consiste guère
que dans l'asthénie, si bien que la maladresse de la
marche est mise parfois sur le compte de la faiblesse du convalescent[1]. La paralysie du voile n'est
jamais qu'un état de flaccidité. Aux membres, la paralysie n'est pas non plus complète : c'est une sorte de
parésie diffuse, frappant également tous les muscles,
sans atrophie consécutive, et qui ne ressemble ni à
la névrite, ni à la poliomyélite. Aussi M. Remak
rattache-t-il la paralysie diphtérique à l'influence du
sympathique ; il la considère comme déterminée
par une lésion du ganglion cervical supérieur[2].

4° Passant maintenant aux *névroses* et *psychoses*,
nous rappellerons tout d'abord que l'asthénie est
un symptôme important du goitre exophtalmique et
de la chorée de Sydenham.

Dans le goitre exophtalmique, elle ne peut pas ne
pas être due à la perturbation sympathique qui caractérise cette maladie.

1. Ch. AUBERTIN. Contribution à l'étude clinique des paralysies diphtériques. (*Arch. gén. de méd.*, 10 fév. 1903, p. 321).

2. A. TRUMET DE FONTARCE. Pathologie clinique du grand
sympathique : étude basée sur l'anatomie et la physiologie,
p. 80. Paris, 1888.

On est en droit de se demander si une explication analogue ne serait pas valable aussi pour la chorée[1] : l'asthénie se développerait sous l'influence de troubles sympathiques primordiaux. Il semble bien, d'autre part, que la chorée molle soit due à une asthénie particulièrement intense, et celle-ci est alors un symptôme favorable : en effet, le repos forcé auquel elle condamne le malade le met à l'abri des infections secondaires qui donnent lieu à la chorée grave, à la chorée mortelle. A ce sujet, il n'est pas inutile de mentionner que M. Ferrannini[2] fait de la chorée molle non une paralysie, mais une myasthénie.

La migraine, où l'asthénie est fonction de troubles sympathiques abdominaux divers, suffit à réaliser le facies asthénique le plus typique, avec enfoncement du globe oculaire, quelquefois unilatéral.

Il faut distinguer de la neurasthénie les états asthéniques simples, secondaires à une foule de conditions morbides. Dans ceux-ci rentrent l'asthénie de la convalescence, l'asthénie de la croissance, avec ou sans scoliose, l'asthénie liée à l'albuminurie orthostatique ou familiale, etc., etc. Pour qu'il y ait neurasthénie proprement dite, il faut qu'à l'asthénie se joigne l'anxiété, que celle-ci soit ou non la première en date; dès lors, l'asthénie est disproportionnée avec la cause occasionnelle

1. P. LONDE. Les parésies de la chorée et du goitre exophtalmique. (*Bull. et Mém. de la Soc. méd. des hôp. de Paris*, séance du 13 octobre 1899, p. 772, et *Semaine médicale*, 1899, p. 350.)

2. L. FERRANNINI. Corea molle, epilessia corelea et miastenia pseudo-paralitica. (*Riforma med.*, 1er juillet 1903, p. 713.)

qui lui a permis de se développer. Quand la neurasthénie paraît essentielle, il y a défaut d'adaptation de la vie psychique à la vie somatique, ou encore défaut d'adaptation de l'individu au monde extérieur, à son milieu social, à ses occupations. L'asthénie du neurasthénique, purement subjective d'ordinaire (Brissaud), peut s'accentuer au point d'amener un état voisin du collapsus. Elle « présente, dans un bon nombre de cas, cette particularité curieuse, qu'elle semble se localiser à certains groupes musculaires, ou du moins ne se manifester qu'à l'occasion d'un certain nombre de mouvements »… La « localisation de l'amyosthénie aux membres inférieurs est surtout commune dans la neurasthénie féminine ». (G. Ballet.)

L'asthénie fait partie du syndrome somatique de la mélancolie, syndrome qui comprend des troubles vasomoteurs et nutritifs. De même que chez le neurasthénique l'asthénie peut engendrer l'anxiété, de même chez le mélancolique elle est peut-être l'occasion d'idées de ruine, d'indignité, de culpabilité. Dans les deux cas, asthénie intellectuelle et asthénie neuro-musculaire coexistent : l'aboulie et l'asthénie vont de pair. Dans la manie, au contraire, la force musculaire est augmentée, et il y a, à la fois, suractivité de l'esprit et de certaines fonctions organiques.

L'étude des rapports de la folie avec les troubles viscéraux, effets ou causes de l'asthénie, nous entraînerait trop loin. Il nous suffira de souligner l'influence que l'état mental peut exercer sur la puissance musculaire d'un sujet normal ou malade, et réciproquement. Cette influence est parallèle à l'ac-

tivité des fonctions viscérales abdominales. Une
bonne digestion relève à la fois le courage et la
force. Une émotion déprimante exerce une action
contraire sur les fonctions gastriques et musculaires. L'inertie physique à son tour entrave le travail intellectuel en même temps que le travail de la
digestion.

Le cerveau subit lui aussi l'influence du grand
sympathique; ainsi s'explique l'accentuation de la
paralysie chez un hémiplégique à propos d'une maladie intercurrente comme la grippe.


# III

L'étude des causes de l'asthénie montre qu'il
s'agit là d'un symptôme dont les origines sont multiples. Une lésion quelconque en apparence, ou
même un trouble fonctionnel léger et localisé, suffit
à diminuer l'énergie musculaire. Pourtant il est remarquable de voir que les maladies du cerveau
proprement dit, de la moelle et des nerfs périphériques ne s'accompagnent qu'accidentellement d'asthénie. Il en est de même pour les atrophies musculaires, exception faite de la myopathie, où il est
possible que l'asthénie précède les altérations musculaires ; en tout cas, ce signe rentre surtout dans
le syndrome cérébelleux. D'autre part, les maladies
du thorax ne produisent l'asthénie qu'accessoire-
ment, suivant qu'elles retentissent plus ou moins
sur l'état général. C'est donc dans les maladies générales et abdominales qu'on relève le plus souvent
ce symptôme.

En résumé, l'asthénie est quelquefois un signe d'origine cérébelleuse et beaucoup plus souvent d'origine viscérale et abdominale, ou sympathique. C'est le sympathique qu'on est en droit d'incriminer dans les cas les plus divers : péritonite, maladie d'Addison, grippe, diabète, entérite muco-membraneuse, goitre exophtalmique, mélancolie, etc.

L'association fréquente, avec l'asthénie, de troubles vaso-moteurs ou sécrétoires est la preuve de cette intervention du sympathique.

Au début de la sclérodermie, où le sympathique est évidemment affecté, M. Grasset a signalé une asthénie notable[1].

L'asthénie apparaît en somme comme fonction morbide du grand sympathique, de même que l'angoisse semble fonction des centres bulbaires du pneumogastrique sensitif.

L'*expérimentation* ne contredit pas les données de la clinique. Brown-Séquard a, le premier, réalisé expérimentalement l'asthénie chez des cobayes décapsulés : il observa un affaiblissement musculaire plus intense qu'après tout autre intervention opératoire. M. Langlois a vu cet affaiblissement, plus marqué d'abord aux membres postérieurs, gagner les membres antérieurs, puis s'étendre aux muscles respiratoires.

On admet aujourd'hui que l'asthénie addisonienne est due à l'insuffisance capsulaire. Cette théorie glandulaire, à laquelle manque l'appui de l'argument thérapeutique, n'est en tout cas applicable

1. GRASSET. Sclérodermie et asphyxie locale des extrémités. (*Arch. gén. de méd.*, 13 déc. 1904, p. 3164.)

qu'à un cas particulier de l'asthénie. L'insuffisance surrénale ne paraît pas intervenir chez tous les asthéniques. Là même où elle est en cause, elle semble parfois secondaire à un trouble d'innervation.

Les phénomènes de dépression motrice générale du collapsus, dit M. François-Franck, reconnaissent pour cause première l'influence inhibitoire d'une irritation excessive portant sur le système sensible organique [1].

Enfin, récemment, M. Laignel-Lavastine signale l'abattement parmi les symptômes du syndrome solaire de paralysie [2].

Quant à l'asthénie produite par l'ablation du cervelet, on discute encore sur sa valeur pathogénique. Résulte-t-elle de la sensation d'insécurité que donne au « cérébelleux » le manque d'équilibre ? Est-elle, au contraire, un effet direct du déficit cérébelleux ? M. A. Thomas [3] admet la première hypothèse, M. Luciani défend la seconde. Sans vouloir faire, comme ce dernier, de l'asthénie la clé de l'ataxie cérébelleuse, nous croirions volontiers qu'elle n'est pas purement secondaire. D'après M. Thomas lui-même, l'équilibre est plus profondément troublé après la destruction d'une moitié du cervelet qu'après la destruction totale de cet organe ; or, de

1. FRANÇOIS-FRANCK. Article « Grand sympathique » in « Dictionnaire encyclopédique des sciences médicales » de Dechambre et Lereboullet.

2. M. LAIGNEL-LAVASTINE. Recherche sur le plexus solaire. (*Thèse de Paris*, 1903.)

3. A. THOMAS. Le cervelet ; étude anatomique, clinique et physiologique. (*Thèse de Paris*, 1897.)

l'aveu du même auteur, la destruction totale cause
une asthénie plus prononcée et plus persistante.
L'asthénie résulterait pour M. Thomas de la fatigue
imposée aux muscles par le défaut d'équilibre; elle
serait plus marquée dans la destruction bilatérale,
parce que la suppléance serait alors plus lente à
s'établir que dans la destruction unilatérale.

On pourrait renverser cette proposition et dire :
l'animal n'est plus capable de maintenir l'équilibre
quand il manque de la force emmagasinée, à l'état
normal, dans le cervelet.

## IV

Quelle que soit sa cause, l'asthénie cérébelleuse
est indéniable. Elle précède même parfois la titubation ; mais c'est un symptôme de second plan,
n'ayant pas l'importance de celle-ci. De même que
le cérébelleux est, dans une certaine mesure, asthénique, de même l'asthénique, tel que le convalescent est capable de titubation. Chez l'asthénique
comme chez le cérébelleux, c'est la station debout
qui est l'attitude la plus pénible ; elle nécessite, en
effet, une dépense permanente de forces. Chez les
cobayes décapsulés, comme chez le chien privé de
cervelet, ce sont les membres postérieurs qui sont
le plus affaiblis.

Existe-t-il donc *entre le cervelet et le sympathique
des relations anatomiques* expliquant leur conni-
vence physiologique et pathologique? On peut répondre à cette question par l'affirmative.

En effet, le faisceau cérébelleux direct, en rapport
avec l'écorce cérébelleuse, prend son origine dans

la colonne de Clarke. Or, la colonne de Clarke serait
une station terminale pour des fibres nerveuses de
vie végétative. « Deux semaines après l'extirpation
des troisième, quatrième et cinquième ganglions
lombaires sympathiques, nous avons observé, disent
MM. Onuf et Collins [1], des dégénérations à la fois
dans les cellules de la colonne de Clarke et dans
les fibres qui la gagnent par les racines postérieures. » D'autre part, le faisceau cérébelleux des-
cendant venu du corps dentelé serait en connexion
avec la base de la corne antérieure qui contiendrait
des cellules sympathiques [2].

C'est une notion courante que les ganglions du
sympathique sont des centres à la fois toniques et
inhibitoires pour les appareils contractiles organiques. Le cervelet serait un centre tonique ou
sthénique en rapport avec les premiers, et soumis
dans une certaine mesure à leur influence. Le sympathique exercerait donc une action tonique sur le
cervelet, et parfois aussi une action inhibitoire [3]. Le
tonus dont dispose le cervelet serait élaboré dans le
fonctionnement normal de la vie végétative. C'est

1. O. B. Onuf et J. Collins. Experimental researches on
the localization of the sympathetic nerve in the spinal cord
and brain, and contribution to its physiology. (*Journ. of Nervous and Mental Disease*, sept. 1898.)

2. Laignel-Lavastine. La topographie fonctionnelle du sympathique, en particulier du système solaire. (*Arch. gén. de
méd.*, 29 sept. 1903. p. 2446.)

3. Le cervelet exerce à son tour une action inhibitoire sur
les réflexes. C'est ainsi, du moins, qu'on explique l'exagération des réflexes tendineux après destruction du cervelet.
Enfin le cerveau exerce une action analogue sur le cervelet ;
exemple: l'asthénie et la titubation de l'émotion, l'asthénie par
surmenage mental ou découragement.

dans les impressions qui lui viendraient des nerfs sympathiques qu'il puiserait l'influx nerveux à répartir ensuite, suivant les excitations venues du dehors, dans les manifestations de la vie de relation. On conçoit que le centre de l'équilibre soit en même temps un centre tonique ou sthénique : pour coordonner les contractions musculaires, nécessaires au maintien de l'équilibre, il faut dépenser une force bien supérieure à celle que nécessite une simple contraction musculaire isolée.

L'asthénie de la chorée et du goitre exophtalmique, que nous avons attribuée à un trouble de la fonction cérébelleuse, s'explique ainsi très simplement par l'intervention du sympathique qu'il resterait cependant à préciser, notamment dans la chorée [1].

La dénomination de centre tonique affectée au cervelet ne doit toutefois pas favoriser une confusion entre l'asthénie et l'atonie. Si, en effet, comme nous l'avons précédemment montré, au point de vue clinique l'asthénie est différente de l'atonie, elle ne l'est pas moins au point de vue physiologique.

L'atonie ou abolition du tonus musculaire est reproduite expérimentalement par la section des racines postérieures ; le résultat de cette section est un état paralytique. C'est dans le tabes qu'on trouve l'exemple clinique le plus typique d'atonie, atonie qui est caractérisée par la flaccidité du muscle et par les attitudes anormales qu'elle entraîne. Il nous

1. P. LONDE. Sur les troubles moteurs du goitre exophtalmique (théorie de l'hypotonie). (*Soc. de neurol. de Paris*, séance du 9 nov. 1899, *in Rev. neurol.*, 15 nov. 1899, p. 788.)

aura suffi de montrer que l'asthénie existe indépen-
damment de l'atonie, sans vouloir établir entre l'une
et l'autre une ligne de démarcation impossible à
tracer actuellement. Peut-être pourrait-on dire que
l'atonie résulte de la suspension de l'action tonique
du sympathique sur la moelle, tandis que l'asthénie
résulte de la suspension de la même action sur le
cervelet.

Le terme hypotonie prête à confusion, et l'hypotonie, qu'on a décrite dans les affections cérébel-
leuses et le vertige labyrinthique [1], est sans doute
équivalente à l'asthénie telle que nous l'entendons
ici.

En résumé, entre l'atonie et l'asthénie il y a autre
chose qu'une différence de degré, bien qu'il s'agisse
de phénomènes du même ordre, tous deux caractérisés par l'insuffisance de la contractilité musculaire, soit à l'état statique (atonie), soit à l'état dynamique (asthénie) [2].


# V


Dans cet exposé, il n'a été question que d'asthénie

1. J. DÉJERINE. Article « Séméiologie du système nerveux »
*in* « Traité de pathologie générale » de Ch. BOUCHARD. T. V,
p. 753. Paris, 1900.
On peut très bien admettre d'ailleurs que le cervelet comme
le cerveau (BABINSKI) exerce une action sur le tonus musculaire, mais elle n'est pas comparable à celle du grand sympathique dont le rôle important ne paraît pas avoir été mis en
valeur.
2. Signalons à ce propos que M. H. OPPENHEIM, qui a écrit
une monographie de la paralysie myasthénique (*Monatssch.
f. Psychiatrie u. Neurol.*, sept. 1900, p. 232), distingue la myasthénie de la myotonie.

généralisée. Or, l'asthénie peut être prédominante
ou même localisée en un point, par exemple dans
la dysphonie nerveuse chronique [1], dans l'asthéno-
pie accommodative des hypermétropes ou des neurasthéniques ; peut-être l'incontinence nocturne
d'urine des enfants n'est-elle elle-même qu'une variété d'asthénie localisée.

Il est surtout une affection essentiellement caractérisée par une asthénie plus ou moins localisée :
c'est l'*asthénie bulbo-spinale* [2], ou paralysie bulbaire
asthénique, ou encore syndrome d'Erb. Elle a pour
double caractère l'asthénie avec épuisement musculaire rapide et la localisation bulbaire initiale. Dé-
butant dans le releveur des paupières, les muscles
de la face, les extenseurs de la tête, la langue, les
masticateurs, le larynx, le pharynx, elle a tendance
à se généraliser, notamment à la racine des membres. Sa distribution et son intensité sont éminemment variables, mobiles et paroxystiques. Parfois
curable, ou bien lente et progressive, elle est sujette
à rémissions. La mort par syncope ou suffocation
est possible. On ne trouve pas les lésions habituelles
de la polioencéphalite.

Comment nier les rapports qui existent entre
cette asthénie localisée et l'asthénie généralisée ? Le
diagnostic entre elles peut être délicat au début. Ce
qui particularise et aggrave l'asthénie bulbo-spinale,
c'est qu'elle intéresse les centres nerveux les plus
importants. De même que l'asthénie généralisée, on

1. E. Brissaud. De la dysphonie nerveuse chronique. (*Arch.
de laryngol. et de rhinol.*, 1890, III, p. 1-16.)
2. F. Raymond. *Clinique des maladies du système nerveux*
(hospice de la Salpêtrière, année 1898-1899). 5e série. Paris, 1901.

l'a vue se déclarer après une infection, à la faveur
d'une intoxication ou d'une auto-intoxication — le
diabète dans un cas de MM. Hingston et Stoddart [1],
— d'une lésion du thymus ou même d'une émotion.
Il semble qu'il y ait tous les intermédiaires entre
l'asthénie bulbaire et l'asthénie banale. Le terme de
myasthénie, appliqué à l'une et à l'autre, montre la
difficulté que l'on éprouve à établir à ce sujet des
groupements d'observations nettement définis.

Deux faits récents, entre autres, signalent l'association de l'asthénie généralisée et de l'asthénie
bulbo-spinale; ce sont ceux de MM. Brissaud et
Bauer [2], de MM. Launois, Klippel et Villaret .

En dehors du goitre exophtalmique, trouve-t-on à
l'origine de l'asthénie bulbaire, comme à l'origine
de l'asthénie généralisée, des troubles sympathiques? Plusieurs observations éveillent l'idée d'une
relation de ce genre, notamment celle de M. J. de
Léon [4], concernant un cas d'hémicranie avec troubles gastriques, et celle de M. Diller [5] relative à la
concomitance de troubles vasomoteurs.

1. C. A. Hingston et W. H. B. Stoddart. A case of acute
myasthenia gravis. (*Lancet*, 16 mars 1902, p. 737.)

2. Brissaud et Bauer. Syndrome de Basedow compliqué
d'une paralysie bulbo-spinale asthénique. (*Soc. de neurol. de
Paris*, séance du 1er déc. 1904, *in Rev. neurol.*, 30 déc. 1904,
p. 1224.)

3. Launois, Klippel et Villaret. Myasthénie bulbo-spinale.
(*Soc. de neurol. de Paris*, séance du 2 fév. 1905, *in Rev. neurol.*, 28 fév. 1905, p. 239.)

4. J. de León  Contribución al estudio de la paralisis mias-
ténica. (*Rev. m   . del Uruguay*, juin 1904.) — Contribution à
l'étude de la pa alysie myasténique. (*Nouv. Iconogr. de la Salpêtrière*, juillet-août 1904.)

5. Th. Diller. A case of myasthenia gravis complicated by

Quoi qu'il en soit, l'asthénie localisée du syndrome d'Erb aboutit, par épuisement musculaire, à un état paralytique, à rapprocher des paralysies variables du diabète, de la chorée, du goitre exoph·talmique et même de la paralysie diphtérique ; la conservation habituelle de quelques mouvements caractérise ces paralysies asthéniques. Le vertige paralysant ou maladie de Gerlier, qui sévit sous forme épidémique au Japon, est à signaler ici à cause de son analogie avec le syndrome d'Erb. Il n'est pas enfin jusqu'à la respiration de Cheyne-Stokes qui ne puisse être considérée comme une variété très spéciale d'asthénie localisée [1].

Le mécanisme des paralysies asthéniques est encore inconnu. Il semble qu'il existe une série d'états intermédiaires entre l'asthénie simple et la paralysie absolue. Admettons donc que le même neurone moteur périphérique, ou plutôt son territoire vasculaire, est intéressé dans les deux cas. Mais, tandis que dans l'asthénie il y aurait simple trouble fonctionnel par contre-coup d'une lésion ou même d'une simple perturbation à distance, dans la paralysie il y aurait lésion (abstraction faite des paralysies pithiatiques ou hystériques). On sait du reste que du trouble fonctionnel à la lésion il n'y a qu'un pas.

angioneurotic œdema (*Journ. of Nervous and Mental Disease*, avril 1903, p. 210.)

1. P. LONDE. Urémie lente à forme bulbaire, avec crises d'angoisse, respiration de Cheyne-Stokes et hémorragies intestinales (*Bull. et Mém. de la Soc. méd. des hôp. de Paris*, séance du 5 juillet 1901, p. 818, et *Semaine Médicale*, 1901, p. 228.)

# VI

Nous avons à dessein laissé de côté l'étude du *tonus musculaire*[1] lui-même, étude entreprise par MM. Debove, Brissaud, Boudet, etc., continuée par Jolly avec la réaction myasthénique du syndrome d'Erb, et tout récemment reprise par MM. Constensoux et Zimmern qui ont remarqué que le nombre des excitations nécessaires pour la tétanisation d'un muscle varie avec l'état du tonus de ce muscle, ce nombre augmentant quand le tonus diminue et diminuant quand le tonus augmente[2]. Dans la réaction myasthénique, la tétanisation elle-même ne produit plus son effet habituel, en ce sens qu'elle ne peut être prolongée sans intervalles de repos. Cette réaction a été rencontrée ailleurs que dans l'asthénie bulbo-spinale où elle est inconstante.

Les physiologistes ont étudié l'épuisement musculaire à l'aide de l'*ergographe*. L'ergométrie a pour but de mesurer cet épuisement[3].

Suivant cette méthode, MM. G. Ballet et J. Philippe ont entrepris l'étude comparative de la fatigue chez l'homme sain, le neurasthénique, le myopathique et dans l'atrophie musculaire névritique[4].

1. Voir à ce sujet :

CROCQ. Physiologie et pathologie du tonus musculaire, des réflexes et de la contracture. (*Comptes rendus du onzième Congrès français des médecins aliénistes et neurologistes*, Limoges, 1901, et *Semaine Médicale*, 1901, p. 258-260.)

2. G. CONSTENSOUX et A. ZIMMERN. Sur la mesure du tonus musculaire. (*Rev. neurol.*, 15 sept. 1903, p. 881.)

3. A. BROCA. Article « Ergométrie », *in* « Dictionnaire de physiologie » de Ch. RICHET.

4. G. BALLET et J. PHILIPPE. De la fatigue chez l'homme sain,

Ces auteurs opéraient de la façon suivante : après avoir fait travailler l'index jusqu'à la fatigue complète, les contractions étaient espacées de dix secondes en dix secondes. Or, chez le neurasthénique le muscle ne récupère que peu ou pas sa puissance d'action, tandis que chez le myopathique ou l'atrophique le relèvement de la courbe est rapide et soutenu comme chez l'homme sain. MM. Ballet et Philippe en concluent que la fatigue chez le neurasthénique a son origine dans le système nerveux central et non dans le muscle.

M. Langlois avait démontré aussi à l'aide de l'ergographe la réalité de l'asthénie de l'addisonien [1].

Ces procédés d'étude ne seront pas d'une grande utilité dans le *diagnostic* de l'asthénie. Celle-ci, étant un symptôme fréquemment initial, et même précoce, la difficulté, en clinique, consistera bien plus à reconnaître le motif de l'asthénie qu'à dépister celle-ci. Il n'est pas inutile de dire qu'un symptôme nerveux tel que l'asthénie, bien loin de dispenser de l'examen viscéral, doit y engager.

En ce qui concerne le *pronostic*, il est impossible de poser une règle générale. Dans les fièvres, l'asthénie indique la gravité de l'atteinte, au même titre, ni plus ni moins, que l'agitation, d'où le nom de fièvre ataxo-adynamique. A tout prendre, d'ailleurs un malade tranquille se trouve dans de meil-

le neurasthénique, le myopathique et dans l'atrophie musculaire névritique. (*Comptes rendus du treizième Congrès français des médecins aliénistes et neurologistes*, Bruxelles, 1903; et *Semaine Médicale*, 1903, p. 266.)

1. P. LANGLOIS. Article « Maladie d'Addison » *in* « Dictionnaire de physiologie » de Ch. RICHET.

leures conditions qu'un malade agité, qui dépense
inutilement ses forces. L'asthénie, en elle-même,
n'est donc pas fâcheuse, quand elle n'est que le
recueillement d'un organisme qui se défend ou se
prépare à lutter contre l'attaque morbide. Qu'il
s'agisse d'un choréique, d'un addisonien, d'une
chlorotique, d'un fiévreux, d'un malade atteint de
péritonite par perforation, d'albuminurie orthostatique ou de diabète — pour prendre des exemples
très divers, — le repos auquel le sujet est con-
damné par l'asthénie est pour lui une bonne chose.

L'asthénie est par conséquent un symptôme qu'il
faut savoir respecter, au moins au début, le *traitement* consistant avant tout à seconder la nature.
Dans une maladie quelconque, il est de règle de
s'assurer d'abord de l'état des fonctions abdominales ; cette loi trouve son application ici, puisque
c'est dans un trouble du sympathique abdominal
que réside la cause la plus fréquente d'asthénie.
« Aussi doit-on éviter avec soin tous les moyens
thérapeutiques qui pourraient fatiguer le tube gastro-intestinal »[1]. Ce n'est qu'en second lieu que le
médecin est autorisé à faire usage des toniques.
Quant aux stimulants, ils ne sont vraiment indiqués
que dans les cas d'asthénie extrême aiguë.

[1]. D.O. Phas, Dufeillay. Etude sur la mort subite dans
l'enfance, *Thèse de Paris*, 1861. Cette thèse renferme un intéressant chapitre sur l'asthénie.

# L'ASTHÉNIE CONSTITUTIONNELLE

L'asthénie, *insuffisance motrice* caractérisée par l'impossibilité ou la difficulté de l'effort musculaire prolongé, est un symptôme que l'on retrouve au début, au cours et au déclin de divers états morbides. Il semble que cette asthénie prémonitoire, symptomatique ou secondaire, soit attribuable à un trouble du système nerveux *cérébello-sympathique;* elle est à coup sûr plus fréquente dans les maladies abdominales, ou certaines affections nerveuses ou générales.

*L'asthénie constitutionnelle.* — En dehors de cette asthénie symptomatique, si l'on veut accidentelle, il reste à étudier l'asthénie primitive ou pour mieux dire, *constitutionnelle*, dont on retrouve les manifestations aux divers âges d'un même sujet, et dont la cause serait une *débilité congénitale* du même système cérébello-sympathique.

Considérons donc ce que sera l'existence d'un *asthénique originel* schématique, réunissant les caractères épars chez plusieurs individus du même groupe. Représentons-nous son développement, son évolution, ses réactions viscérales et nerveuses ; nous verrons ce qui le distingue du neurasthénique, et chercherons à déterminer quelques-uns des principes qu'il doit observer, pour passer à égale distance des deux écueils qui le guettent, à savoir la tare mentale (psychonévrose) et la tare organique (lésions viscérales).

### RÉACTIONS VISCÉRALES

#### 1° *Chez le nouveau-né.*

L'*asthénie constitutionnelle* existe dès la naissance dans la débilité congénitale. La difficulté de l'effort musculaire, et particulièrement de l'effort musculaire prolongé ou répété, qui caractérise l'asthénie, s'y révèle dans le cri, dans la succion, dans la déglutition, dans la généralité des mouvements qui sont rares et lents. Le cri est faible ; les mouvements de succion sont peu énergiques et s'épuisent vite : l'enfant est obligé de s'y reprendre à plusieurs fois pour téter.

L'asthénie constitutionnelle qui, dès la première enfance, intéresse toute la musculature du corps entrave particulièrement le fonctionnement du tube digestif. L'estomac se vide lentement : la constipation est fréquente par simple paresse intestinale. Si l'on veut conserver leur intégrité à ces organes frêles, il faut se bien garder de forcer leur capacité fonctionnelle.

On doit ne demander à leurs muscles lisses que le travail qu'ils peuvent fournir. Dans ces conditions l'élevage au biberon est toujours pénible, même chez des enfants dont le poids n'est pas insuffisant, c'est-à-dire chez ceux qui, simplement asthéniques, ne peuvent être rangés parmi les débiles proprement dits.

Pour que ces organismes délicats s'adaptent à la vie, on aura soin de leur fournir une alimentation réglée pour eux [1]. Leur dyspepsie n'est que la conséquence de leur asthénie ; ce n'est que plus tard que les troubles gastro-intestinaux, s'ils apparaissent, augmentent la faiblesse.

N'offrant que peu de résistance aux agents extérieurs, au froid et aux infections, l'asthénique, comme le débile, est aussi plus exposé à la toxi-infection digestive [2]. Il n'a qu'une petite vie ; sa machine motrice n'est faite que pour un petit travail. Tel il est dès son entrée dans le monde, tel il restera : un asthénique.

Sa nutrition (avec une tendance à l'hypothermie et à la lenteur des échanges) son développement, sa motilité, dans la vie de relation comme dans la vie organique, garderont toujours la marque de cette infériorité originelle. Ses réactions nerveuses et intellectuelles, comme ses réactions viscérales, seront, durant toute son existence, subordonnées à cette asthénie primordiale. Il sera particulièrement prédisposé à subir l'influence de toutes les causes accidentelles possibles d'asthénie, causes physiques et causes morales.

Chaque crise de développement, depuis les crises de dentition jusqu'aux crises de la puberté et de la ménopause, produira sur l'organisme asthénique

1. P. LONDE. Principes d'élevage au biberon, *Presse médicale*, 1907, nos 15 et 24.

2. C'est en somme la diathèse d'auto-infection du professeur GILBERT.

une dépression qui le prédispose aux accidents
multiples de ces époques critiques.

L'évolution de la dentition est tardive; et l'on voit
l'éruption des premières dents s'accompagner de
faiblesse des jambes : l'enfant qui se tenait bien
raide se laisse fléchir, même en dehors de troubles
gastro-intestinaux apparents.

L'asthénique ne commence à marcher que dans
le courant de la seconde année. Si l'on tient compte
de la lenteur du développement du sujet, si l'on
proportionne la ration alimentaire à sa fragilité, il
pourra poursuivre une croissance retardée, mais
normale pour lui. Si au contraire, d'une façon inopportune, on veut forcer sa nature, sous prétexte de
le faire croître à l'instar des enfants robustes, on
l'expose aux pires accidents, surtout aux maladies
graves des voies digestives et respiratoires, et
même du système nerveux.

### 2° *Chez l'enfant et l'adolescent.*

Telle se présente encore l'asthénie de l'adolescence avec ses diverses manifestations : musculaires
(amyosthénie), digestives (dyspepsie sensitivo-mo-
trice), rénales (albuminurie familiale, orthostatique
ou cyclique), hépatiques (cholémie familiale), cérébrales (apathie, paresse), cardiaques (dilatation passagère), toutes insuffisances fonctionnelles qui résultent de la déviation de l'énergie vitale vers l'effort
de croissance, insuffisances dont le vrai traitement
est le repos fonctionnel et total, quelles que soient
leurs localisations, et qui guérissent facilement, s'il
n'existait pas auparavant une lésion méconnue
comme le rétrécissement mitral ou la néphrite.

Si l'asthénique n'est pas surveillé pendant l'adolescence, comme pendant l'enfance, si les troubles fonctionnels précédents passent inaperçus, ils peuvent fort bien s'aggraver au point de créer des lésions plus ou moins irrémédiables.

On peut imaginer que l'asthénie engendre la chorée, la scoliose, l'incontinence d'urine, toutes affections caractérisées par une insuffisance musculaire; de même de la dyspepsie par insuffisance motrice dérive la gastrite et l'entérite ; de l'albuminurie passagère (premier degré de l'atteinte du rein), la néphrite œdémateuse épithéliale; de même l'asthénie générale peut entraîner la psychasthénie, puis les tics ; et il suffit de la plus légère poussée d'un rhumatisme fruste pour faire d'une dilatation cardiaque (asthénie vasomotrice), une endocardite ou une endo-péricardie.

### 3° *Chez la femme.*

Chez la *femme* pendant toute la période d'activité génitale, l'asthénie originelle apparaît soit au moment des règles, soit pendant la grossesse, soit à la ménopause, donnant lieu à des troubles divers nécessitant un repos réparateur. La médication opothérapique (ovarienne, thyroïdienne, etc.) peut réussir dans certains cas parce que, chez l'asthénique, il y a souvent diminution des fonctions antitoxiques ; mais cette médication n'est que palliative. Il faut savoir reconnaître derrière la dysménorrhée l'asthénie, qui est le lien pathogénique entre divers troubles présentés par la malade, atteinte en même temps, parfois, d'une insuffisance relative du rein ou du foie. Les douleurs ou les migraines men-

struelles, l'entéronévrose et l'entérite mucomembraneuse, les vomissements de la grossesse, etc., sont
des accidents propres à certains organismes, dont
la vitalité, inférieure à la moyenne, n'est capable
que d'un petit travail. Toute crise physiologique,
qui nécessite une dépense d'énergie, détourne à son
profit des forces qu'ils ne pourront dépenser ailleurs.
Les ptoses viscérales appartiennent surtout aux
asthéniques, névropathes ou non.

Malgré sa fragilité, l'asthénique peut maintenir
l'intégrité de ses organes pour peu que sa sensibilité organique soit développée, et que la conscience,
instinctive si je puis dire, de son infériorité lui inspire un certain pessimisme et le défende contre le
surmenage. L'asthénique est un faible, mais un
faible qui se sent ; la conscience de son état lui
donne la supériorité de l'homme qui sait sur celui
qui ne sait pas. Le candidat à la phtisie, par exemple,
forme par son euphorie un contraste frappant avec
l'asthénique.

### 4° Chez l'adulte.

Si, pourtant, entraîné par la lutte pour l'existence
ou par une vie cérébrale trop intense, un tel sujet
néglige son système nerveux organique au profit de
ses centres nerveux supérieurs, s'il dépasse sa
mesure, s'il se surmène, il est particulièrement
exposé à toutes les maladies non spécifiques, intoxications, auto-intoxications et infections. L'abus des
boissons alcooliques n'a pas seulement pour cause
l'imitation, le mauvais exemple et le désœuvre-
ment ; trop souvent l'asthénique y est entraîné,
parce qu'il y trouve, pendant un temps, un surcroît

de forces factices. Il en est de même de l'abus du
café, de l'usage de certaines préparations pharma-
ceutiques, soi-disant toniques, aux retentissants
succès. En masquant l'asthénie et en permettant
la continuité du surmenage, l'habitude du stimulant
aggrave l'état d'imminence morbide et prépare des
lésions irrémédiables.

Suivant les conditions de l'existence et la prédisposition, les effets de l'asthénie constitutionnelle se
font sentir plus particulièrement sur tel ou tel
organe au bout d'un certain temps : celui-ci deviendra cholémique, celui-là hypothyroïdien, un autre
bronchitique, etc.

Parmi les maladies qui résultent d'une simple
auto-intoxication devenue chronique, la néphrite
chronique est la plus typique : les troubles de
nutrition qui la caractérisent progressent insensi-
blement, jusqu'au jour où éclate l'urémie. Il en est
de même de l'artérite chronique, surtout de l'athérome cérébral. A l'origine de toutes les maladies
chroniques on retrouvera toujours la notion d'un
surmenage nerveux ou viscéral, relatif ou absolu.
Les hommes d'une même condition n'étant pas
égaux devant la nature, alors que les difficultés de
la vie sont les mêmes pour tous, le débile organique
qui dépasse ses forces, — quelquefois en s'impo-
sant lui-même une tâche trop pénible pour ses
moyens, — s'achemine nécessairement vers l'état
morbide. Mais il ne faut pas confondre l'asthénie
avec la prédisposition à telle ou telle maladie.

*Autres réactions viscérales.* — Chez certains
asthéniques constitutionnels on observe un retour
*périodique* d'accidents toujours les mêmes, équi-

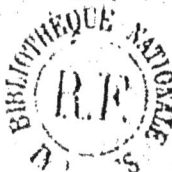

valents à un embarras gastrique, à une grippe, à une
migraine, à une crise de bradycardie ou d'urémie
fruste. Réserve faite des variantes, on assiste à un
arrêt des fonctions digestives accompagné de constipation et d'anorexie avec ou sans vomissements,
avec ou sans coryza ; il y a parfois oligurie succédant à une polyurie prémonitoire ; le malade est
anxieux ou déprimé. Il semble que ce syndrome
variable, qui commence par l'un quelconque de ces
symptômes, se rencontre plutôt chez l'arthritique,
et imprime à la vie le rythme de la migraine. Chez
l'enfant, l'embarras gastrique domine ; chez l'adolescent, c'est la migraine, plus tard c'est la grippe ;
dans la vieillesse les troubles rénaux et cardiaques
sont les plus saillants ; ces troubles sont toujours le
résultat d'un surmenage digestif ou nerveux. Chez
la femme réglée la menstruation amène le retour
mensuel d'accidents semblables.

De là découle l'irrégularité de la vie de ces sujets ;
c'est une suite de hauts et de bas, de périodes d'activité et de dépression, se succédant suivant l'état
somatique. Aussi passent-ils souvent pour être plus
névropathes qu'ils ne le sont en réalité. Leurs
caprices apparents s'expliquent par un trouble fonctionnel organique. Ayant tendance à dépasser leurs
forces quand ils se sentent bien, ils restent au-dessous d'eux-mêmes dès qu'ils sont à bout. G. Deny
a décrit sous le nom de cyclothymie un syndrome
mental qui n'est que l'amplification de ce rythme
de la vie de l'asthénique [1].

La sensation de fatigue qu'éprouve si facilement

1. G. DENY. *Semaine médicale*, 1908, p. 169, 8 avril.

l'asthénique, au moindre excès, au moindre trouble
fonctionnel, le pro⟨⟩ ge contre un bon nombre de
maladies. Il ébauche souvent une affection locale
ou générale qui avorte; il ne franchit pas la période
d'imminence morbide ; les troubles gastro-intestinaux, qu'il éprouve alors, l'abattent, l'empêchent
d'aller plus loin. L'asthénique passe ainsi sa vie à
conserver précieusement, même sans être neurasthénique, le peu qu'il a de santé (ou plutôt de force)
contrairement à l'homme robuste qui trop souvent
en abuse et la perd. Il se défend contre la tuberculose avec la même ténacité que lorsqu'il s'agit d'infections banales ; elle est probablement fréquente
chez lui, mais elle reste à l'état d'ébauche[1] ; et, s'il

1. Un syndrome assez fréquemment rencontré consiste
dans l'association d'une bronchite unilatérale subaiguë avec
des déterminations gastro-intestinales (hypersthénie, entérite
muco-membraneuse, appendicite chronique) ou hépatiques
(lithiase); cette bronchite siégerait plus souvent à droite, pouvant s'accompagner de congestion pulmonaire appréciable
à la percussion avec diminution du murmure; la toux et
l'expectoration sont insignifiantes ; le point de côté, s'il existe,
est peu intense. La dyspnée est presque nulle, souvent rem-
placée par une légère angoisse, surtout nocturne. Il peut
exister un état subfébrile, dont le malade a parfaitement
conscience et qui s'accuse à la moindre fatigue (visite, excès
de régime, simple conversation). Ces accidents, qui débutent
par un simple rhume, peuvent durer plusieurs semaines. L'allure est torpide ; il s'agit de malades chez lesquels la grippe
est presque chronique ou récidive fréquemment. La dyspepsie gastro-intestinale est certainement l'origine de cette maladie qui guérit par le repos au lit et est abrégée par le régime
lacto-végétarien. Deux fois l'examen des crachats, fait par
nous, a été négatif. Les phénomènes peuvent prédominer au
sommet ou à la base, également intéressés. Nous croyons
volontiers qu'il s'agit de tuberculose fruste qui n'évolue pas.
Les candidats à la phtisie proprement dite, au contraire,
peuvent être considérés comme des dégénérés chez lesquels

en meurt, ce n'est que dans la vieillesse. La plupart des maladies revêtent volontiers chez lui la *forme nerveuse*. Ses réactions sont vives aussi bien vis-à-vis de l'auto-intoxication que de l'infection ; ainsi il fera des accès épileptiformes pour une petite insuffisance rénale ; et il en guérira contre toute attente : c'est que ses centres nerveux ont été sensibles à la moindre dose de poison.

### Réactions nerveuses

Non moins intéressantes que les réactions viscérales sont les réactions *mentales* et *nerveuses* de l'asthénique. Celles-ci sont plus ou moins précoces, plus ou moins vives suivant les sujets ; il peut même arriver qu'elles soient presque nulles, ce qui est fâcheux ; l'inconscience d'une pareille tare est dangereuse à l'homme qui, incapable de se conduire suivant ses moyens, se trompe, déchoit, ou devient la victime soit de ses propres impulsions, soit des suggestions d'autrui. Celui-là est un faible plutôt qu'un asthénique ; car ce terme implique la conscience de l'asthénie. L'asthénique, qui a organiquement conscience de sa faiblesse originelle, devient par là même un résistant. Tel un psychasthénique que sa conscience morale défend contre les tentations. Celui qui se sent, s'observe et cherche à se comprendre est menacé d'un autre danger, la neurasthénie. Le sentiment de son défaut d'endurance inspire à l'asthénique une certaine défiance de soi-même. De là à l'anxiété, aux phobies, il n'y a qu'un

la conscience organique, loin de compenser l'infériorité originelle, reste peu développée.

pas : il suffit pour que l'asthénique devienne neurasthénique d'un heurt moral un peu violent, d'un
insuccès imprévu, d'un accident, d'un traumatisme,
d'une maladie. L'asthénique, dont la faculté d'adaptation est limitée, risque, — s'il est incapable de
comprendre exactement les conditions de sa vie
intérieure et extérieure, — de perdre l'équilibre
psycho-somatique, sous l'influence d'une circons-
tance fortuite. Son asthénie, plus ou moins compensée en temps ordinaire par un effort de volonté,
se trouve soudainement accrue du fait de la dépression mentale.

La question que nous nous posons est donc de
chercher comment l'asthénique se préservera à la
fois des lésions viscérales et de la névropathie. Mais
d'abord comment naît-il? Comment se présente chez
lui l'asthénie ?

L'asthénique n'est pas nécessairement un infantile,
un lymphatique ou un arthritique, ni même un dégénéré : il est peut-être l'un ou l'autre. Les prématurés
sont souvent asthéniques, mais non pas toujours ;
la naissance avant terme peut être un accident qui,
s'il n'est pas trop précoce, n'entraîne pas de tare
constitutionnelle. Nous avons vu d'autre part que
beaucoup d'asthéniques ne sont pas des prématurés.
Une grossesse pénible, qui aura suivi à trop bref dé-
lai plusieurs grossesses précédentes, est le facteur
le plus net de l'asthénie congénitale. Aussi la puériculture intra-utérine, suivant l'oppression du professeur Pinard, est-elle de la plus haute utilité.

Le produit de cette grossesse, surtout s'il est de
petite taille, pourra être parfaitement normal à la
naissance ; mais, doué de peu de résistance, il sera

prédisposé par lui-même à subir les influences nocives du monde extérieur, à acquérir des tares. Toute
fatigue prolongée ou répétée du procréateur aura
le même effet; la tare héréditaire qui s'ensuivra
consistera dans une certaine lenteur du mouvement
vital ; il y aura à proprement parler faiblesse congénitale.

Si l'on passe en revue chez l'asthénique aussi bien
les mouvements dans la vie organique que les mouvements dans la vie de relation, on leur retrouve
toujours les mêmes caractères derrière le tempérament variable des individus.

*L'asthénique.* — L'asthénique constitutionnel n'est
pas toujours reconnaissable à sa démarche lente ou
à son attitude nonchalante, car l'asthénie est ici
toute relative. En général cependant, il n'a pas ce
port altier des sujets qui sont fiers de leurs forces
et qui se donnent l'air de se croire capables de tout.
Il n'a point l'allure énergique; et pourtant la volonté
supplée chez lui à l'énergie défaillante, en prolon-
geant l'effort dont il est capable.

Parfois il marche penché en avant un peu à la
façon d'un Parkinsonien, comme dans un effort constant. L'habitude de se surpasser masque même
jusqu'à un certain point son peu de résistance à la
fatigue. Si le repos, réclamé par une dépense musculaire trop longue, n'arrive pas à temps, il se raidit
et concentre toute son attention sur la contraction
nécessaire de ses muscles: son attitude s'en ressent
quelquefois, reconnaissable alors à un je ne sais quoi
d'emprunté qui révèle la fatigue. Souvent maladresse
s'ensuit. L'asthénique peut être adroit et vif, mais
il ne peut pas l'être longtemps. Il n'a donc pas,

comme le myxœdémateux, de répugnance pour le mouvement; il l'aime presque d'autant plus qu'il ne peut se mouvoir autant qu'il le voudrait.

Dans ces conditions, l'asthénique apprend de bonne heure et instinctivement à ménager ses forces. L'un, par exemple, ne pourra soutenir une conversation en marchant, même à une allure modérée; un autre évitera la station debout en parlant; un troisième commencera sa journée de bonne heure pour couper ses occupations d'intervalles de repos. Il y a des sujets, des femmes surtout, dont la maladresse légendaire est la conséquence direct de l'asthénie. Cette maladresse, comparable à celle du début de la chorée, augmente au commencement des règles.

De tels sujets apprennent à ne dépenser leurs forces qu'avec mesure, aussi utilement que possible ; car ils savent combien elles sont limitées.

Chez eux le travail digestif, la simple défécation, la moindre veille, un surcroît de travail insignifiant, un trouble quelconque, comme la constipation d'un seul jour, sont autant de causes de fatigue appréciable, qui retentissent fâcheusement sur la vie somatique d'abord, et puis mentale. La faiblesse est généralement plus marquée d'un côté que de l'autre.

Tout en remarquant qu'il n'est pas aussi solide que la moyenne de ses semblables, l'asthénique n'est d'abord que réservé, timide même. La timidité est la conséquence naturelle du sentiment de sa faiblesse. Il n'aime pas la foule; il n'aime pas les exercices violents non plus que les plaisirs inutiles et fatigants ; il a la crainte de tout ce qui lui paraît dépasser ses forces. Il n'aime pas à former des projets longtemps à l'avance, de peur de n'être pas valide au jour convenu; il ne peut s'occuper que d'une chose à la fois pour y concentrer son attention. S'il paraît tantôt découragé, tantôt plein d'ardeur, capricieux ou fantasque, cela tient aux variations considérables de son énergie d'un moment à l'autre, variations qui modifient parallèlement l'état mental. Par contre il se soumet volontiers à une discipline qui soutient son courage; il espère aussi que le règlement qu'il observe le protégera à son tour. Il est sérieux et il a besoin de l'être. Il vaut mieux même physiquement qu'il ne le paraît. Il objective peu sa manière d'être; ayant besoin de toute son énergie pour être, il se soucie peu de paraître. Beaucoup d'asthéniques passent pour égoïstes, qui ne le sont pas. Ils ont seulement le défaut d'être peu démonstratifs. Peu à peu, à mesure qu'il fait l'expérience, toujours pénible, de son infériorité native, après avoir traversé un certain nombre de maladies et après avoir subi quelques chocs moraux, il devient plus sensible, plus cérébral. Chez certains sujets, l'habitude de l'effort tend à élever la moralité. On comprend très bien qu'il en soit ainsi; suivant la loi des compensations, son intelligence s'affine, ainsi que sa sensibilité, pour suppléer à l'insuffisance de sa motricité, de même que chez l'aveugle le tact et l'ouïe sont mieux utilisés [1].

*Asthénie et neurasthénie.* — C'est alors, s'il est en situation fâcheuse, qu'à force de s'analyser lui-même, il risque de devenir neurasthénique. Il le deviendra, s'il ne peut arriver à s'adapter à ses con-

---

1. Parmi les asthéniques se recrutent un bon nombre d'artistes, de penseurs, de savants, de bienfaiteurs de l'humanité. Il semble que, sauf exception, l'intensité de la vie intérieure compense le défaut d'activité extérieure.

ditions d'existence, ou s'il n'a plus la force d'en changer. Pour qu'à l'asthénie primitive s'ajoutent la tristesse, l'anxiété et l'irritabilité qui feront de lui un mental, il suffit que le sujet méconnaisse sa faiblesse originelle.

Un bon nombre de neurasthéniques n'ont été d'abord que des asthéniques. Les troubles digestifs sont les mêmes chez les uns et les autres ; la dépression mentale ne fait que les modifier et les exagérer chez les premiers. Toute sa vie, l'asthénique reste beaucoup plus dépendant de sa machine, et particulièrement de son ventre, que l'individu normal. Qu'une émotion triste, surtout persistante, vienne à exagérer l'asthénie, et abatte en même temps le courage, rien ne fonctionnera plus ou tout fonctionnera mal. La céphalée occipitale et la rachialgie sont en rapport avec l'asthénie, surtout avec le ralentissement des fonctions motrices organiques (gastro-intestinales), le vertige également. Si « le plaisir est la fleur de l'acte », si la sensation de bien-être est l'effet du mouvement qu'est la vie, on conçoit que, privé de la stimulation que la volonté et le désir exerçaient sur son organisme, l'asthénique se trouve réduit à peu de chose.

Chez l'asthénique, comme chez le neurasthénique il y a instabilité vaso-motrice et souvent un certain degré d'instabilité mentale. Mais l'asthénique, loin d'être aboulique comme le neurasthénique, supplée par la réflexion et par la volonté à son infériorité organique. D'autre part l'association entre la débilité mentale et la débilité physique, association fréquente, n'est pas nécessaire. La défaillance possible de la mémoire et de l'attention, ou même du jugement,

chez l'asthénique et le résultat de la fatigue. De même
au point de vue génital ; si l'asthénique est peu sen-
suel, cela tient surtout à ce que l'accouplement
demande pour s'accomplir une réserve de forces ;
s'il a eu un repos suffisant, l'asthénique n'est pas un
déprimé génital.

D'ailleurs un grand nombre d'asthéniques ne deviennent jamais neurasthéniques, ni hypochondria-
ques. Leurs sensations internes s'aiguisent, mais
restent justes : ce sont des sensitifs restés sur la
frontière de la névropathie. Ils auront, cela va de
soi, d'autant plus de chance de verser dans la psychose qu'ils seront plus intellectuels, mais cela
n'est nullement certain. C'est à tort souvent que
l'on fait d'un asthénique sensitif un neurasthénique.
Bien des troubles nerveux prémonitoires, signes
d'avant-garde de maladies organiques, sont mis sur
le compte de la neurasthénie parce que, suivant
l'expression courante, « on ne trouve rien » à l'examen objectif. Et puis, plusieurs années après une
angine de poitrine, un asthme ou une névralgie
intercostale, soi-disant névropathique, se déclare
une cardiopathie, une néphrite ou bien une affection hépatique ou pleuro-pulmonaire.

Ainsi, tant que l'asthénique restera simplement
un sensitif, cela n'est pas à regretter. L'affinement
de sa conscience organique le protège mieux, lui
si fragile, contre les maladies des viscères. Ce qui
est fâcheux c'est le développement, sur ce terrain
nerveux, de la psychonévrose. Alors commence
l'interprétation erronée de troubles réels ; l'auto-
suggestion favorise le déséquilibre psycho-somatique. Il faut que l'asthénique évite ce dernier

écueil, sans oublier qu'il lui est aussi nuisible de
méconnaître son asthénie que de s'en laisser obséder.

L'asthénie caractérise donc ici un fond de tableau
sur lequel viendra s'ajouter, au cours de l'existence,
un foule d'états morbides divers, suivant la réaction
de chacun, suivant les circonstances. Celui qui,
soignant un asthénique, méconnaît l'asthénie originelle derrière une maladie quelconque, fût-elle accidentelle, risque de faire fausse route. Un fait important à retenir est la susceptibilité des asthéniques
aux médicaments ; c'est l'équivalent de leur susceptibilité vis-à-vis des auto-intoxications.

Le diagnostic, au point de vue pratique est donc
très important. Notre but est atteint si nous avons
suffisamment montré que l'asthénie constitutionnelle n'est ni la prédisposition aux maladies (il n'y
a pas d'ailleurs de prédisposition à toutes les maladies), ni la névropathie ; il y a des nerveux qui ne
sont pas asthéniques. Mais l'asthénie peut mener à
la neurasthénie constitutionnelle [1] ou héréditaire de
Charcot, pour peu que la tare nerveuse existe.
L'asthénique n'est pas non plus le dégénéré mental,
conscient ou inconscient de son état. C'est un dégénéré organique, par quantité plutôt que par qualité,
et son infériorité organique est compensée par une
conscience organique plus développée. Le diagnostic est facile à la condition qu'on examine complètement le malade. Les antécédents sont à rechercher, car l'histoire pathologique des asthéniques

1. Voir à ce sujet les leçons récentes de M. le professeur
RAYMOND sur les formes de la neurasthénie.

est caractéristique, bien que très variée. Enfance délicate, manifestations de l'asthénie à l'adolescence, accentuation des troubles nerveux au cours des maladies, ébauches morbides à l'âge adulte ou pendant la vieillesse, avec une résistance vitale en somme assez grande qui étonne, et pourtant s'explique, grâce à une sensibilité organique qui s'aiguise de plus en plus. Obligé de se reposer, incapable de supporter les excès l'asthénique se conserve quelquefois plus longtemps que le sujet robuste. « La médiocrité de la santé a, comme celle de la fortune, ses compensations légitimes »[1].

Il faut donc se garder de noircir le *pronostic*.

## HYGIÈNE DU CORPS

L'asthénique, n'étant pas comme les autres, doit se soumettre toute son existence à une hygiène adaptée à sa petite nature. Dès le premier âge, l'asthénie constitutionnelle se révèle à l'impossibilité pour le nouveau-né de supporter des doses de lait aussi fortes et aussi fréquentes que celles qu'on a l'habitude de donner à un enfant robuste du même âge. Le sein ne sera donné que toutes les trois heures ; l'élevage au biberon demandera une attention et une patience persévérantes. Toute la période de croissance sera surveillée par le médecin qui mettra les parents en garde contre le désir vaniteux de voir leur enfant pousser aussi vite que les autres. Le devoir du médecin est d'apprendre à l'asthénique arrivé à l'âge adulte à s'observer, de lui expliquer sa

1. FONSSAGRIVES (J.-B.). *Entretiens familiers sur l'hygiène,* Montpellier, 1867 (Paris 1870, 5ᵉ édition).

faiblesse et de le mettre en garde contre la névropathie, avec son cortège d'obsessions et d'impulsions. Somme toute, il vaut mieux pour l'asthénique
être quelque peu susceptible moralement et physiquement, que sans réaction vis-à-vis des influences
nocives qui le surprendraient sans défense.

L'asthénique doit fuir raisonnablement toutes les
causes de dépression, éviter les excès ou les fatigues
du moins trop prolongées ou trop répétées. L'expérience lui donnera la mesure de ses forces. Il doit
observer en somme les règles de l'hygiène commune
avec une sévérité qui le rendra quelquefois un peu
ridicule, mais dont il se trouvera bien. N'étant pas
pareil aux autres, il ne doit pas imiter le commun
de ses semblables ; il doit se garder des luttes inutiles, éviter au physique et au moral les bagarres,
dont il sortirait plus asthénique. Il tâchera de garder intacts de tares son esprit et son corps. Il
veillera à maintenir l'harmonie de ses fonctions, et
à conserver entre elles leur hiérarchie naturelle.

N'ayant au point de vue santé qu'un petit capital,
il ne le laissera pas entamer. Il conservera le plus
longtemps possible la virginité de ses organes, suivant l'expression d'un de nos maîtres. Une lésion
quelle que soit (lithiase biliaire, entérite, bronchite)
sera pour lui plus dure à supporter que pour un
sujet robuste. Il se soignera sérieusement pour une
affection relativement légère, sous peine de rechute
ou de passage à l'état chronique.

Les excitants (alcool) sont toujours mauvais pour
lui; les stimulants (thé, café) lui sont parfois utiles;
mais il aura tendance à en abuser. L'auto-intoxication digestive sera évitée par un régime aussi peu

toxique que possible (lait et végétaux). L'usage de
la viande et des boissons fermentées sera restreint
ou même repoussé. La discipline imposée aux asthéniques variera d'ailleurs suivant le tempérament de
chacun ; il faut faire aussi la part des goûts, des
vieilles habitudes et des nécessités professionnelles.
Par la force des choses, chacun arrive à adopter un
règlement de vie qui convienne à son corps et un
système philosophique à son esprit [1].

L'opothérapie qu'on a prônée chez les hypothy-
roïdiens, chez les dyspeptiques, est légitime au
point de vue physiologique, mais insuffisante en
réalité, les résultats qu'elle donne n'étant et ne pouvant être que passagers. L'asthénique ayant une
insuffisance fonctionnelle, totale, on ne peut le soumettre à une opothérapie multiple. Ce qu'il faut
c'est stimuler la vitalité générale, sur laquelle il
nous est impossible d'agir chimiquement. L'hydrothérapie donne les meilleurs résultats.

L'asthénique doit s'adapter à sa nature ; pour
fournir une longue étape, il la coupera d'intervalles
de repos. Grâce à ce repos, ses organes (foie, reins,
corps thyroïdes, etc.), réglés pour un petit travail,
se libéreront de l'arriéré, accumulé pendant la
marche. Il semble que la tension de l'influx nerveux
n'est pas assez forte pour le répartir en quantité
suffisante au même moment, dans les différentes

1. Heureux l'asthénique dont la condition sociale est compatible avec un certain confortable matériel! Heureux! plus
heureux encore celui qui rencontre le réconfort moral particulièrement précieux à sa nature sensible. Pour le nouveau-
né asthénique, cette double condition matérielle et morale de
son existence n'est réalisée que par l'allaitement au sein,
surtout maternel.

directions. Ainsi s'explique-t-on que la station
debout, le travail cérébral ou physique nuise à la
défécation. Combien de dyspeptiques, ou de soi-
disant neurasthéniques, sont inutilement traités,
faute d'avoir compris l'asthénie originelle.

## HYGIÈNE DE L'ESPRIT

L'hygiène de l'esprit sera calquée sur celle du
corps. Les excès de travail sont à éviter comme les
excès de table. L'éducateur évitera d'encombrer
l'esprit des notions superflues, de le fatiguer par
des efforts de mémoire inutiles. On s'attachera à
développer le jugement en ménageant le développement du corps ; toute occasion de surmenage
sera écartée. C'est dans un équilibre psycho-somatique, aussi parfait que possible, que l'asthénique
trouvera la résistance nécessaire pour repousser
les contagions mauvaises, les suggestions d'autrui
et les auto-suggestions. L'esprit et le corps doivent
s'entr'aider tout particulièrement chez lui. En stimulant le système nerveux cutané la douche
réveille le courage ; de même une satisfaction
morale stimule la vie organique. Un jugement sûr
suppléera à ses forces défaillantes; et c'est dans un
régime strict, dans une hygiène sévère qu'il retrouvera son énergie tout à l'heure déprimée. La volonté
est pour un sujet donné le reflet des fonctions abdominales : la dyspepsie donne de l'indécision ; le
bien-être de la digestion fortifie les résolutions
prises. L'asthénique en somme doit viser à être un
*sage* et se contenter de peu; ne pouvant, ni corpo-
rellement, ni psychiquement se payer un luxe de

jouissances et de succès, inutile d'ailleurs. Il s'appliquera mieux qu'un autre, n'ayant qu'un crédit organique limité, à proportionner ses recettes et ses dépenses. L'excès de recettes est presque aussi nuisible pour lui qu'un excès de dépenses. Comme le petit capitaliste, il ne fera pas de placement risqué. Il se gardera d'une ambition qui l'entraînerait à trop entreprendre, aussi bien que d'une méfiance fâcheuse de soi-même [1].

Connaissant son peu de résistance, l'asthénique ne s'exposera pas aux situations difficiles, que des natures plus endurantes peuvent supporter. Prédisposé à l'impatience, car la patience demande de l'énergie, il évitera une irritabilité qui résulterait d'une lutte trop longue, d'un travail trop prolongé. L'asthénique, qui n'est plus maître de lui, risque de tomber dans l'impulsion et l'obsession, ou bien encore dans l'anxiété chronique ou paroxystique. Cette activité fébrile de certains sujets, de certaines femmes surtout [2], qui sont poussées par la hâte de terminer trop vite tout ce qu'elles entreprennent, dérive de l'anxiété, qui elle-même est une réaction contre l'asthénie. Dans les moments critiques de son existence, comme à l'état d'imminence morbide, au point de vue physique comme au point de vue moral, l'asthénique saura concentrer ses forces

1. C'est à lui que s'applique surtout le vers d'Horace (*Satires*, II. 2, 1) :

Quæ virtus et quanta, boni, sit vivere parvo.

2. C'est le « tracassin », terme expressif que j'ai rencontré dans l'un des articles de « la Vie Littéraire » de GASTON DESCHAMPS (le *Temps*).

sur le point essentiel. Pour lui surtout, tout ce qui
est inutile est nuisible.

L'asthénique pour vivre, comme le neurasthénique pour guérir, cherche instinctivement à se
connaître lui-même. La tâche du médecin consiste
à l'y aider ; mais lui seul est à même de trouver sa
voie dans le recueillement ; c'est à lui de se tirer
d'affaire et de prendre confiance. Plus qu'un autre
il ne peut compter que sur lui-même, parce qu'il
n'inspire pas confiance. Le médecin superficiel, ou
l'entourage indifférent, doutera souvent à tort de
cet organisme délicat, mais au fond intact et sain.

Pour finir par une comparaison, l'asthénique sur
la route de la vie, est vis-à-vis de ses semblables
plus forts, comme un bicycliste vis-à-vis d'un
chauffeur. Le premier est sans défense vis-à-vis du
second, si celui-ci est mal intentionné ou simplement maladroit ; son étape est moins brillante ; et
cependant il peine davantage. Mais le bicycliste et
sa machine ne forment pour ainsi dire qu'un seul
être conscient de soi-même, et qui, n'ayant aucun
réservoir de forces, ne compte que sur lui. L'autre
a dans son automobile un accumulateur, représen-
tant un potentiel plus ou moins élevé, et dont il est
fier ; mais son moteur, dont il n'a pas à tous les instants conscience, le lance à une vitesse risquée et
lui réserve des surprises. Ce sont pour ainsi dire
deux êtres de races différentes, et il y a plus de
sécurité pour le premier à ne pas cheminer sur la
même route que le second.

# L'ASTHÉNIE DE CAUSE MORALE
## ET LA NEURASTHÉNIE

———

Frappé comme tous de l'importance du symptôme asthénie dans la neurasthénie, nous avons précédemment cherché, dans l'étude détaillée de ce symptôme, ce qui pourrait éclairer la pathogénie de la maladie.

L'*asthénie* [2] explique la plupart des phénomènes somatiques et une partie des réactions psychiques du neurasthénique. Pourtant, ajoutons-nous, l'asthénie n'est pas toute la neurasthénie. L'histoire de *l'asthénie constitutionnelle* [3] met en évidence cette différence. A certains égards l'asthénique constitutionnel est l'opposé du neurasthénique : la volonté et la ténacité dont il fait preuve, du moins vis-à-vis de lui-même, suffisent à l'en distinguer [4]. L'asthénie

1. Communication au *dixième Congrès français de médecine interne* (Genève, septembre 1908).

2. P. Londe. L'Asthénie (*Semaine Médicale*, 1905, 5 avril, p. 157, nº 14).

3. P. Londe. L'Asthénie constitutionnelle (*Revue de Médecine*, 1907, 20 novembre, p. 1023.

4. Nous nous séparons ici complètement d'Albert Deschamps qui, par ailleurs, a adopté beaucoup de nos idées dans son livre hardi et neuf: *Les Maladies de l'énergie* (Paris, F. Alcan,

constitutionnelle est seulement un terrain propice
à la germination de la névrose. Que faut-il donc à
cet asthénique constitutionnel pour qu'il devienne
un névrosé? Il suffit qu'il perde, sous l'influence d'une
cause morale, ce surcroît d'énergie volontaire qui
le sauvait. Tout neurasthénique, dit Bouveret, a
plus ou moins souffert dans la sphère des facultés
affectives. Il s'est moralement surmené (Brissaud).

Ainsi la neurasthénie nous apparaît comme la
combinaison d'une asthénie originelle avec d'autres
facteurs déprimants, en particulier une cause morale; il vient s'y adjoindre encore assez souvent une
cause accidentelle somatique d'asthénie. Tel est le
*trépied étiologique.*

Une émotion déprimante d'ordre quelconque, pour
peu qu'elle blesse l'amour-propre ou menace la personnalité, provoque une double réaction nerveuse
extérieure et intérieure. L'intensité de celle-ci est
presque en raison inverse de la première. Elle consiste dans l'angoisse ou l'anxiété et l'asthénie. Ces
deux phénomènes, l'un spasmodique avec vaso-
constriction, l'autre parétique avec vaso-dilatation,
se succèdent, ou même coïncident en des régions
différentes. Il y a spasme ou relâchement de tout
l'être, de l'intestin comme des artères, de l'estomac
et du cœur comme des muscles de la vie de relation.
L'asthénie prédomine, sinon dès le début, du moins
au bout d'un certain temps.

La douleur « rentrée » mine le neurasthénique, et
elle le mine d'autant plus qu'il ne se rendra pas un

2° éd. 1908). Par contre, le professeur Dubois (de Berne), qui
a si bien vu l'utilité de la cure morale, tient trop peu compte
de l'asthénie physique.

compte exact de ce qui se passe en lui. Il ne voudra pas
s'avouer à lui-même que son mal est la conséquence
de la blessure qu'a subi son amour-prore ou sa *personnalité*. Il est le premier à se déclarer malade pour
sauver l'honneur.

Quand le médecin l'interrogera, il ne dira pas tout.
Il évitera de mettre le doigt sur la zone d'hyperesthésie dont est atteinte sa conscience morale. Il ne
découvrira pas toujours la plaie ou la cicatrice dont
les douleurs irradient dans tout son organisme.

Pour que la névrose se développe, il faut que la
pensée déprimante s'impose sans cesse à l'esprit du
malade, soit par le fait des circonstances, soit par
l'obsession. Cette pensée déprimante peut être simplement, à défaut de choc moral, le sentiment vague
de son infériorité physique ou des conditions défa-
vorables dans lesquelles il vit.

L'hyperesthésie de sa conscience morale, comme
l'acuité de sa conscience organique, entretient sa
dépression. Un neurasthénique est un asthénique qui
ne peut se résigner, ni réagir. L'énergie, dont il
n'avait pas une réserve suffisante, s'est épuisée, et
la douleur morale en empêche le renouvellement.

Il est trompé, non seulement par autrui ou par
les événements, mais par lui-même. Il est découragé et ne peut prendre son parti du mal accompli
comme le simple asthénique, celui qui reste maître
de lui. L'asthénie physique et l'asthénie morale
ont l'une sur l'autre une influence réciproque fâcheuse.

Il faut s'adapter ou vaincre : or il ne veut l'un et
ne peut l'autre; il ne se défend pas, ne lutte pas.

La *dépression morale* seule, sans arrêt psychique,

avec conscience d'une asthénie générale, mentale et physique, caractérise l'état du neurasthénique : c'est vraiment le seul stigmate.

La dépression intellectuelle n'est pas plus que la dépression physique un caractère suffisant de la maladie, qui atteint la personne morale ; mais elles forment avec la dépression morale une *triade symptomatique*.

Sous le coup de l'infortune, le moi est devenu une épave incapable de *coordonner* ses efforts dans une direction librement choisie. L'aboulie n'est que le résultat de l'atteinte portée à la personnalité, là où les rapports du physique et du moral sont le plus intimes, au bulbe. Ainsi le mal n'est pas ici ou là, il est dans la *désharmonie* de l'être et dans son *défaut d'adaptation* au milieu. De là ce malaise et cette insécurité irrémédiables, tant que le sujet reste sous l'impression du choc moral ou seulement de son image.

Cette *affection du moral, née sous l'influence d'une cause morale, ne peut guérir que par une cure morale*, grâce à l'oubli de l'obsession causale.

Il n'y a pas de chimie qui puisse en triompher par la médication ; le point de départ du syndrome est bien dans le système nerveux central[1].

Il n'y a pas de psychologue qui puisse opérer un transfert de la volonté par la persuasion. Il faut d'abord communiquer au malade la *chaleur morale*, dont il a besoin, comme l'asthénique de chaleur physique. Le contact du médecin est déjà un autre milieu, où

---

1. Consulter : MAURICE DE FLEURY. *Les grands symptômes neurasthéniques*, 3ᵉ éd. 1905, Paris, F. Alcan.

il apprendra à *se mieux connaître* et à *mieux appré-cier* les conditions possibles de son existence.

L'effort nécessaire, le neurasthénique le fera, grâce à sa moralité. C'est en tant qu'être moral qu'il est tombé ; en tant qu'être moral il se relèvera lui-même. Mais la volonté renaîtra du renouveau de la vie organique et surtout du renouveau du cœur, bien plutôt que la raison. Il va sans dire que le repos dans l'oubli du milieu pernicieux, l'hygiène du tube digestif et l'hydrothérapie y aideront grandement, en épargnant l'énergie.

Le *prédisposé* est généralement un adulte cultivé, plutôt porté vers l'altruisme que vers l'égoïsme, et qui subit un surmenage moral, précisément à cause de la haute conception qu'il a du devoir. Il s'épuise devant un problème insoluble en subissant une con-trainte morale. S'il ne pense ensuite qu'à lui-même, c'est en quelque sorte avec désintéressement : il ne sait plus comment bien faire. Il ne trouve plus dans son milieu les éléments de la nutrition morale, dont il a besoin, et il n'a plus la force d'en changer, étranger à la lutte pour l'existence qui se livre autour de lui, il manque d'habileté et de résistance pour faire triompher la cause qu'il croit bonne et qui est souvent juste. Il a sacrifié son système nerveux orga-nique au développement de son système nerveux de relation : c'est à la fois son honneur et sa faiblesse.

La *prophylaxie* découle de ses considérations. Pour conserver l'équilibre, l'être moral doit consentir à limiter ses exigences, grâce à une appréciation aussi exacte que possible de ses devoirs et de ses droits d'une part, de ses capacités réelles d'autre part. Vouloir c'est prévoir pour obtenir : or il faut

prévoir beaucoup pour obtenir un peu. Il faut surtout
rester en contact avec la réalité. La déception est fille
de l'illusion ou de l'erreur. L'erreur est d'oublier que
la résistance morale découle de la résistance somatique qui diminue l'émotivité. Le prédisposé, c'est-
à-dire l'asthénique originel, évitera systématiquement la suractivité physique, intellectuelle et morale.
Le retour à la vie simple, conseillé par Forel, voilà
le salut. Les centres psychiques supérieurs travail-
lant moins, le système cérébello-sympathique fonctionnera mieux[1].

[1] Si nous parlions en moraliste, nous ajouterions que
l'asthénique constitutionnel doit se défendre non seulement
de la tare viscérale et de la tare mentale, mais aussi de la
tare morale. L'asthénique ne doit pas renoncer à son idéal,
sous prétexte de réalisation immédiate impossible; il doit
remettre à plus tard cette réalisation ou la confier à l'avenir,
sans sacrifier ses convictions.

# MÉIOPRAGIES VISCÉRALES
## DE L'ASTHÉNIQUE

La caractéristique de l'état habituel de l'asthénique étant l'insuffisance des réserves d'énergie, il est incapable de dépenses prolongées ou simultanées. Veut-il digérer? Il faut qu'il s'étende. A-t-il veillé? Il a besoin d'une compensation immédiate de sommeil dans la journée ou le lendemain. A-t-il beaucoup marché? Il ne peut plus digérer. De même, chez un malade ou un convalescent, la perte de force, que nécessite la station debout pendant quelques instants, nuira au travail de réparation de la lésion quelle qu'elle soit, ou ralentira la marche des fonctions viscérales pénibles.

Pour réserver le mot d'asthénie aux phénomènes musculaires, nous croyons qu'il vaut mieux ne pas l'appliquer à la diminution de capacité fonctionnelle que subissent les viscères chez l'asthénique. Nous préférons le termes de méiopragie, employé par Potain, à celui d'asthénie locale, adopté par Albert Deschamps. Ce qui est important d'ailleurs, c'est de bien comprendre la relation qui existe entre l'asthénie générale et les conséquences locales de cette asthénie.

Celui-ci deviendra cholémique[1], celui-là albuminurique, parce qu'il n'aura pas tenu compte de cette
asthénie générale, au moment où la fonction hépatique ou rénale aurait demandé, pour s'accomplir
correctement, moins de surcharge digestive et plus
de repos.

La lésion se localise ici ou là, suivant la prédisposition ou l'occasion sans doute. Mais la cause réelle
réside dans ce fait que l'organisme débile ne peut
mener de front plusieurs tâches à la fois. Cette
femme asthénique doit se coucher pendant ses
règles ; elle en souffrira davantage si elle a préalablement surmené, même relativement, son tube
digestif.

Cet adolescent, pendant qu'il grandit, ne peut
rester longtemps debout sans faire tort à son rein,
à son foie ou à son cerveau, etc. C'est donc l'asthénie générale, autant que le trouble viscéral particulier qu'il faut viser dans le traitement. C'est précisément cette manière d'être de tout l'organisme qui
explique qu'un même sujet soit successivement
dyspeptique, dysthyroïdien, cholémique, albuminurique, acromégalique, etc.

Ces insuffisances fonctionnelles peuvent rester
transitoires ou aboutir à une lésion plus ou moins
progressive, ou en tout cas chronique. Quand elles
apparaissent à propos d'une cause éphémère, elles
guérissent vite. A la puberté elles durent plus longtemps, mais d'autant moins que l'organisme est
soumis à plus de ménagements. En tout cas, se
laisser obséder par un trouble local quelconque,

1. A. GILBERT et P. LEREBOULLET. La cholémie simple familiale. *Semaine médicale*, 1901, p. 241.

c'est méconnaître la genèse des accidents. Ne faire que de l'opothérapie, c'est se préparer à employer toute la série des extraits d'organes. Ne traiter, dans l'albuminurie intermittente, que l'albuminurie, c'est oublier qu'elle n'est que la manifestation locale d'un état général.

La dyspepsie elle-même qui est une conséquence presque inévitable, au moins passagèrement, de l'asthénie, n'est qu'une réaction de défense d'un organisme faible qui a dépassé sa mesure. Cette réaction est un phénomène d'excitation d'abord en général, puis de dépression (hyperchlorhydrie avec boulimie et spasme du pylore, puis embarras gastrique avec anorexie et anachlorhydrie). Quel que soit son caractère, cette dyspepsie ne guérira pas par un traitement uniquement gastrique ; elle guérira, si l'on met l'estomac au repos, c'est-à-dire au fond si le sujet lui-même se met au repos, pendant toute la période nécessaire à la récupération des forces gastriques. La dyspepsie, si elle est bien interprétée, est donc un symptôme salutaire, puisqu'elle oblige l'asthénique, glissant sur la pente du surmenage, à un repos réparateur. Devenir momentanément dyspeptique vaut mieux pour lui que de tendre à l'albuminurie, à la cholémie ou même à la neurasthénie ou à l'hypochondrie.

Suivant la tare prédisposante, suivant la cause occasionnelle (infection, émotion, etc.), le trouble fonctionnel, puis la lésion, se fixera ici ou là, réalisant dans certaines familles un syndrome d'insuffisance viscérale de prédilection.

Mais ce qu'il faut bien comprendre, c'est que le passage à l'état morbide eût été évité, si le repos était intervenu à temps. La maladie ne commence à se différencier que lorsqu'elle a atteint un certain degré de profondeur, ou au moins d'habitude, pour avoir été méconnue. Alors on peut classer les malades suivant la prédominance symptomatique, bien qu'ils soient tous des asthéniques constitutionnels. La cholémie familiale, l'albuminurie familiale, l'appendicite familiale, la dysthyroïdie familiale sont des équivalents morbides, qui s'accusent d'autant plus que l'estomac fonctionne mieux en apparence.

Ce sont les fonctions digestives, et particulièrement gastriques, qui doivent subir normalement le premier contre-coup de la fatigue ; si elles ne se refusent pas à un mauvais travail ce sera au détriment du foie, du rein, de l'appendice, etc.

Ces préliminaires posés, nous prendrons pour type des méiopragies viscérales de l'asthénique, l'albuminurie intermittente que nous avons particulièrement étudiée.

# L'ALBUMINURIE FAMILIALE
# INTERMITTENTE

SYMPTÔMES. — Quels en sont les symptômes ? Il y
a des symptômes rénaux, gastriques, intestinaux et
hépatiques, généraux, nerveux même, qui sont habituels, sinon constants.

1° *Rénaux.* — L'albuminurie est intermittente,
absente généralement à jeun et surtout après le
repos de la nuit ; elle offre un maximum après les
repas et après une fatigue, après la marche par
exemple, après la simple station debout : d'où le
nom d'albuminurie orthostatique.

Aussi, bien que l'élimination d'albumine puisse
être abondante à certaines heures, la quantité totale
des vingt-quatre heures dépasse rarement 1 gramme,
reste au-dessous de 1 gramme, souvent au-dessous
de 50 centigrammes. Exceptionnellement, on rencontre un peu d'albumine au réveil, mais en très
petite quantité.

Nous avons pu provoquer l'apparition de l'albumine par une sortie faite à jeun le matin. L'albumine
peut apparaître cinq minutes après le début du
repas, ou après quelques minutes de lever à la
chambre.

L'urine est souvent plus foncée dans la journée qu'au réveil, contrairement à la normale. La règle est qu'on ne trouve pas de cylindres, mais on peut en rencontrer exceptionnellement.

Par l'examen au verre de Gübler, on trouve presque toujours avec l'albumine, au moins à certaines heures de la journée, un disque d'acide urique, de l'indican, de l'urohématine et du pigment rouge brun.

Comme signes fonctionnels rénaux, nous avons noté quelquefois des signes de petit brightisme (pollakiurie nocturne, bouffissure de la face, épistaxis, éblouissements, vertiges, bourdonnements d'oreille, cryesthésie) généralement peu marqués.

Enfin, l'analyse des urines donne les résultats généraux suivants :

Trois faits sont dominants :

1° Il y a diminution du rapport azoturique (rapport de l'azote urée à l'azote total);

2° L'augmentation du rapport de l'acide phosphorique terreux à l'acide phosphorique total est également constant : tous nos malades sont plus ou moins neuro-arthritiques;

3° L'abaissement du total des éléments dissous est général et va s'accentuant avec l'âge[1].

En somme, il y a diminution des oxydations avec ralentissement de la nutrition. L'assimilation est insuffisante à un âge où la croissance demanderait

1. MM. G. LINOSSIER et G. H. LEMOINE ont étudié l'influence de l'orthostatisme sur le fonctionnement du rein en général et particulièrement sur la production de l'oligurie (Bull. de la Soc. méd. des hôp., 1909, 10 mars, p. 565, Mécanisme de l'albuminurie et de l'oligurie orthostatique.)

une réparation meilleure. Seul, le rapport d'acide phosphorique terreux à l'acide phosphorique total est constamment augmenté.

Le rapport des éléments minéraux aux éléments totaux est augmenté seulement chez les sujets dont la croissance est terminée ou peu active. Au contraire, en pleine croissance, les éléments minéraux sont probablement retenus par les os en développement. On conçoit d'ailleurs que, suivant la phase de la maladie, les résultats soient différents. Il y a aussi des variations individuelles.

2° *Gastriques.* — Les troubles digestifs sont constants, que les malades s'en plaignent ou non. Du côté de l'estomac, les symptômes qu'on observe correspondent à l'hypersthénie gastrique ou hyperchlorhydrie, ou bien à la dyspepsie avec fermentation. Il n'y a pas toujours distension ou dilatation gastrique. L'appétit est bon, souvent exagéré. La langue est parfois jaunâtre à la base, fait à rapprocher, croyons-nous, de signes hépatiques ; l'haleine est fétide.

C'est le régime végétal avec ou sans œufs qui donne d'une façon très générale le moins d'albumine ; c'est la viande qui en donne le plus. Le régime lacté ne fait pas forcément disparaître l'albumine.

3° *Hépatiques.* — Le foie déborde généralement les fausses côtes ; ce qui montre la participation fréquente du foie à la maladie, c'est le teint jaunâtre, la présence du pigment rouge-brun dans l'urine, et, l'on peut ajouter, de l'indican (Gilbert et Weill), l'élimination intermittente du bleu de méthylène (Chauffard), que nous avons constatée une fois, et, jusqu'à un certain point, la constipation, l'efficacité des cholagogues. Quelques malades se sont même plaint à nous de pesanteur dans l'hypocondre droit ; d'autres ont des tares hépatiques familiales ou personnelles. Il n'y a pas pour nous de différence radicale entre les cas que nous avons observés et ceux que MM. Gilbert et P. Lereboullet ont englobés dans la « Forme rénale de l'ictère acholurique simple[1]. » C'est là encore une des raisons qui nous empêchent d'admettre la conception un peu schématique des asthénies locales de A. Deschamps, et la conception trop à la mode, mais non moins schématique, des insuffisances glandulaires.

4° *Intestinaux*. — Du côté de l'intestin la constipation est fréquente ; elle existe souvent sans que le malade s'en doute, même quand il va à la garderobe tous les jours ; il semble qu'il y ait un retard dans l'excrétion stercorale. Les matières sont plus ou moins élaborées, qu'il y ait diarrhée ou constipation. Il y a parfois un léger degré d'entérite mucomembraneuse. Nous avons vu qu'il existait de l'indican dans les urines.

5° *Nerveux*. — La céphalée est très fréquente ; elle subit, suivant les cas et les moments, le contrecoup des troubles gastriques, intestinaux, hépatiques ou même rénaux. Elle est quelquefois en casque, frontale ou occipitale, ou sus-orbitaire et unilatérale, souvent tenace. Cette céphalée a été appelée, quelquefois à tort, céphalée de croissance.

Nos sujets sont tous des névropathes personnel-

---

1. A. GILBERT et P. LEREBOULLET. *Bull. de la Soc. méd. des hôp.*, 1901. La forme rénale de l'ictère acholurique simple.

lement et héréditairement. Pendant l'évolution de l'albuminurie intermittente, l'état psychique se ressent des malaises somatiques ; il y a de la torpeur, de la tristesse, de l'inaptitude au travail, de l'irritabilité. Par contre, la moindre contrariété augmente les troubles somatiques.

6° *Généraux*. — L'état général est celui de l'anémie : le teint est pâle habituellement ou jaunâtre. La fatigue, survenant après le moindre travail, fait généralement considérer ces malades comme anémiques. Ils ont, en effet, ordinairement, un souffle veineux jugulaire. Parfois existe un peu d'amaigrissement, si bien que dans deux ou trois cas on avait pensé chez nos malades à la possibilité de la tuberculose ; l'on peut trouver, en effet, des modifications du murmure au sommet gauche comme dans la chlorose [1].

Dans un seul cas, parmi nos observations, la tuberculose a évolué ultérieurement. Il ne nous semble pas d'ailleurs y avoir de différence radicale entre l'albuminurie prétuberculeuse et l'albuminurie intermittente.

COMPLICATIONS. — Une complication est fréquente ; c'est l'amygdalite lacunaire, avec des poussées d'angine érythémateuse. Il semble que ces malades soient facilement en butte à l'infection, du moins à celle-là en particulier, à cause de leur mauvais état général. Il peut arriver qu'avec une amygdalite insignifiante l'enfant fasse un peu de fièvre. La rate

1. Voir *Presse médicale*, 1907, 4 mai, p. 281. Pathogénie de l'albuminurie orthostatique, son origine fréquemment tuberculeuse, par André CHALIER.

nous a paru dans un cas augmentée de volume pendant deux ou trois jours ; ce fait, joint à la céphalée, peut faire craindre à tort l'apparition d'une grippe ou d'une fièvre typhoïde. En réalité, l'infection latente de l'amygdale est quelquefois chez ces malades l'origine de la grippe à laquelle ils sont d'ailleurs sujets.

Il peut exister des végétations adénoïdes ; et nous croyons que les faits dans lesquels Gallois a observé à la fois ces végétations et l'albuminurie rentrent dans la même classe que les nôtres.

Nous avons observé l'albuminurie familiale de treize à vingt ans passés, c'est-à-dire au moment de la crise de la puberté et pendant la dernière période du développement. Nous avons vu coïncider avec l'albuminurie familiale des troubles divers du développement et en particulier le retard de la puberté ; les sujets pris en pleine croissance présentent de l'acromégalie transitoire ou des troubles cardiaques.

Il semble qu'ils soient incapables de faire facilement les frais de leur croissance.

Début. — La maladie débute insidieusement se manifestant par des troubles nerveux (céphalée), généraux (anémie et fatigue), gastriques (dyspepsie) ou intestinaux (colite). L'attention n'est pas attirée du côté du rein, au début du moins, si l'on n'est pas averti. Aussi est-il difficile de fixer exactement la date d'apparition de l'albumine, et peut-être remonte-t-elle parfois assez loin.

Marche. — La maladie s'installe donc progressivement, restant quelque temps latente, puis une fois installée, subit une série de rémissions et de recrudescences; celles-ci sont dues à des fatigues, ou bien annoncent des périodes de croissance, ou coïncident avec elles. Généralement elle évolue en plusieurs poussées, séparées par des périodes d'amélioration ou même de guérison apparente.

TERMINAISON. — PRONOSTIC. — Fait remarquable : on voit parfois, sous l'influence d'une infection (grippe, scarlatine, etc.), du régime et du repos au lit, qui s'ensuivent, l'albumine disparaître de l'urine.

La terminaison de l'albuminurie intermittente (familiale) et des troubles qui l'accompagnent est la *guérison*, surtout dans la période de croissance. Mais, il est possible que le mal de Bright survienne chez certains sujets à un âge plus avancé. C'est de notre part une simple présomption, n'ayant pas suivi nos malades assez longtemps.

Sauf cette réserve, le pronostic est au moins ordinairement bénin, bien que le terrain sur lequel évolue cette albuminurie soit toujours taré.

ÉTIOLOGIE. — Les causes prédisposantes sont la diathèse neuro-arthritique. Tous nos malades ont des antécédents héréditaires nerveux d'une part, et d'autre part cancéreux, goutteux, etc. On relève aussi dans leurs familles le diabète, la migraine, les coliques hépatiques, les affections mentales, la paralysie générale. Deux fois il y avait eu néphrite chez les ascendants.

L'adolescence est l'âge le plus favorable au développement de la maladie. A cet âge, au seuil de l'âge adulte, l'organisme est obligé de subvenir aux besoins d'une croissance très active ; nos malades paraissent avoir, pour accomplir cette tâche, des ressources insuffisantes et, à ce point de vue, l'albuminurie intermittente familiale paraît être la manifestation d'une certaine dégénérescence. M. Castaigne a proposé pour la désigner le terme de *débilité rénale*.

Mais nous avons vu aussi que la maladie peut se développer plus tard.

L'un et l'autre sexe paraît également apte à contracter la maladie [1], qui nous semble fréquente à en juger d'après nos observations [2], relativement nombreuses dans le cercle restreint où elles ont été prises. Dans les antécédents personnels de nos malades nous avons noté : le lymphatisme (végétations adénoïdes), l'amygdalite, la névropathie, l'entérite, l'urticaire, etc., une infection quelconque (dans un cas la rubéole). Plusieurs de nos malades ont eu la scarlatine ; mais il est expressément indiqué que l'examen des urines a été négatif dans le décours de cette maladie, au moins chez trois d'entre eux.

Comme cause occasionnelle, nous signalerons les troubles digestifs, le travail physique ou intellec-

1. Tout au moins dans l'enfance ; car à l'âge adulte l'albuminurie intermittente paraît appartenir surtout aux jeunes femmes, comme nous l'a fait remarquer M. le Dr Le Noir (communication orale). Cette opinion concorde, comme on peut le voir, avec nos observations.

2. Ces observations ont été publiées dans les *Archives générales de médecine*, 1899, p. 257, sept. Les conclusions du mémoire ont été communiquées à la *Soc. méd. des hôp.*, le 28 juillet 1899.

tuel, et peut-être dans une certaine mesure les impressions morales déprimantes.

Quant à la cause déterminante, elle nous échappe; la seule qu'on pourrait invoquer est la dyspepsie; mais elle est plutôt elle-même la conséquence d'un trouble de développement d'origine héréditaire, qui commande tout le tableau morbide. Prenons un cas type. Le malade grandit, il lui faut une alimentation abondante; aussi a-t-il bon appétit. Mais l'estomac n'est pas à la hauteur de sa tâche; l'intestin non plus; s'il y a souvent des troubles digestifs, il y a non moins souvent une sorte de ralentissement dans l'absorption intestinale. Les organes sont insuffisants, comme le rein sans doute, à fournir la somme de travail nécessaire au développement normal. Il y a là une sorte de méiopragie générale avec prédominance sur tel ou tel point de l'organisme. Il y a peut-être, pour employer une expression un peu risqué, « neurasthénie du sympathique ».

DIAGNOSTIC. — Nous passerons rapidement sur le diagnostic qui est facile à établir pourvu qu'on y pense. Chez tous les jeunes sujets présentant des troubles digestifs ou de l'anémie, ou de la céphalée, il faut penser à examiner les urines en ayant soin, c'est le point important, de chercher l'albumine sur plusieurs échantillons de la même journée. On demandera l'urine du réveil, l'urine émise deux heures après le commencement du déjeuner et celle du soir après une promenade. Si l'on se contentait d'examiner l'urine du matin, le syndrome passerait inaperçu; si l'on se borne à faire analyser la quantité totale des vingt-quatre heures, on croira, suivant

le cas, soit à une albuminurie tout à fait insignifiante
soit à un mal de Bright. Les considérations suivantes
compléteront le diagnostic.

CONNEXIONS MORBIDES. — L'albuminurie intermittente familiale, telle qu'elle est décrite ci-dessus,
ressemble beaucoup à ce qui a déjà été décrit
sous les noms divers d'albuminurie de posture
de Stirling, d'albuminurie fonctionnelle (Raalfe),
d'albuminurie intermittente des jeunes sujets ou
albuminurie prégoutteuse des enfants ou albuminurie cyclique ou maladie de Pavy (Teissier), d'albuminurie digestive (Albert Robin), d'albuminurie
physiologique de croissance (W. Gull), d'albuminurie de croissance (Moxon, Morley Rooke, Dukes,
Springer), de chlorobrightisme (Dieulafoy). Nous
croyons qu'en effet elle se présente suivant les cas
sous ces différents aspects, selon la prédominance
de tel ou tel symptôme.

L'albuminurie intermittente des jeunes sujets,
l'albuminurie de croissance, l'albuminurie digestive
se confondent, croyons-nous, dans la plupart des
cas avec notre albuminurie familiale.

L'albuminurie intermittente des jeunes sujets
s'accompagne, elle aussi, d'une abondante émission
de matières colorantes ; ce sont les mêmes troubles
généraux, la même hérédité arthritique. J. Teissier
avait été frappé le premier des troubles de la fonction hépatique. Il n'y a point de doute : l'albuminurie intermittente familiale se présente sous la forme
d'albuminurie cyclique. Teissier l'a d'ailleurs observée sous la forme familiale.

La variété que Stirling a appelée albuminurie de

posture, que E. Bertrand nomme albuminurie intermittente non cyclique des gens bien portants, ne
paraît pas essentiellement différente. Les troubles
nerveux sur lesquels insiste M. P. Marie ne doivent
pas nous surprendre, étant donné l'état neurasthénique de tous nos sujets, et la théorie qu'il propose
s'applique dans une certaine mesure à nos malades.

Nous avons vu l'albumine apparaître dans l'urine
quelques minutes après l'ingestion alimentaire ; cela
ne peut s'expliquer que par un trouble vaso-moteur :
il y a là une action nerveuse comparable à ce qui se
passe dans l'albuminurie de posture [1].

Le fait que cette albuminurie est particulièrement
orthostatique montre bien qu'elle dérive de l'asthénie générale. La lordose, qu'on a invoquée ingénieu-
sement, n'est elle-même qu'une conséquence de
l'asthénie [2].

L'albuminurie de croissance est confondue par
Oswald et les rapporteurs du Congrès de Nancy
avec l'albuminurie cyclique. Quant à l'albuminurie
minima familiale de Talamon, nous croyons que,
sous cette forme, elle rentre dans le même groupe ;
mais il faut la distinguer de l'albuminurie minima
postinfectieuse.

Toutes ces variétés sont de l'albuminurie plus ou
moins intermittente, elles s'accompagnent du même
tableau symptomatique général et, qui plus est, elles
offrent souvent le caractère familial.

---

1. V. Noorden, cité par Jeanselme, a fait ressortir les ana-
logies qui existent entre l'albuminurie cyclique et l'hémoglo-
binurie paroxystique.

2. Hugo Nothmann, cité par Romme, in Presse médicale, 1909,
p. 115, 13 février.

Pour ce qui est de l'albuminurie dyspeptique, M. Albert Robin nous a dit avoir été souvent frappé de la coexistence de plusieurs cas dans la même famille. D'autre part, nous avons retrouvé les symptômes propres à l'albuminurie dyspeptique. A cet ordre de faits, se rattache l'albuminurie signalée autrefois par M. Bouchard chez les dyspeptiques et l'albuminurie alimentaire de Rendall.

Nous n'allons pas jusqu'à dire que toute albuminurie dyspeptique est familiale, mais il est probable que tout sujet qui fait de l'albuminurie à propos de simples troubles digestifs, sans atteinte antérieure, y était plus ou moins prédisposé héréditairement[1].

L'albuminurie dyspeptique, l'albuminurie intermittente d'une façon générale est souvent familiale : voilà le fait ; et qu'elle soit familiale ou non, la maladie est toujours à peu près la même.

Quant au chlorobrightisme, nous sommes plus réservé ; car pour le professeur Dieulafoy ce n'est pas de l'anémie compliquée d'albuminurie, mais bien du mal de Bright prenant le masque de la chlorose ; et il n'est pas possible de considérer tous nos malades comme des brightiques avérés.

Pourtant chez certains d'entre eux il existait, à n'en pas douter, des signes de petit brightisme, et nous nous retrouvons sur un terrain commun aux deux affections : chlorobrightisme d'une part et albuminurie familiale d'autre part. Si l'on excepte les cas dans lesquels la chlorose peut se compliquer de

1. Nous n'avons pu faire l'étude chimique de l'albumine émise par nos malades ; nous renvoyons le lecteur aux indications fournies par les auteurs, notamment OSWALD, ROBIN et CLOETTA.

néphrite par aplasie artérielle, il est vraisemblable
que, lorsque l'albuminurie est intermittente, on a
affaire à des cas de l'ordre de ceux que nous étu-
dions. Là encore il s'agit de troubles de développement général, mais avec une hypoplasie sanguine
peut-être plus marquée.

PATHOGÉNIE. — Cette question du chlorobrightisme
nous amène à discuter la pathogénie de l'albuminurie familiale. S'agit-il d'albuminurie d'origine digestive, comme le pense M. Albert Robin? S'agit-il de
lésion des reins? S'agit-il d'un trouble vaso-moteur?
S'agit-il d'un trouble circulatoire, d'une congestion
active ou passive (Merklen, Tapret, etc.)? S'agit-il
d'un trouble général de la nutrition?

Teissier de Lyon reconnaît une prédisposition
constitutionnelle qui aurait pour effet de ralentir la
combustion des matières albuminoïdes dans l'économie.

Nous ne nous hasarderons pas à prendre position
dans cette discussion, nous bornant à faire remarquer que l'albuminurie s'accompagne ici de troubles
généraux très marqués (troubles de la nutrition,
hypoplasie sanguine, troubles gastro-intestinaux,
troubles hépatiques, symptômes neurasthéniques),
disproportionnés avec le trouble apparent de la
fonction rénale, qui est minime; — que les troubles
digestifs que l'on observe avec l'albuminurie familiale se rencontrent très souvent sans albuminurie;
(les troubles digestifs ne formant, d'ailleurs, qu'une
partie d'un ensemble symptomatique plus complexe;
— que les troubles de la croissance ne sont pas non
plus indissolublement liés à l'albuminurie familiale;

— et que le caractère intermittent de l'albuminurie
peut disparaître peut-être passagèrement.)

Néanmoins, le caractère intermittent de l'albuminurie est le fait prédominant. Nous ajouterons que le
caractère familial n'est pas constant. Le nom que
nous avons donné à l'affection ne nous satisfait pas
complètement, mais il a l'avantage d'attirer l'attention sur un côté important de la question que Teissier a bien vu quand il a parlé de prédisposition
constitutionnelle.

Il nous semble que les auteurs en matière de
pathogénie sont trop exclusifs. S'il nous fallait choi-
sir une théorie, elle serait éclectique. Nous n'admet-
trions une dyscrasie ayant pour conséquence un
trouble nerveux et circulatoire, capable lui-même,
peut-être, de créer à la longue une lésion plus ou
moins durable. Le trouble vaso-moteur pourrait
naître sous diverses influences (réflexes ou toxiques)
par exemple sous l'influence de la digestion ou de
la station debout. Le caractère familial confirme le
rôle que joue l'hérédité dans la genèse de la dyscrasie originelle.

ALBUMINURIE INTERMITTENTE FAMILIALE ET MAL DE
BRIGHT. — Un dernier problème se pose. Quels sont
les rapports de l'albuminurie intermittente avec le

1. Consulter les *Bull. de la Soc. méd. des hôp.*, 1901, sur
l'albuminurie orthostatique ; et J.-J. SÉRANE. Les albuminuries intermittentes. *Gazette des hôpitaux*, 1907, 6 juillet ; Émile
Roux. Considérations sur la nature de certaines albuminuries,
*Annales de la Société d'hydrologie.* Consulter aussi les comptes
rendus de la *Société de médecine Berlinoise* des 12 déc. 1906,
9 et 16 janv. 1907, dans la *Presse médicale*, 1907, p. 69, 78 et
101 ; et la *Semaine médicale*, 1908, p. 192.

mal de Bright ? Il n'est pas possible de considérer ces deux affections comme essentiellement différentes pour plusieurs raisons :

1° On voit parfois l'albuminurie intermittente se transformer en mal de Bright ; 2° on voit aussi les néphrites subaiguës, en guérissant, donner lieu à l'albuminurie intermittente ; 3° il existe parfois quelques petits signes de brightisme dans l'albuminurie intermittente[1] ; 4° enfin, dans la même famille, on observe en quelque sorte les différents degrés de gravité de l'albuminurie : albuminurie intermittente passagère, albuminurie résiduale et mal de Bright. On a, d'ailleurs, signalé des cas de mal de Bright familial.

Nous croirions volontiers que l'albuminurie intermittente (y compris l'albuminurie digestive et l'albuminurie de croiss .nce), le chlorobrightisme et la néphrite par aplasie artérielle[2], tout en formant trois groupes de faits distincts, ne sont pourtant que trois degrés d'une même maladie d'évolution, reliés les uns aux autres par des cas intermédiaires.

TRAITEMENT. — Nous ne dirons qu'un mot du traitement. Il doit être dirigé avant tout contre les troubles digestifs, dyspepsie gastro-intestinale et constipation, sans oublier le foie ; mais il faut en même temps mettre le sujet au repos complet, intel-

---

1. Nous avons publié un cas de ce genre : A propos de l'albuminurie intermittente de la néphrite scarlatineuse, *Presse médicale*, 1901, 30 nov.

2. Parmi les observations de BEZANÇON, il y en a une, peut-être deux, où la maladie était familiale. Cette affection est aussi l'apanage des descendants de goutteux, d'artériosclé-reux (LANCEREAUX).

lectuel et physique. Le régime lacté intégral n'est pas nécessaire à instituer, d'une façon prolongée tout au moins. Il pourrait même être nuisible. Nous renvoyons pour ce qui concerne la dyspepsie aux leçons de M. Albert Robin. Il faut aussi soigner le moral ; il faut surveiller l'état de la gorge si facilement infectée. Il ne s'agit ni d'un traitement rénal, ni même d'un traitement gastrique isolé. On ne perdra pas de vue que le sujet est en état de développement imparfait, qu'on a affaire à une véritable maladie générale. Le séjour au grand air remplit l'indication d'augmenter « l'oxygénation ». L'administration des phosphates, hypophosphites, ou glycérosphates s'adresse aux conditions de croissance dans lesquelles se trouve le malade. E. Bertrand a insisté sur le côté hygiénique du traitement; il a vu qu'il avait affaire à des sujets délicats, lymphatiques et névropathes. A Saint-Nectaire où on a coutume d'envoyer les malades, ils sont bien dirigés ; et ils en reviennent généralement améliorés.

Pour l'avenir, on n'oubliera pas que ces jeunes sujets arthritiques, supportant mal le surmenage, devront être dirigés au début de leur existence de façon à l'éviter plus tard, autant que possible. La vie calme de la campagne ou de la petite ville vaudra beaucoup mieux pour eux que l'agitation et les veilles habituelles de la grande ville.

CONCLUSIONS. — Il existe une albuminurie intermittente familiale, plus particulière aux jeunes sujets, faisant partie d'un ensemble symptomatique coïncidant (troubles hépatiques, digestifs, généraux, nerveux) plutôt que secondaire. Cette affection, qu'elle soit précoce ou tardive, est en rapport avec un trouble du développement, une certaine dégénérescence. Elle survient chez des sujets plus ou moins héréditairement tarés. C'est une maladie d'évolution apparaissant au moment de la puberté surtout, mais aussi à d'autres périodes critiques, par exemple à propos de la première grossesse[1]. Elle guérit ordinairement, mais est peut-être une des origines de ces néphrites chroniques d'emblée ou néphrites atrophiques lentes qui n'ont pas une cause univoque évidente.

Dans ce groupe pathologique semblent rentrer au moins une partie des cas qu'on a décrits sous les noms d'albuminurie de croissance, d'albuminurie physiologique, d'albuminurie intermittente des jeunes sujets, d'albuminurie digestive, d'albuminurie de posture peut-être même de chlorobrightisme, variétés morbides qui permettent d'être rapprochées.

Ayant commencé notre travail dans le but d'analyser un syndrome peu connu, nous arrivons, contrairement à notre intention primitive, à synthétiser diverses descriptions qui nous paraissent chacune avoir plus particulièrement pour objet un des côtés du tableau clinique que nous avons envisagé dans son ensemble. On ne peut pas ne pas être frappé, par exemple, de la ressemblance symptomatique et étiologique de l'albuminurie de croissance, de l'albuminurie dyspeptique, de l'albuminurie intermittente

1. L'albuminurie des primipares est à mettre en regard de l'albuminurie de croissance : dans les deux cas elle apparaît à propos d'une crise d'évolution. L'albuminurie gravidique, on le sait, est plus fréquente à la première grossesse.

des cholémiques et de l'albuminurie cyclique : il
n'y a, au fond, divergence que sur un point, sur l'interprétation pathogénique. Ce qui fait le caractère
spécial de cette albuminurie c'est qu'elle commence
par être intermittente et par l'être insidieusement. Si
notre étude répond à une réalité, elle confirme la
doctrine qui voit souvent à l'origine de ces sortes
de maladies une viciation de la fonction, presque
toujours héréditaire. C'est la fonction qui fait l'organe, a-t-on dit; on peut dire même : c'est le trouble
de la fonction qui le détruit ou le lèse.

Il y a deux degrés dans la maladie familiale : 1° le
trouble fonctionnel (ou, si l'on veut, la lésion
curable); 2° la lésion organique irrémédiable. L'albuminurie intermittente familiale appartient probablement à ses débuts au premier degré. Aussi, n'offre-
t-elle pas dans son évolution la progression fatale
qu'offrent les maladies familiales organiques; peut-
être pourtant en est-elle capable. Il est probable
qu'il existe des intermédiaires entre l'albuminurie
intermittente familiale bénigne et l'albuminurie
familiale grave que nous n'avons pas étudiée.

# II

# L'ÉTAT MORBIDE

# L'IMMINENCE MORBIDE[1]

## I

Les maladies les plus soudaines dans leur début ne font pour ainsi dire jamais explosion sans avoir été préparées depuis des jours, des semaines, des mois ou même des années. Cette période préparatoire, souvent très longue pour les maladies chroniques, existe aussi, bien que plus courte, pour les maladies aiguës. On passe de la santé à la maladie en parcourant une série d'étapes prémorbides ; il arrive un moment où le futur malade est en *état d'imminence morbide*, victime désignée de la première cause occasionnelle qu'il rencontrera. Pendant l'évolution de ce processus préparatoire, il n'y a pas de maladie à proprement parler ; ou du moins la maladie reste indéterminée dans sa localisation, quelquefois même dans sa nature. L'altération de la santé peut ne se manifester par aucun signe objectif, ni même subjectif ; s'il y a déjà des prodromes, ceux-ci sont d'une grande banalité. Il n'existe encore qu'une ébauche morbide, une me-

1. La plus grande partie de cette étude a été publiée dans la *Semaine médicale*, 1906, 4 juillet.

nace, qui n'aboutit pas nécessairement à la maladie
elle-même.

A ce sujet la distinction est radicale entre les
maladies vraiment *spécifiques* et les maladies *non
spécifiques*. A partir du jour où l'incubation de la
rougeole commence, par exemple, la nature de la
maladie est établie ; son échéance est pour ainsi
dire fixée d'avance ; sa forme seule reste sujette à
variation. L'évolution des autres maladies spécifiques n'est pas, il est vrai, toujours aussi mathé-
matique que celle de la rougeole. Néanmoins, la
nature de la maladie ne peut changer, du jour où
l'agent causal a pris possession de l'organisme ;
chaque microbe a sa manière à lui de préparer
le terrain sur lequel il se multipliera, si aucun
traitement préventif ne vient s'opposer à son invasion. Il faut, pour les maladies spécifiques, repor-
ter la période d'imminence morbide avant l'incubation : à ce moment la réceptivité, considérée
chez le même individu, peut encore varier suivant
l'état des voies digestives et des fonctions nerveuses. C'est toujours à la faveur de la dépression
du système nerveux (de nutrition ou de relation),
ou de l'encombrement du tube digestif, que la maladie surprend l'organisme : ces deux facteurs sont
d'ailleurs plus ou moins solidaires. La démonstration de ce fait, pour les maladies non spécifiques,
sera précisément l'objet de cet article.

Il ne parait pas douteux, par exemple, que c'est
toujours sous l'influence de ces deux facteurs,
digestif et nerveux, que prennent naissance — suivant la prédisposition acquise ou héréditaire et la
cause occasionnelle du moment — les affections les

plus diverses, telles que la bronchite, la congestion pulmonaire, la pleurésie, la pneumonie et la bronchopneumonie; les entérites, l'appendicite et la lithiase biliaire; le rhumatisme articulaire et la goutte; la néphrite, l'hémorragie cérébrale, la phlébite ou la sciatique; l'érythème noueux ou le purpura, etc., etc. Une maladie d'une spécificité relative, comme l'érysipèle, la fièvre typhoïde ou même la tuberculose — spécificité qui n'est pas comparable à celle des fièvres éruptives —, est due au surmenage d'un organisme dont la vitalité est affaiblie, tout autant qu'au renforcement de virulence d'un microbe saprophyte. La cause *intrinsèque* est prédominante encore ici, tandis qu'elle s'efface devant la cause *extrinsèque* dans les maladies vraiment spécifiques.

Cette étude de l'origine commune d'un grand nombre d'affections diverses a un intérêt essentiellement pratique. Elle explique pourquoi, si souvent, contre des maux différents le médecin prescrit uniformément repos et diète; elle fait mieux comprendre les équivalents morbides qui se succèdent chez les mêmes sujets, même en dehors des états diathésiques; elle permet de traiter facilement ces malades, nombreux dans la clientèle de ville, qui, sans rentrer dans aucun cadre de la pathologie spéciale, souffrent de troubles fonctionnels, aussi bien respiratoires et vasculaires que digestifs et nerveux, troubles prémonitoires d'un état morbide qui ne manquerait pas de se déterminer et de se localiser, si le repos et le régime n'intervenaient à temps. A l'hôpital, au contraire, on a souvent affaire à des maladies aggravées.

## SIGNES PRÉCURSEURS COMMUNS

L'état d'imminence morbide n'est donc pas toujours latent. Il peut se manifester par une série de symptômes précurseurs qui ne deviennent des prodromes proprement dits que lorsqu'ils se groupent d'une façon plus ou moins caractéristique. Ainsi la céphalée, le vertige, le bourdonnement d'oreille, l'insomnie l'anorexie, la diarrhée, la toux, l'épistaxis forment un syndrome prodromique qui éveille l'idée de fièvre typhoïde au début, et pourtant chacun de ces symptômes pris isolément est tout à fait banal, et possible dans une affection quelconque : infection auto-intoxication, intoxication, etc.

Il y a deux ordres de symptômes d'imminence morbide : les uns sont *communs* à un grand nombre de malades, les autres sont *propres* à certains d'entre eux, déjà atteints au préalable d'une lésion ou d'un trouble fonctionnel habituel. Envisageons d'abord les *symptômes communs*.

Les *manifestations nerveuses* sont peut-être les signes précurseurs les plus précoces de l'état morbide, surtout chez les nerveux, dont la conscience organique est le plus développée. En regard des nerveux, et par contraste, il faut placer les sujets dont les sensations internes sont émoussées, par exemple les vieillards, les alcooliques, les lymphatiques. C'est chez ceux-ci que la période d'imminence morbide est souvent latente.

La *douleur* sous une forme quelconque (céphalée, rachialgie, douleur de côté, douleur de ventre) est toujours un indice précieux dont il faut tenir d'autant plus compte qu'elle est plus inaccoutumée.

La douleur est un avertissement ; elle nous prévient que l'équilibre normal est rompu. C'est un symptôme utile sinon heureux ; celui qui souffre se défend mieux : c'est une loi générale, aussi vraie pour le panaris que pour la pneumonie, l'angiocholite, l'entérite, etc. La douleur locale invite, sauf exception, l'organe malade au repos. La *céphalée* oblige au repos l'organisme tout entier, et en particulier l'abdomen, car elle porte à la diète ; et, si elle est fréquemment signe d'intoxication ou d'auto-intoxication générale, elle est souvent aussi le retentissement d'un trouble sympathique abdominal. Il n'est pas rare que la douleur de tête, lorsqu'elle est unilatérale, corresponde au côté malade. La névralgie sus-orbitaire droite appartient plutôt aux affections hépatiques (lithiase biliaire) ; la gauche est plutôt en rapport avec un trouble fonctionnel de l'estomac ou de l'S iliaque, par exemple chez les entéritiques.

Parmi les variétés de rachialgie, la *douleur lombaire* est la plus importante : on la rencontre dans une foule de circonstances : méningite spinale, néphrite, lumbago, entérite, maladie d'Addison, fièvres, etc. Mais de plus, comme la céphalée, en dehors des indications spéciales qu'elle peut donner, elle signifie fatigue générale, imminence morbide. Il en est de même de la sensibilité au froid.

A ces troubles sensitifs plus ou moins précoces, s'ajoute un trouble moteur qui frappe aussi les malades, longtemps avant l'éclosion des accidents, c'est l'*asthénie* (Voir *Semaine Médicale*, 1905, p. 157-160), avec la sensation de fatigue qui l'accompagne. Dans l'ordre psychique, la somnolence ou l'insomnie, l'irritabilité ou la tristesse, et surtout l'*anxiété*, ne sont pas moins caractéristiques de l'approche de la maladie. Certains sujets, à la veille d'une pneumonie, d'une fièvre typhoïde ou de toute autre affection, ont le pressentiment qu'il va leur arriver malheur. D'autres sont pris d'une suractivité qui les porte à faire une foule de choses à la fois, comme s'ils sentaient que leur vie va être arrêtée, au moins pour un temps.

L'altération du *facies* est un signe qu'on peut rattacher à l'asthénie. Les yeux se creusent, les traits sont tirés. La « mauvaise minée » n'est que l'ébauche du facies abdominal ou grippé. La souffrance interne, même inconsciente, se reflète sur le visage et quelquefois dans le regard. A cela s'ajoute la modification du teint qui pâlit ou jaunit.

Tous ces troubles nerveux ne sont en somme que le contre-coup de ce qui se passe du côté des *voies digestives*; ils ne sont que le retentissement d'une perturbation sympathique. Il y a, en effet, arrêt ou viciation des fonctions du tube digestif ou des glandes qui en dépendent. Souvent l'arrêt est précédé de suractivité prémorbide. Ainsi la boulimie s'observe à la veille des maladies (grippe, rhumatisme articulaire aigu, entérite, colique hépatique, etc.) et particulièrement chez les nouveau-nés; on voit aussi un flux biliaire exagéré précéder l'acholie ou l'hypocholie passagère qui lui succédera. Les matières fécales sont alors moins homogènes, plus molles et plus fétides. Cette phase est suivie d'anorexie avec état saburral, constipation et ballonnement du ventre. Ces symptômes sont tous des actes de défense, ainsi que les vomissements qui peuvent suivre. L'organisme, pour arrêter les progrès de l'auto-intoxication prémorbide, suspend la nutrition et partant la digestion. Il y a là une sorte d'inhibition providentielle ; la désassimilation ne pouvant plus se faire normalement, faute d'énergie vitale, l'assimilation est entravée par une sorte de mécanisme régulateur.

C'est alors qu'entre en jeu, à la faveur de la diminution de la résistance organique, l'augmentation de virulence des microbes commensaux. Leur virulence s'accroît parce que les sécrétions protectrices des muqueuses s'altèrent ou s'amoindrissent. Ces phénomènes sont évidents à l'entrée des *voies respiratoires* et *digestives*. Le coryza, la bronchite, l'angine, la stomatite sont l'effet de cette infection d'origine interne.

Ce sont là sans doute déjà des manifestations morbides qui peuvent rester isolées ; mais souvent aussi elles annoncent une affection plus profonde dont la localisation et la nature ne seront pas nécessairement en rapport avec cette infection des premières voies. Ainsi la toux d'une trachéo-bronchite peut parfaitement préluder à une entérite, à une péricardite ou à une néphrite aussi bien qu'à une bronchopneumonie ; une angine annonce l'imminence d'un rhumatisme aussi bien que d'une grippe ou d'une fièvre typhoïde ; un embarras gastrique peut précéder la pleurésie, ou bien l'ictère catarrhal ou un accès de goutte ; nous avons vu le coryza constituer le symptôme précurseur de coliques hépatiques, chez une malade que nous avons observée maintes fois.

Après les troubles digestifs qui paraissent les pré-

miers en date, après les troubles nerveux qui en
découlent et l'infection banale de l'entrée du tube
digestif, les modifications humorales, qui résultent
aussi de la viciation des fermentations digestives,
amènent une altération de l'état général. On conçoit
que l'altération du milieu intérieur ne peut provenir
que du tube digestif où s'élaborent les éléments de
sa rénovation. Il y a altération par excès ou par
défaut avec *signes généraux* correspondants : plé-
thore ou anémie, augmentation ou diminution de
poids. C'est le changement qui s'opère dans un état
général habituel quel qu'il soit, qui présage l'état
morbide, bien plus que telle ou telle apparence
extérieure. La pâleur sera quasi normale pour l'un,
la coloration du visage sera morbide pour l'autre.

Il en est de même des changements qu'on observe
dans la *pression artérielle*. Le taux de la pression
ne paraît pas le même, dans des conditions iden-
tiques ou du moins analogues, pour une série de
sujets, par exemple les artério-scléreux. Chez ceux-
ci l'augmentation de pression est essentiellement
un phénomène d'imminence morbide qui annonce
une crise d'hypertension cardiaque (angine de poitrine) ou pulmonaire (œdème aigu du poumon), ou
une hémorragie nasale, cérébrale, etc. L'hypertension artérielle, comme la plupart des signes précurseurs précédents, est une réaction défensive. Il
en est de même de l'hyperthermie qui n'est que
l'exagération d'un processus normal ; c'est dans
une certaine mesure une réaction nerveuse dont
l'intensité varie suivant les sujets autant que suivant
les causes.

Dans les maladies aiguës les déterminations *car-*

*diaques* ou *rénales* sont généralement secondaires, et il suffira de signaler ici les signes qui peuvent être précoces : les troubles du rythme cardiaque et les modifications des urines. La tachycardie, la bradycardie, l'arythmie, sont parfois des symptômes pémonitoires ou concomitants d'accidents lointains du côté des voies digestives, des reins ou du cerveau.

L'*urine* est la sécrétion qui est le plus étudiée pendant l'évolution morbide. Or, dans la plupart des maladies aiguës les résultats sont fort analogues. Pendant la crise de la terminaison favorable, il y a augmentation des matériaux excrétés, phénomène corollaire de la rétention des déchets pendant la maladie. Or, ce qu'il est important de relever ici, c'est que l'accumulation des déchets précède la maladie elle-même, et que l'auto-intoxication qui en résulte est la vraie cause de la maladie. Aussi voit-on parfois une décharge uréique préfébrile, effort de l'organisme pour éviter l'infection menaçante. Bien des malaises passagers, assez mal déterminés, mais caractérisés toujours par une inhibition complète des fonctions digestives — accompagnée de l'asthénie qui en est la conséquence, et de l'anxiété qui résulte de la suspension momentanée de la vie sous une forme quelconque, — bien des ébauches morbides se jugent par une décharge uréique. Le culot de nitrate d'urée au fond du verre de Gubler en est le témoignage. Ce qui est vrai pour les matériaux azotés l'est aussi pour les chlorures, et si, dans la pneumonie ou la grippe, par exemple, les chlorures restent faibles dans l'urine, cela tient à l'élimination supplémentaire de l'expectoration, parfois très salée : le fait est facile à constater. En somme, il est légitime d'admettre que les phénomènes, qui caractérisent le passage de la maladie à la convalescence, sont précisément inverses de ceux qui préparent l'état morbide. Aussi comprise comme l'aboutissant d'une auto-intoxication préalable, la maladie tendrait à créer un émonctoire supplémentaire ou à provoquer une phase de suractivité d'un émonctoire habituel.

## SIGNES SPÉCIAUX ; IMMINENCE MORBIDE SECONDAIRE

Cette opinion est corroborée par l'étude des *symptômes particuliers* que certains sujets, déjà tarés, présentent pendant la période d'imminence morbide. Les sujets atteints, par exemple, d'un flux périodique ou permanent, assistent alors à une modification de ce flux qui les avertit du danger. De là des symptômes variables suivant les cas ; ce sont des *symptômes propres* à telle ou telle catégorie de malades.

Ces symptômes propres consistent dans l'exagération, la suppression ou la diminution d'un émonctoire anormal, déjà créé par une maladie antérieure. Ainsi le catarrhe bronchique se sèche à l'approche d'une congestion pulmonaire ou d'une pneumonie ; l'eczéma rétrocède sous l'influence de l'asthme ; la gourme disparaît avant une méningite ; la fistule à l'anus se tarit pendant que se développe la tuberculose pulmonaire ou pleurale. De même on verra la fétidité de l'expectoration ou de l'urine augmenter à la veille d'une nouvelle poussée de bronchite ou de pyélite. Par contre, un flux hémorroïdaire ou une hémorragie nasale ou utérine ou intestinale, peut faire avorter l'évolution morbide à son début ou même la prévenir.

Ainsi se trouvera évitée ou différée ou arrêtée l'urémie, l'hémorragie cérébrale, la goutte, la colique hépatique, la fièvre typhoïde. C'est ici le lieu de rapporter le cas de cette fillette, observée par nous, qui, atteinte d'un angiome de la lèvre supérieure, n'était jamais malade, quoique chétive et pâle, parce qu'elle saignait périodiquement du nez. La pratique préventive de la saignée printanière, et même de l'exutoire, est donc justifiée, sinon recommandable, puisqu'il est incontestable qu'un émonctoire supplémentaire, par hémorragie ou suppuration, détourne des organes profonds l'effort morbide, et rend inutile la maladie, la raison d'être de celle-ci étant précisément l'établissement d'un émonctoire supplémentaire. Cette théorie est particulièrement applicable aux rhumatismes (primitifs ou secondaires). C'est ici la séreuse articulaire qui reçoit la décharge des poisons dont le milieu intérieur s'efforce de se débarrasser. Le salicylate de soude, par son action sur le foie, arrêterait la formation de ces poisons dont l'origine semble bien être le tube digestif[1] dans le rhumatisme articulaire aigu. La maladie crée donc une fonction éliminatrice surajoutée, destinée à l'élimination des corps toxiques accumulés pendant la période d'imminence morbide.

S'il existe des lésions ou troubles fonctionnels qui

---

1. GILBERT et LEMBOULLET. L'origine digestive du rhumatisme articulaire aigu, *Presse médicale*, 1904, p. 33, 16 Janv.

prémunissent contre d'autres accidents, il est aussi
des maladies qui créent un état particulièrement
favorable au développement d'autres maladies,
constituant ainsi une série d'*étapes morbides*. L'entérite chronique des nouveau-nés est la première
étape du rachitisme. La scarlatine met le rein en
état d'imminence morbide ; de même le rhumatisme
articulaire aigu fait craindre pour le cœur. Un
enfant, ayant déjà été atteint de bronchite, sera au
cours d'une rougeole ou d'une coqueluche particulièrement menacé d'une broncho-pneumonie. La
gravité d'une infection préalable, comme la choléli-
thiase, sera augmentée sous l'influence d'une infection intercurrente. La liste des faits de cette série
serait longue ; mais il est inutile d'insister, si ce
n'est pour remarquer que c'est encore le repos et le
régime qui sont les conditions nécessaires du traitement préventif des complications dans les maladies. Les mêmes moyens qui permettent d'éviter les
maladies les empêchent de s'aggraver.

## LE TROUBLE DIGESTIF PRIMORDIAL

L'étude des conditions de développement ou d'aggravation de l'état morbide pour chaque appareil
va nous montrer pourquoi le régime est avec le
repos la base de tout traitement.

Voici un cas très simple d'imminence morbide
relatif à une *angine pseudo-membraneuse non diphtérique*.

M^lle D..., âgée de vingt-sept ans, est prise le
11 novembre 1908 au soir, de fièvre. Le 12 elle présente sur l'amygdale droite une fausse membrane,

jaune sale, de la largeur d'une pièce de 50 centimes.
En haut de l'amygdale gauche on voit deux petites
plaques opalines larges comme une lentille. Il n'y a
de douleur et d'adénopathie sous-maxillaire qu'à
droite. Température 38°,9. Haleine très fétide. Teint
jaune. Pas d'albumine.

Les jours suivants la fièvre décroît régulièrement
avec le traitement : lavages de gorge 5 à 6 fois par
vingt-quatre heures et nettoyage à l'eau oxygénée
2 fois par jour. Mais les fausses membranes se
reproduisent, s'étendent jusqu'au 19, et englobent
la luette. Sous les fausses membranes, la muqueuse
gonflée est ulcérée et douloureuse à l'attouchement,
surtout dans une cavité formée dans l'amygdale
droite (irradiations à l'oreille droite). Examen micros-
copique : pas de diphtérie, microcoques.

Heureusement les règles, qui surviennent le 16,
amènent une détente après une légère exacerba-
tion.

L'intérêt de l'observation réside dans ce fait que
cette angine, qui avait paru débuter brusquement en
pleine santé, malgré quelques troubles digestifs
préalables, couvait en réalité depuis un mois.
Les règles précédentes avaient été accompagnées
d'une légère douleur de gorge, et il existait très
probablement depuis un mois une infection lacunaire latente (microbisme latent de Verneuil). L'angine grave n'était que la deuxième étape d'une maladie datant d'un mois ; ou, si l'on veut, la malade
était *depuis un mois en imminence morbide*.

L'imminence morbide pour les *maladies de l'appareil respiratoire* est tout à fait convaincante. Chez
le nouveau-né, où les facteurs étiologiques sont peu

nombreux et simples, en l'absence de tares acquises, l'observation est particulièrement favorable. Or, chacun sait que les enfants qui sont le plus exposés à la *broncho-pneumonie* l'hiver sont précisément ceux qui ont de l'entérite l'été, c'est-à-dire des enfants qui sont mal alimentés ou suralimentés. L'infection bronchique ne commence et ne se propage qu'à la faveur d'une perturbation des fonctions digestives, à laquelle s'ajoute ou non le coup de froid. La preuve en est que le meilleur moyen de guérir la trachéo-bronchite qui prélude à la broncho-pneumonie est de diminuer la ration alimentaire de l'enfant. Ce qui, chez le nouveau-né, s'applique à l'infection broncho-pulmonaire est également vrai pour l'eczéma, l'otite, la gourme, etc., etc. L'état d'imminence morbide se révèle presque toujours dans le premier âge à l'inspection des selles. Toute selle anormale persistante, grumeleuse ou glaireuse, *fétide*, trop dure, trop pâle, trop colorée, trop rare ou trop fréquente indique l'imminence morbide. C'est une notion qu'on ne saurait trop vulgariser. La ration alimentaire quotidienne de l'enfant est impossible à déterminer mathématiquement dans la pratique journalière; les mères et les nourrices doivent être à même de la modifier d'une façon opportune, et surtout de la modifier en moins.

On peut dire que dans le premier âge la principale cause de la bronchite et de la broncho-pneumonie est la même que celle de l'entérite : à savoir la suralimentation ; à cette cause principale s'ajoute l'influence de la saison et de l'épidémie possible, surtout dans les agglomérations. Il faut se défier de ces gros bébés suralimentés qui ont « la poitrine grasse »; ils sont particulièrement exposés à la bronchite capillaire ou à l'entérite cholériforme. Il semble aussi que chez eux la rougeole soit plus intense ; il semble même qu'ils soient plus aptes à la contracter.

Prenons le cas d'un enfant plus âgé, atteint d'une *congestion pleuro-pulmonaire* : nous y retrouverons la même relation entre les phénomènes intestinaux et respiratoires.

L'observation suivante est celle d'une fillette de treize ans, sujette à des poussées d'entérite membraneuse typique (avec expulsion de membranes cylindriques); elle avait eu une première poussée sous forme de fièvre continue. En 1904, elle fait une seconde poussée que juge une trachéo-bronchite grippale. Enfin, en 1905, elle prend le lit, le 13 avril, pour une bronchite grippale. Deux jours après, soumise à une diète insuffisante, elle subit une ascension thermique à 39°2, puis la température oscille entre 37° et 38°2 jusqu'au 22; elle vomit une fois, a souvent des nausées et reste constipée ; le 20, on constate des râles sous-crépitants à la base gauche. Le lendemain apparut une diarrhée brunâtre avec céphalée. Le 22, nouvelle ascension thermique à 38°8 après un léger frisson, puis plateau pendant trois jours et toux quinteuse; la malade continue à avoir des malaises, quelques coliques, des nausées, des défaillances, des sueurs. Le 24 seulement on constate un souffle expiratoire à l'extrême base gauche avec égophonie. Mais, dès le jour suivant, le souffle disparaît; la température baisse en même temps que les fonctions intestinales reprennent leur cours, et des peaux apparaissent

dans les selles qui, d'abord diarrhéiques, puis mou-
lées et étroites, en partie décolorées, deviennent
des selles bilieuses et glaireuses. A ce moment
l'expectoration, qui était tarie depuis la recrudescence fébrile, se montre de nouveau; la toux redevient grasse. Quelques frottements apparaissent à la
base gauche et les jours suivants la guérison est
complète.

Cette courte observation est tellement simple
qu'elle en est banale. Le seul intérêt qu'elle présente est dans le parallèle évident qui existe entre
les manifestations pleuro-pulmonaires et digestives,
surtout au moment de la crise terminale : au début,
il n'y a qu'un peu de bronchite avec des fonctions
intestinales imparfaites ; puis, sous l'influence d'une
alimentation inopportune, il y a menace d'infection
digestive avec recrudescence de l'infection broncho-pulmonaire et, semble-t-il, inhibition hépatique ; enfin une crise d'hypercholie termine la maladie.

Ce retentissement de l'état de l'intestin et du foie
sur les voies respiratoires se retrouve chez l'adulte
dans la bronchite et la congestion pulmonaire, dans
la pleurésie avec état saburral, dans la pneumonie
même où il suffit parfois d'un lavement purgatif
donné à propos pour provoquer la défervescence,
dans ce qu'on est convenu d'appeler les états grip-
paux. La grippe commence par la faillite, si l'on
peut ainsi parler, du sympathique abdominal, avec
asthénie et manifestations respiratoires secondaires. Ce qui fait la caractéristique de la grippe,
ce n'est pas sa bactériologie variable, mais bien sa
physiologie pathologique. De même le mot de bron-

cho-pneumonie d'origine intestinale doit être compris physiologiquement plutôt qu'au strict point de vue bactériologique. En somme les manifestations broncho-pulmonaires et les troubles gastro-intestinaux se combinent souvent, ou bien se montrent comme les équivalents d'un même état morbide, ou comme les aboutissants d'un même état d'imminence morbide, les unes de préférence dans la saison froide, les autres dans la saison chaude.

La question des relations des voies digestives et respiratoires, dans la pathologie de tous les jours, mérite d'être envisagée aussi au point de vue thérapeutique. On ne peut pas ne pa être frappé de l'identité des principaux médicaments qu'on emploie pour combattre l'infection digestive et respiratoire ; ce sont l'ipéca, le benzoate de soude, le salicylate de soude, le soufre, la térébenthine.

Le vomitif que l'on a coutume de donner à ces enfants qui ont « la poitrine grasse » a surtout l'avantage de libérer pour un temps les voies digestives encombrées, ainsi qu'en témoigne l'état saburral de la langue. L'ipéca, à petites doses, agit aussi contre l'infection imminente en excitant toutes les sécrétions ; de là son usage dans la dysenterie aussi bien que dans la bronchite.

Le benzoate de soude agit particulièrement sur le foie comme le salicylate de soude, et peut-être son action expectorante n'est-elle que la conséquence de son action cholagogue.

Parmi les *arguments thérapeutiques* que l'on peut apporter ici, l'un des plus évidents est l'action que le salicylate de soude a précisément sur certaines congestions pulmonaires grippales chez l'adulte. Or, si le salicylate de soude guérit à la fois la lithiase biliaire, la congestion pulmonaire et le rhumatisme articulaire aigu primitif (c'est-à-dire d'origine digestive), ce ne peut être qu'en vertu de la même action cholagogue. Le soufre, la térébenthine ont également été utilisés dans les maladies des voies digestives et respiratoires, et l'on peut se demander s'ils n'agissent pas, dans les deux cas, en vertu d'une certaine action antiseptique intestinale directe ou indirecte.

Ce serait une erreur d'en conclure que le traitement des maladies respiratoires doit être purement gastro-intestinal ; il faut se garder surtout de l'abus des purgatifs, qui sont une fatigue, quand ils ne sont pas suivis de diète et de repos. La diététique est néanmoins de première importance tant comme moyen préventif que comme moyen curatif. Et cela s'applique aussi bien aux maladies chroniques qu'aux maladies aiguës, aussi bien à la bronchite chronique, à l'asthme, à l'emphysème et même à la tuberculose, qu'à la laryngite striduleuse ou au spasme de la glotte.

Ces considérations sur les relations pathologiques de l'intestin et de l'appareil respiratoire expliquent la pleurésie biliaire, la pleurésie appendiculaire et, d'une façon générale, les complications pulmonaires des maladies abdominales, depuis la hernie étranglée jusqu'aux entérites infantiles et à la fièvre typhoïde.

Le retentissement des troubles digestifs [1], appa-

---

1. Récemment M. Marcel LABBÉ a insisté sur les accidents précoces de la suralimentation, *Soc. méd. des hôp.*, 1908, p. 112, 17 juillet. Voir aussi Marcel et Henri LABBÉ. Les dangers de la suralimentation habituelle. *Presse médicale*. 1907, 16 février, p. 107.

rents ou latents, se fait sentir aussi sur les divers appareils, sur l'appareil cardio-vasculaire, sur les reins, sur les systèmes nerveux et cutanés, sur les voies digestives elles-mêmes et leurs annexes. Ces faits, d'ailleurs, connus, embrassant une grande partie de la pathologie, ne peuvent qu'être indiqués ici.

Dans la première enfance, les altérations du contenu intestinal se répercutent surtout sur les poumons, sur le foie, la rate et la moelle des os, sur les centres nerveux et sur la peau. La viciation nutritive, en diminuant la résistance organique, ouvre la porte à l'infection qui se localise de préférence sur les points où l'activité organique est maxima : ainsi s'expliquent la méningite, l'ostéomyélite, la poliomyélite.

Dans la seconde enfance, il y a déjà des tares acquises, dues à la guérison incomplète d'affections antérieures : les parois de l'intestin sont modifiées par la persistance de fermentations intestinales vicieuses, l'appendicite apparaît; les infections ganglionnaires se réveillent, les angines se répètent. Ce n'est guère qu'à cette époque que les tares héréditaires commencent aussi à se révéler du côté du rein, du cœur, du système nerveux.

A l'adolescence, ces tares se confirment. C'est l'âge de la néphrite épithéliale, de l'épilepsie, du rhumatisme, des cardiopathies, etc.

Chez l'adulte les lésions cardio-vasculaires se développent, ainsi que les lésions rénales; c'est l'âge aussi des retentissements hépatiques d'infections intestinales souvent lointaines.

Enfin, dans la vieillesse l'artérite s'accuse là où elle existait déjà.

Or, ce qu'ici nous voulons mettre en lumière, c'est ce fait fondamental qu'*à tout âge* chaque assaut morbide se fera à la faveur d'une viciation nutritive, dont le point de départ est le tube digestif. Dans les maladies cardio-artérielles et dans les néphrites, l'auto-intoxication d'origine intestinale doit être recherchée très loin dans le passé du malade; elle disparaît derrière la dyscrasie, la modification humorale; l'adultération du milieu intestinal a peu à peu causé celle du milieu intérieur. Mais, qu'il s'agisse de prévenir des convulsions infantiles ou une hémorragie cérébrale, de traiter un rétrécissement mitral ou une colique hépatique, ou une néphrite, c'est toujours par un régime *amoindri* qu'il faudra s'opposer au développement de la maladie quelle qu'elle soit. Si l'on a affaire à un enfant âgé d'un an, on le mettra au régime d'un enfant de six mois par exemple; s'il s'agit d'un adulte on le soumettra au régime de l'enfance. Mais, pour être appliqué, ce régime amoindri exige ou entraîne le repos de l'organisme, non seulement un repos du système nerveux de relation, mais encore un repos du système nerveux organique.

## LE DÉFICIT NERVEUX

La *fatigue* — et la dépression nerveuse qui lui est consécutive — est, en effet, après l'encombrement du tube digestif la principale condition de développement de l'état d'imminence morbide. Or, pour étudier les effets de la fatigue il n'est pas besoin de recourir à l'étude du surmenage[1], il suffit de considérer l'état physiologique.

1. Sur la fatigue et le surmenage, lire l'article de M. A.-B. Mar-

A l'état physiologique la réceptivité morbide est
variable. Elle est plus grande après le repas et
l'après-midi, ou dans la première partie de la nuit :
c'est aussi l'heure où les malades ont le plus facilement des recrudescences fébriles. Par exemple,
chez un sujet atteint de la bronchite aiguë la plus
simple, on verra la toux devenir plus sèche et l'infection s'aggraver à la suite d'un repas trop peu
frugal. Beaucoup de malades ont leur maximum
fébrile entre midi et six heures du soir, ou au milieu
de la nuit. La température qui était maxima à quatre
heures de l'après-midi peut être moindre à huit
heures du soir. De même au cours d'une pneumonie
ou d'une bronchopneumonie, la température qui
subissait une rémission à huit heures du soir peut
remonter entre onze heures et deux heures de la
nuit. Enfin, une défervescense qui n'est pas effectuée
à six heures du matin peut l'être à huit heures.

L'homme et plus encore la femme présentent, en
outre, à certaines phases de leur évolution, un état
d'imminence morbide générale, en même temps
qu'une prédisposition locale, pour l'appareil organique qui subit sa crise de développement, ou pour
un organe quelconque préalablement taré. La grossesse et la puerpéralité créent une prédisposition
spéciale à certaines affections. N'insistons pas, bien
qu'il y ait là matière à considérations intéressantes.

Le nouveau-né au sein, dans les conditions nor-

PAN dans le *Traité de pathologie générale*, de Ch. Bouchard,
t. I, p. 115. Voir aussi : F. Heissheimer. Recherches expérimentales relatives à l'influence de la suralimentation et du
travail musculaire sur le pouvoir d'absorption de l'intestin,
*Semaine médicale*, 1909, p. 236, n° 20.

males, ne doit pas être malade. Il n'a pas encore eu
le temps de contracter de mauvaises habitudes organiques. C'est au moment des crises d'évolution que
celles-ci s'installent plus volontiers. Prenons la crise
de *dentition*, comme premier exemple. Si, vers six
mois, vers dix-huit mois, etc., au lieu d'être, pendant
la crise, soumis à un régime restreint, l'enfant est
alimenté plus fortement, le travail organique qui doit
aboutir à l'éruption dentaire est dévié ; une digestion
pénible épuise le petit être qui n'a plus la force de
faire les frais de sa dentition ; la mauvaise habitude
organique et le retard de développement s'enchaî-
nent. Les débiles surtout ont besoin de ménager leurs
forces au moment critique ; il doivent éviter tout
travail inutile. Ils doivent même parfois faire cesser
toute action organique partout ailleurs, pour diriger
l'effort vital vers l'appareil qui se développe, qui
bourgeonne. C'est le même principe qui guide l'hor-
ticulteur dans la direction de la sève.

Ce principe n'est autre que celui de la solidarité
des parties constituantes de l'être vivant. La somme
d'énergie vitale dont dispose un individu n'étant pas
illimitée, il y a des moments dans l'existence où
elle doit être concentrée sur un point, soit qu'il
s'agisse de la lutte contre l'infection, soit qu'il
s'agisse de l'établissement d'une nouvelle fonction.
Chez le nouveau-né, le principal travail étant le travail digestif, il ne faut pas craindre de le réduire pour
éviter les accidents dits de dentition, aussi bien les
convulsions que la bronchite et la diarrhée. La cause
des accidents de dentition est presque toujours une
suralimentation relative ou absolue.

Pareil principe s'applique à la *puberté*. Au moment

où, chez la fillette, s'établit la fonction menstruelle,
le médecin doit exiger un repos relatif ou absolu :
repos musculaire, repos cérébral, repos digestif
même. Car si, aux époques de croissance, la suralimentation paraît et est dans une certaine mesure
légitime, cette suralimentation ne sera bien utilisée
que si elle est accompagnée, ou mieux précédée,
d'une réduction de dépenses, d'un repos. Ce serait
une erreur de considérer le problème de la nutrition
et de la croissance comme un problème purement
chimique ; le système nerveux joue ici, comme dans
toutes les circonstances de la vie normale ou pathologique, un rôle prépondérant, parce que c'est lui
qui fait l'unité de l'être. La résistance de l'organisme
à la maladie est fondée à la fois sur l'union et la hiérarchie des organes, sur l'harmonie de leur fonctionnement.

Aussi l'époque de la *fonction menstruelle* reste-
t-elle toute la vie une époque critique ; elle donne
lieu à une déplétion salutaire, mais c'est une fatigue,
elle met la femme en état d'imminence morbide ;
elle favorise volontiers le renforcement de virulence
des saprophytes ; et, quand l'effort de l'organisme se
trouve porté sur un point menacé comme le foie ou
le poumon, si elle est différée par l'entrée en scène
d'une colique hépatique ou d'une congestion pulmonaire, la femme ne retrouvera l'équilibre organique
qu'après quatre semaines, lorsque seront venues les
règles suivantes. Donc, de quelque maladie qu'il
s'agisse, pendant la traversée de cette période, les
femmes seront soumises à une surveillance toute
spéciale, qui aura pour but d'imposer à l'organisme
le repos total (musculaire, cérébral, digestif) et de

détourner du point faible la congestion déplétive qui pourrait s'y produire [1].

Il en est encore de même à la *ménopause*, où la suppression de la fonction menstruelle doit nécessairement entraîner une modification de la nutrition. Alors, si la femme ne restreint pas son régime, elle se crée un émonctoire supplémentaire comme le rhumatisme chronique ou une bronchite chronique, ou bien elle fait de la néphrite interstitielle, ou elle devient simplement dyspeptique.

A ce moment d'involution, comme au moment de l'évolution, se manifeste de nouveau la solidarité des organes. Les éliminations glandulaires cherchent à se compenser et, selon les cas, les reins, le foie ou le corps thyroïde entrent en suractivité pour suppléer à l'insuffisance ovarienne. Ainsi l'on voit les capsules surrénales s'hypertrophier et créer l'hypertension, suivie elle-même d'hypertrophie cardiaque dans la néphrite interstitielle. Ainsi s'expliquent les troubles basedowiformes de la ménopause.

Mais ces compensations sont déjà pathologiques, et il vaut mieux régler la machine pour un travail moindre. D'ailleurs, l'équilibre des forces organiques apparaît très bien chez l'homme adulte. Qui ne sait que la suractivité d'un organe est une cause de maladie, parce qu'il s'ensuit un arrêt ou un trouble de fonctionnement d'un autre organe? Un

1. Consulter sur ces questions spéciales : Albert ROBIN. *Les maladies de l'estomac*, leçon XIVᵉ sur Les retentissements utérins, p. 134 ; A. ROBIN et P. DALCHÉ, *Traitement médical des maladies des femmes*, 8ᵉ édit. ; Mⁱˡᵉ M. FRANCILLON, *Essai sur la puberté chez la femme*, etc., 1906, Paris, Félix Alcan.

excès de travail cérébral ou musculaire ralentit ou arrête les fonctions digestives. On peut dire que chacun meurt par son meilleur organe, c'est-à-dire par celui qui, sous l'influence de la lutte pour la vie, s'est le plus prêté à une activité exagérée.

En résumé, l'étude de l'état d'imminence morbide nous a appris que, malgré l'infinie variété des expressions pathologiques, *la maladie non spéci-fique est pour ainsi dire une* dans son essence : elle dérive d'une altération des fonctions abdominales, de la fonction de digestion, première fonction de la cellule primitive. Dans l'organisme complexe de l'homme, cette altération peut être primitive ou consécutive à un déficit nerveux. Si le tube digestif est capable d'un certain surmenage, le vice de nutrition, qui est presque toujours dû à une suralimentation relative ou absolue, mène à la dyscrasie chronique. Si la suralimentation n'est pas supportée, si elle produit l'auto-intoxication, la résistance à l'auto-infection diminue et une maladie aiguë se révèle à la première occasion.

Aussi une maladie aiguë bénigne est-elle souvent un événement heureux, à la condition qu'une guéri-son complète s'ensuive. Elle oblige à un repos et à un régime salutaires qui arrêtent le processus mor-bide. D'où la longévité des migraineux. Inverse-ment, il n'est pas rare de voir des malades soignés judicieusement pour des affections chroniques res-ter à l'abri de maladies aiguës, grâce au repos et au régime auxquels ils sont obligés de se soumettre.

Il est donc impossible d'établir en général un *pronostic* de l'imminence morbide. Il varie suivant les sujets — le même symptôme n'ayant pas la

même valeur chez tous — et suivant les maladies.
Ce qu'on peut dire, c'est que l'imminence morbide
n'est vraiment grave que si elle est méconnue, si
elle n'est pas traitée, ou bien s'il s'agit d'une maladie d'une spécificité absolue ou relative. Chez les
débiles, jeunes ou vieux, chez les sujets atteints de
tares ou d'affections chroniques, chez les diathésiques, il existe vraiment un *état d'imminence morbide chronique*, qui s'installe peu à peu, à mesure
que les conditions de la lutte pour l'existence les
obligent à outre-passer leurs forces. Pour peu qu'ils
soient nerveux, nous dirions volontiers neurasthéniques, ces malades se défendent indéfiniment,
grâce à une certaine acuité de la conscience organique. Il y a lieu de les distinguer des neurasthéniques vrais, chez lesquels l'élément psychique
(anxiété, aboulie, tristesse) prédomine. Le point
délicat du *diagnostic* de l'état d'imminence morbide consiste donc à faire la part des habitudes organiques du sujet, autant que de ses réactions nerveuses, réactions variables avec chaque malade.

## TRAITEMENT

En déterminant les conditions de développement
de l'état d'imminence morbide, nous avons par là
même indiqué les bases du *traitement préventif* des
maladies non spécifiques. On pourrait éviter la plupart de ces maladies si, en temps opportun, le sujet
menacé était soumis au repos et à la diète nécessaires.

Le *repos* et le *régime* doivent être toujours com-
binés. C'est que le repos total de l'organisme favo-

rise la digestion. L'utilité du repos horizontal après les repas, conseillé aux dyspeptiques, est indiscutable. Cela se conçoit, si l'on envisage les relations du cervelet et du sympathique. Pendant le repos fonctionnel du cervelet, le sympathique ne dérive plus vers cet organe l'influx dont celui-ci a besoin à l'état d'activité, et tout l'influx nerveux se trouve utilisé pour le plus grand profit des fonctions organiques ou végétatives.

D'autre part, il est impossible d'exiger d'un malade, ou d'un sujet menacé de maladie, une diète même relative, s'il ne jouit pas du repos, c'est-à-dire s'il n'économise pas ses forces. La cure de la chlorose par l'alitement et le régime lacté est fondée sur ce principe (Hayem).

Le *repos* doit être double. Le médecin doit exiger le repos *fonctionnel* de l'organe malade, il doit exiger aussi le repos *total* de l'organisme, afin que toute l'énergie vitale ait un effet utile. Chacun sait que les infections locales ont de la tendance à se généraliser ou à s'aggraver, si l'énergie se dépense dans la vie de relation. Ainsi un repos, au moins relatif, doit être exigé dans les affections telles que le panaris, le zona, la plus légère bronchite, sous peine de complication ou d'aggravation. Car les principes qui constituent le traitement préventif des maladies non spécifiques sont les mêmes aussi qu'il faut appliquer pour éviter, au cours d'une maladie quelconque, les complications. D'où il résulte qu'en bonne pratique, il faut être très sévère au début des maladies les plus simples. La sévérité du traitement diététique est le meilleur moyen que nous ayons d'abréger la durée de la maladie.

Le *régime* sera toujours un régime *restreint* ou *amoindri*. Au début ou à la veille d'une infection légère ou grave, le mieux est de dépenser le moins de forces possible pour le travail digestif. Dans les maladies aiguës courtes comme la pneumonie, s'il est bon de ranimer les forces des malades par quelques boissons, il est mauvais de vouloir, à proprement parler, l'alimenter.

La *diète* absolue d'aliments, relative de liquide, est de rigueur dans les maladies aiguës du tube digestif : entérite infantile, appendicite, colique hépatique. La diète d'eau prolongée entraîne l'usage des injections de sérum. Or, la diète est aussi un moyen préventif excellent. Il n'y aurait pas d'entérite grave ou de broncho-pneumonie chez l'enfant, il n'y aurait pour ainsi dire pas de rhumatisme articulaire aigu viscéral, ni de grippe compliquée, etc., etc., si à temps, et pendant un nombre de jours suffisant, le sujet menacé ou déjà atteint était soumis à un repos et à un régime suffisamment prolongés. L'application du traitement dans tous ces cas doit être rigoureux et *maxima d'emblée*. De plus, pour éviter les rechutes, l'élargissement du régime doit être progressif et lent. Pour toutes les maladies la gradation du régime est la même : c'est toujours le lait coupé ou le lait de poule d'abord ; puis le lait pur ou les potages ; puis les aliments semi-liquides : crèmes, purées, œufs mollets. Peut-être l'abstinence de sel dans les maladies aiguës est-elle aussi une bonne chose. Les repas seront toujours fractionnés.

Ces principes d'hygiène si simples, si faciles à appliquer, sont malheureusement ignorés de beaucoup de mères de famille et de nourrices. Or, c'est dans la *première enfance* qu'on trouve leur plus éclatante démonstration ; et c'est à cet âge que leur inobservance a les plus désastreuses conséquences. Chez le nouveau-né, en cas d'imminence morbide, la mise au repos de la vie de relation est un moyen qui est absolument insuffisant ou illusoire. Le seul moyen prophylactique qui nous reste est la mise au repos de la vie organique. On ne saurait trop vulgariser cette notion que le facteur qui, avec l'alimentation solide prématurée, élève le plus la mortalité des tout petits enfants en général, et des enfants au biberon en particulier, c'est la suralimentation.

On peut dire que la plupart des livres classiques indiquent pour l'allaitement artificiel des doses trop élevées. On ne sait pas assez combien peu de lait de vache il faut pour élever un enfant, à la condition que ce lait soit coupé d'eau bouillie et particulièrement d'eau sucrée ou d'eau panée. Beaucoup d'enfants d'un an se portent mieux avec trois quarts de litre de lait additionné d'un quart d'eau sucrée, qu'avec 1 litre de lait pur. De six à neuf mois, un demi-litre de lait suffit souvent, pourvu qu'il soit coupé d'un tiers. Du troisième au cinquième mois, le lait sera coupé de moitié et pris à des doses échelonnées de un quart à un demi-litre. Avant l'âge de deux mois on ne dépassera guère un quart de litre, et le lait sera coupé de plus de moitié jusqu'au deuxième mois. Dans les premiers jours le coupage sera des deux tiers[1].

1. On peut fixer des maxima, mais non des minima. Voir le chapitre concernant la première enfance, où sont indiqués les résultats de nos observations sur l'élevage au biberon.

Ce sont là des points de repère. Dans les cas particuliers on se basera sur la courbe des poids et sur l'aspect des garde-robes. Il est mauvais qu'un enfant grossisse trop vite ou soit trop gros.

La dose quotidienne de lait ne doit être augmentée que de 5 grammes tous les deux jours, de façon à arriver à la fin du douzième mois à 700 ou 800 grammes, 900 grammes au plus. Pour un enfant d'un an passé, 1 litre est un maximum et non pas une dose nécessaire. Nous ne pouvons insister sur ces points spéciaux. Ce qu'il faut répéter et répéter sans cesse, c'est que, dès qu'un enfant semble affamé, dès qu'il tousse, dès que ses garde-robes sentent trop fort, dès qu'il a la moindre indisposition, quelle qu'elle soit, c'est qu'il est suralimenté ; il faut revenir en arrière et ne réaugmenter que très lentement les doses. Ne serait-il pas suralimenté, il faut, s'il subit une crise de dentition, par exemple, instituer la demi-diète et le mettre momentanément au régime d'un enfant plus jeune. Le traitement de l'état morbide se confond avec le traitement de l'état d'imminence morbide : c'est toujours par la diète combinée au repos qu'il faut commencer.

Chez *l'adolescent*, le traitement de l'état d'imminence morbide diffère quelque peu. Ici le repos musculaire et cérébral est le point essentiel ; le régime n'est vraiment utile que s'il est associé au repos. Ce régime sera d'abord amoindri et peu à peu, suivant les cas, élargi. La suralimentation n'est légitime, justifiée par la croissance, que si elle est précédée d'un temps de repos. On oublie trop sou-

vent que c'est un contre-sens de suralimenter un
malade, ou un sujet menacé, sans exiger un repos
au moins relatif : une suralimentation trop hâtive et
trop zélée est mal supportée par un grand nombre
de sujets.

A l'âge *adulte*, il en est de même. S'il faut tenir
compte ici de l'activité nécessaire, des conditions
de la lutte pour la vie, on rend service aux malades
en exigeant d'eux, quand apparaît un trouble quelconque de la santé, une suspension professionnelle
suffisante.

Enfin, au retour d'âge et dans la *vieillesse*, la
sobriété devient d'autant plus nécessaire, que la
dépense d'énergie diminue. Le régime redevient le
point essentiel. Nous connaissons des vieillards, et
même des adultes, qui se mettent systématiquement au lit et à la demi-diète tous les huit ou quinze
jours, et qui s'en trouvent bien.

Les progrès de la chirurgie d'une part, l'enrichis-
sement de la pharmacologie d'autre part, ne doivent pas laisser oublier qu'il est plus facile de prévenir que de guérir. Un certain nombre d'opérés
(appendicite) ou d'opérées (interventions gynécolo-
giques) bénéficient beaucoup plus du repos consécutif à l'opération que de l'opération elle-même,
quand la nécessité de celle-ci n'est pas évidente.
Bien des traitements médicamenteux sont inutiles
ou même nuisibles, quand ils font perdre de vue le
point essentiel du traitement : le repos et le régime.
La médecine gagne à être affranchie des médications illusoires et douteuses, ou éphémères.

Enfin, en face d'une infection d'une spécificité
relative comme la tuberculose, l'économie et l'utili-

sation thérapeutique de l'énergie vitale restent, avec la diminution de l'auto-intoxication digestive, la meilleure sauvegarde. La suralimentation ne doit venir qu'après [1].

1. Consulter : A. CHAUFFARD, *Des crises dans les maladies,* Thèse d'agrégat., 1886; A.-F. CHOMEL, *Éléments de pathologie générale*; MICHEL-LÉVY, *Traité d'Hygiène publique et privée.*

# L'UNITÉ MORBIDE[1]

## I. — DE L'INSUFFISANCE DE LA CLASSIFICATION ACTUELLE ET DE L'ABUS DE LA SPÉCIALISATION

Quand on considère les meilleures descriptions de la pathologie, on est frappé du peu d'importance attribuée actuellement à la classification. Depuis vingt ans, la plupart des traités de médecine reproduisent, avec quelques variantes, les mêmes paragraphes groupés sous les titres : 1° maladies générales; 2° maladies locales; les premières comprennent les infections, les intoxications et les auto-intoxications, les secondes embrassent toutes les localisations morbides envisagées par appareils. Cette classification a le mérite de la simplicité ; grâce à quoi elle a pu servir longtemps de guide dans l'étude des maladies. Rien n'était plus facile que d'ajouter à leur place respective les nouvelles acquisitions de la science. Peut-être a-t-on abusé de cette commodité en multipliant les espèces morbides, sans que la clinique y gagnât. La pathologie est devenue spécialisatrice à outrance, à mesure

1. Voir la *Revue scientifique* du 12 octobre 1907.

qu'elle s'enrichissait d'une infinité de détails. En accumulant les faits, n'a-t-on pas perdu de vue le lien qui réunit les formes morbides les plus diverses les unes aux autres ? La difficulté de trouver une classification qui satisfasse l'esprit a fait adopter l'usage des dictionnaires. Il n'est pourtant pas douteux qu'un classement est nécessaire à celui qui veut embrasser l'ensemble de la pathologie, pour l'enseigner et adapter au jour le jour la science comtemporaine à la tradition. Tout en sachant ce qu'a d'aléatoire et de contingent une tentative de classification fondée sur des faits incomplètement élucidés, et dont l'interprétation est sujette à variation, on ne niera pas qu'une pareille tentative a sa raison d'être de temps à autre[1].

Jetons un coup d'œil sur la table des matières des traités d'aujourd'hui. Si nous prenons le groupe des maladies infectieuses, nous y voyons voisiner des infections absolument spécifiques, comme la rougeole et le tétanos, avec des infections d'une spécificité toute relative, comme l'érysipèle ou le purpura. Prenons la classe des affections respiratoires : n'est-il pas évident que la bronchite, la broncho-pneumonie et la pneumonie aiguë forment les chaînons d'une chaîne qu'on a tort de rompre par l'intercalation d'une maladie chronique, comme la dilatation des bronches ou le cancer du poumon.

On voit l'inconvénient majeur de la classification

---

1. L'erreur est de perdre de vue la pathologie générale dans les ouvrages de pathologie spéciale. Celle-ci, pour être vraiment utile, doit être applicable à la pratique Voir le *Traité de pathologie générale* de Ch. BOUCHARD et ROGER G.-H. t. I, chapitre IV, p. 56 et suiv. (Art. de H. ROGER).

par appareils, inspirée par l'anatomie normale et pathologique. On ne peut sérieusement rapprocher le rachitisme et la myopathie sous prétexte que ces deux maladies intéressent l'appareil locomoteur.

*Le point de vue clinique.* — Autant que possible, il y aura toujours avantage, au point de vue clinique, à *rapprocher les maladies aiguës d'un même organe* : ainsi l'aortite, l'endocardite, la péricardite et la myocardite aiguës doivent être étudiées conjointement. Les scléroses valvulaires ou cardio-aortiques, la symphyse du péricarde appartiennent à un même et autre chapitre.

La médecine ayant pour but le diagnostic des maladies et le traitement des malades, la classification doit reposer surtout sur l'évolution morbide ; elle ne doit s'appuyer exclusivement ni sur l'anatomie, ni sur l'étiologie, ni sur la symptomatologie. Ainsi la pleurésie aiguë sera décrite après la pneumonie et la congestion pulmonaire, sans interposition des affections pulmonaires chroniques. L'allure de la lésion pleurale est essentiellement subordonnée à la lésion pulmonaire.

L'étiologie, quoi qu'on en ait dit, ne peut être la base exclusive de la classification, ne serait-ce que pour cette raison : plusieurs causes se combinent pour donner lieu à une seule réaction morbide. Telle l'albuminurie intermittente familiale, à la production de laquelle concourent plusieurs facteurs (digestion, asthénie constitutionnelle, croissance, nervosité, station debout, débilité rénale, infection, etc). Telle encore la péricardite brightique, purement autotoxique d'abord, et qui peut s'infecter par le pneumocoque ; or il est bien certain que cette péricardite

brightique à pneumocoques n'a cliniquement aucun
rapport avec la péricardite à pneumocoques consécutive à une pneumonie. Il n'y a donc pas toujours
de limite bien nette entre l'auto-infection et l'auto-
intoxication. Autre exemple : l'embarras gastrique
fébrile et non fébrile. Il y a plus de différence entre
une infection spécifique comme le charbon et une
infection non spécifique comme la pneumococcie,
qu'entre une auto-infection et une auto-intoxication
d'origine intestinale, qui l'une et l'autre conduiront,
suivant les cas, au rachitisme, au choléra infantile,
à l'athrepsie, à l'entérite aiguë à forme typhoïde ou
à la colite, toutes affections connexes.

II. — La distinction des maladies spécifiques
d'origine extrinsèque et des maladies non
spécifiques d'origine intrinsèque est la base
de la classification. — Entre ces deux
classes, il y a un groupe intermédiaire.

Parmi les infections, il faut distinguer les infections véritablement *spécifiques d'origine extrinsèque*
et les infections *non spécifiques* qui sont des *auto-
infections*, c'est-à-dire des maladies *d'origine intrinsèque*. Les premières reproduisent toujours le même
type morbide, à l'inverse des secondes, qui donnent
lieu, sous l'influence d'un même agent à d'infinies
variétés. La limite entre l'auto-infection et l'auto-
intoxication est si difficile à tracer qu'il y a lieu de
les faire rentrer dans la même grande classe.

Entre les infections spécifiques et les infections
non spécifiques, il y a une classe intermédiaire,
caractérisée par une *spécificité relative*. Ces infec-

tions intermédiaires sont d'une spécificité relative parce qu'elles ne deviennent spécifiques que dans certaines conditions de développement, quand elles ont acquis une virulence spéciale ; alors elles deviennent contagieuses et peuvent être d'origine extrinsèque, tandis qu'elles étaient d'abord d'origine intrinsèque.

Nous croirions volontiers que la pneumonie, l'érysipèle, la grippe, peut-être la fièvre typhoïde et même la tuberculose, rentrent dans cette classe. Le microbe causal n'est qu'un saprophyte qui, par degrés, devient pathogène, et dont la virulence se renforce au point de transporter la maladie d'un sujet à l'autre. La vieille doctrine de la spontanéité morbide doit se comprendre dans ce sens que la prophylaxie de ces maladies est insuffisante si elle n'envisage que la contagion ; cette prophylaxie comporte aussi des mesures d'hygiène individuelle destinées à empêcher l'augmentation de virulence du microbe inoffensif à l'état de saprophyte. Tandis que l'importance du microbe domine l'étiologie des maladies spécifiques, devant lesquelles presque tous les hommes de même race sont égaux, c'est la préparation du terrain qui importe le plus pour les maladies non spécifiques. Quant aux maladies *relativement spécifiques*, elles se développent le plus souvent à la suite d'une période d'imminence morbide tout à fait banale. L'agent microbien était depuis longtemps (peut-être de tout temps) dans l'organisme.

La contagion ne se fait guère d'une façon quelque peu intense que si, à la faveur d'une épidémie, la virulence du microbe a pu s'accroître, grâce à des passages fréquents d'un sujet à l'autre. En dehors

de l'état d'épidémie, l'introduction de ce microbe
dans l'organisme est compatible avec une santé indéfiniment satisfaisante, si la résistance du terrain
reste normale. Étant donné le très grand nombre de
sujets porteurs de bacilles tuberculeux, qui restent
cependant des gens bien portants, la tuberculose
nous apparaît comme une affection d'origine sapro-
phytique. La prophylaxie en serait très incomplète
si elle ne visait qu'à éviter le microbe, chose difficile, puisque le microbe, sous des états divers, se
trouve un peu partout. Les conditions intrinsèques
qui, à un moment donné, favorisent le développement de ce commensal (ou peu s'en faut) sont aussi
importantes à connaître et à éviter que le microbe
lui-même [1].

La pneumococcie, la streptococcie ne sont pas,
dans la généralité des cas, des infections spécifiques
d'origine extrinsèque, bien que donnant lieu à certaines réactions spécifiques. Il en est absolument de
même de la tuberculose dont les lésions ne nous
paraissent pas aujourd'hui toujours semblables. Une
infection véritablement spécifique est une affection
dans laquelle l'action du microbe sur l'organisme
provoque une réaction toujours semblable à elle-
même, dont le caractère général prime le caractère
de localisation. Ainsi, les oreillons sont spécifiques ;
la pneumonie ne l'est pas, ou, si l'on veut, l'est beaucoup moins. L'immunité une fois acquise contre une
maladie spécifique l'est pour un temps plus ou moins
long ou même indéfiniment. Au contraire, l'immunité contre une infection dont le microbe est com-

1. Voir A. ROBIN et M. BINET. Prophylaxie de la tuberculose.
*Académie des sciences*, 1902, 20 janv.

mensal ne nous semble pas pouvoir être acquise
définitivement. L'aptitude à la réinfection pneumonique, grippale, tuberculeuse, créé par une première infection, sont en quelque sorte le contraire
de l'immunité acquise par le syphilitique, le vario-
leux, etc.

## III. — Classification proposée.

L'idée générale que nous voudrions mettre en
lumière est qu'une classification doit faciliter la
tâche du médecin qui poursuit le but de prévenir ou
de guérir, après avoir établi son diagnostic. L'intérêt
pour le praticien de savoir si une maladie est spécifique ou non est évident, puisqu'à une maladie spécifique s'adresse ou s'adressera un jour une prophylaxie ou un traitement spécifique [1]. En présence
d'une maladie non spécifique, au contraire, le but
poursuivi est de mettre l'organisme malade dans les
meilleures conditions de résistance, vis-à-vis de la
toxi-infection d'origine interne par un régime approprié, en même temps que l'organe qui aura à supporter l'attaque morbide sera mis au repos fonctionnel.

On peut établir les groupements suivants :

1° Maladies d'origine extrinsèque (*A*. intoxications, *B*. infections spécifiques) ; — 2° Maladies d'origine tantôt extrinsèque, tantôt intrinsèque (ou infections d'une spécificité relative telles que la grippe,
la fièvre typhoïde (?), l'érysipèle et même la tuber-

---

1. Si la distinction est dès maintenant difficile à affirmer
pour certaines maladies, elle est en revanche de toute évidence pour quelques-unes.

culose (?)) ; — 3° Maladies non spécifiques d'origine
intrinsèque qui sont des auto-infections ou des auto-
intoxications (maladies banales des divers appareils); — 4° Maladies nerveuses comprenant : *A.* les
réactions nerveuses (névroses); *B.* les localisations
nerveuses immédiates (névrite, myélite, encéphalite aiguës) ou tardives (sclérose en plaques, paralysie générale, tabes, etc.); *C.* les dégénérescences
nerveuses héréditaires (Ataxie héréditaire, myopathie, etc.); —5° les dégénérescences cellulaires (cancer, tumeurs, leucocythémie).

I. — Maladies d'origine extrinsèque.

   *A.* Intoxications.
   *B.* Infections spécifiques.
      Fièvres éruptives;
      Oreillons;
      Coqueluche;
      Tétanos, rage;
      Charbon, morve;
      Syphilis, etc.;
      Paludisme, etc.

II. — Maladies d'origine tantôt extrinsèque, tantôt
intrinsèque.
   Infection d'une spécificité relative (ex : érysipèle).

III. — Maladies non spécifiques d'origine intrinsèque.
   Auto-infections et auto-intoxications avec leur
retentissement sur les divers appareils.
   (2 subdivisions pour chaque groupe :
   *A.* Mal. aiguës; *B.* Mal. chroniques.)

IV. — Maladies nerveuses :

    *A*. Réactions nerveuses [1].

    *B*. Localisations nerveuses.

        1° Immédiates.

        2° Tardives.

    *C*. Dégénérescences nerveuses héréditaires.

V. — Dégénérescences cellulaires (cancer, etc.).

Il est évident que dans un pareil cadre, il y a des maladies difficiles à classer : telles la diphtérie, dont la spécificité pourrait être mise en doute si l'identité du bacille pseudo-diphtérique et du bacille diphtérique était définitivement reconnue, la sclérose latérale amyotrophique d'une étiologie si obscure, etc.

D'autre part, la pneumonie, infection d'une spécificité relative, trouve mieux sa place dans les affections pulmonaires.

Dans les infections spécifiques, certains groupements comme les maladies vénériennes, les fièvres éruptives sont faciles à établir; d'autres sont plus difficiles à déterminer. Peut-être pourrait-on créer une classe pour les auto-intoxications spécifiques comme le myxœdème [2] ?

Il serait facile d'adjoindre à ces maladies plus ou moins générales, les maladies spéciales (spéciali-

1. Au sujet des réactions mentales, voir la classification biologique des névroses et des psychoses de Klippel. *Semaine médicale*, 1909, p. 337.

2. Les intoxications elles-mêmes ne sont pas toutes spécifiques au même degré. Ainsi le saturnisme est plus spécifique que l'alcoolisme, la prédisposition jouant un rôle important dans ce dernier cas.

tés), et les maladies chirurgicales, celles-ci comprenant d'une part les maladies chirurgicales proprement dites, et d'autre part les *maladies internes aggravées*. Mais notre but n'est pas ici de présenter une classification détaillée. Nous voulons tenter la synthèse des maladies non spécifiques.

## IV. — Synthèse des maladies non spécifiques

1° *L'organisme et ses modes de réaction*. — Pour établir ce que l'on peut appeler l'*unité morbide*, envisageons l'organisme et ses modes de réaction ; nous verrons ensuite comment la maladie franchit ses différentes étapes, et pourquoi elle se fixe ici ou là, chaque manifestation individuelle étant un équivalent de l'état morbide d'un autre individu.

Notre organisme n'est qu'un tube digestif, un véritable tube, sur la paroi duquel sont venus se développer d'abord un système nerveux organique sympathique, puis un système nerveux de relation. Les fonctions de reproduction peuvent être laissées de côté. Elles représentent en somme pour l'individu un simple émonctoire de plus : cela est évident chez la femme. La suspension de la déplétion menstruelle retentit directement sur la vie organique de la femme. Chez l'homme, la vie génitale intéresse beaucoup moins directement la vie organique, et surtout par l'intermédiaire du système nerveux : d'où son indépendance plus grande dans la vie de relation.

Le tube digestif n'est en réalité qu'un prolongement du monde extérieur à l'intérieur de notre être [1] ; les voies respiratoires sont un prolongement analogue annexé à celui-là. Entre le tube digestif et le système nerveux de relation, où se concentre la vie humaine, il y a un double intermédiaire sanguin et nerveux. Notre cerveau plonge ses racines dans un milieu intérieur qui est le sang, par l'intermédiaire de la lymphe ; de plus, son fonctionnement est subordonné, sinon dans le présent du moins dans l'avenir, au fonctionnement du système nerveux sympathique. La pensée, élaborée au summum de l'être, ne sera normale que si les rouages inférieurs jouent harmoniquement et se commandent suivant une certaine hiérarchie naturelle. La folie résulte d'une erreur commise par notre sensibilité externe ou interne.

Il y a deux éléments de la santé ; deux conditions sont nécessaires au maintien de l'état normal. La première, qui importe surtout dans le premier âge, est une résistance vitale moyenne ; la seconde est un équilibre suffisant entre les différents organes, équilibre qui n'est guère rompu, sauf le cas de fautes graves, chez un nouveau-né ne présentant pas de malformations. Nous maintenons cet équilibre grâce à la conscience organique. Le mouvement qu'est la vie n'est bien dirigé que si notre sensibilité externe et interne en surveille les effets. La reproduction de l'espèce exige, avant tout, la condition, vitalité ; pour l'individu, une petie vie bien équilibrée vaut mieux qu'une vie intense et inconsciente. Pour triompher de la maladie, il faut

1. C'est pour cette raison qu'il n'y a pas de limite tranchée entre les maladies extrinsèques et les maladies intrinsèques.

donc à l'homme une certaine vitalité ou *énergie* ou
puissance motrice, et une *sensibilité* en éveil suffisamment aiguisée. C'est par le tube digestif que
l'organisme renouvelle son énergie, et l'activité
des fonctions digestives est elle-même la première
expression de cette énergie originelle. C'est par le
système nerveux qu'il réagit plus ou moins vivement en présence des causes morbides. Il y a, à ce
point de vue, deux sortes de malades, c'est-à-dire
deux modes de réaction morbide qu'on retrouve à
chaque pas en clinique. Chaque maladie a pour
ainsi dire deux expressions : la motrice et la sensitive.

L'exagération de la fonction sensitive (susceptibilité organique) explique que la même maladie sera
très douloureuse chez l'un, alors qu'elle l'est peu
chez l'autre. Sous l'influence de la même infection,
tuberculose, l'un devient asthmatique et se défend,
l'autre tombe dans la consomption. La douleur
se combine souvent en clinique avec l'asthénie et le
spasme. Ce mode de réaction sensitive exerce une
action d'arrêt sur les phénomènes vitaux, sur les
mouvements péristaltiques et sur la motricité en
général ; il amène des complications fâcheuses, mais
peu graves. L'exagération de la motricité, au contraire, est beaucoup plus nuisible et donne une sécurité trompeuse, parce qu'elle s'accompagne d'une
sensation de bien-être, d'une euphorie, dont on ne
saurait trop se méfier ; cette euphorie, à l'état morbide, résulte d'un défaut de conscience organique.

Chez ces derniers malades, les mouvements péristaltiques continuent comme à l'état normal, dérivant
à leur profit l'énergie qui devrait être utilisée et mise

en réserve contre l'attaque morbide, ignorée d'une
sensibilité obtuse. On les voit s'acheminer, sous le
couvert de leur optimisme, vers des complications
inattendues, préparées à la sourdine. S'il s'agit de
tuberculeux, ils deviennent phtisiques. Avec ces malades, trop optimistes, le médecin doit être pessi-
miste; avec ceux qui, au contraire, sentent très vivement la plus légère atteinte, le médecin sera optimiste.

Il est probable que chez les *sensitifs*, chez lesquels
la vie motrice est moins intense, il y a ralentissement
des échanges avec désassimilation difficile peut-
être par hypertonicité des tissus. Au contraire, chez
les *moteurs* à sensibilité organique peu développée,
on peut soupçonner une exagération des échanges
osmotiques, peut-être par défaut de résistance des
membranes organiques. Chez les premiers, le ralentissement de la désassimilation entraîne un état
cénesthétique pénible, d'où l'anxiété ou l'angoisse
sous toutes ses formes; chez les seconds, l'activité
des échanges donne une sensation de bien-être
comparable à celle qu'éprouve certains fébricitants.

Dans toutes les maladies, nous retrouvons cette
distinction entre le sensitif et celui qui ne l'est pas
(c'est-à-dire celui dont la sensibilité n'est pas pro-
portionnée à la motilité).

Toutes les lésions, tous les troubles fonctionnels
comportent une *forme nerveuse* (ou sensitive). Dans
cette catégorie rentrent les dyspepsies douloureuses
l'entéro-névrose, l'asthme, le syndrome des petits
signes de l'urémie, la lithiase biliaire (à forme névralgique), un bon nombre d'angines de poitrine,
l'appendicite aiguë ou chronique à forme doulou-

reuse, qui, bien que justiciable d'une intervention, ne la réclame pas nécessairement.

Dans tous ces cas, ce qui est frappant, c'est que la gravité de la maladie n'est nullement proportionnelle à son allure dramatique.

On peut dire que la plupart de ces malades se conservent longtemps, parce que leur sensibilité organique est mise en branle à la moindre alerte. La douleur est une réaction de défense précieuse qui atténue la gravité du pronostic.

Dans les maladies nerveuses, organiques ou fonctionnelles, on retrouve ces deux catégories de malades. Qu'il s'agisse de névrite, de méningo-myélite ou de méningo-encéphalite, l'atteinte du système moteur est toujours plus grave que l'atteinte du système sensitif. L'impulsion est plus grave que l'obsession ; aussi l'épilepsie motrice l'est plus que l'épilepsie sensitive (toute question étiologique mise à part) ; la chorée avec agitation excessive l'est beaucoup plus que la chorée molle avec asthénie, l'asthénie étant l'expression d'une sensation interne inconsciente.

2° *Les étapes et les équivalents morbides.* — Nous avons montré ailleurs que les maladies non spécifiques dérivent d'un même état d'imminence morbide.

Ne revenons pas sur l'origine digestive commune de la plupart des maladies ; rappelons seulement que l'état morbide tend à créer un émonctoire supplémentaire, l'état d'imminence morbide étant généralement caractérisé par une désassimilation insuffisante.

*Le premier degré de la maladie,* considérée en

général, est une localisation muqueuse sur le *feuillet
interne* : c'est le catarrhe. A ce point de vue, les
affections catarrhales des voies digestives et des
voies respiratoires sont équivalentes. Dans la pathologie du premier âge, cette équivalence, également
vraie à tout âge, se manifeste d'une façon éclatante.
Nous y voyons la bronchite, la broncho-pneumonie,
le catarrhe suffocant ou bronchite capillaire former
une série d'échelons parallèles à la série pathologique de gravité croissante qui affectent les voies
digestives sous forme de diarrhée (entérite aiguë
légère), d'entérite aiguë à forme typhoïde et d'entérite suraiguë cholériforme.

Cet état morbide qui, avec des expressions cliniques variées, reste au fond toujours le même,
parce qu'il découle d'une même toxi-infection digestive, mériterait le nom de *catarrhe broncho-intesti-
nal*[1] ou plus exactement d'infection combinée des
voies digestives et respiratoires. Un enfant, chez
lequel nous avons dû faire aujourd'hui le diagnostic
de bronchite, devra demain être considéré comme
atteint d'entérite. Inversement, on voit une diarrhée
coupée brusquement par le bismuth, se transformer
en bronchite ; la bronchite elle-même sera suivie
d'abcès multiples : tout cela pour n'avoir pas compris l'origine du mal. Le diagnostic ne doit pas être
trop localisateur, pour que le traitement s'adresse à
la véritable cause de la maladie qui est habituellement une surcharge digestive. De même chez

---

1. C'est l'analogue de la maladie des jeunes chiens (gas-
tro-bronchite). Sevestre a décrit jadis la broncho-pneumonie
d'origine intestinale (dans les leçons qui ont été publiées
par le *Progrès médical*), et il en fait une forme clinique spéciale.

l'adulte, on voit une diarrhée servir de crise terminale à une bronchite. La diététique reste dans tous
les cas la base indispensable d'un traitement, variable suivant la localisation.

Cela prouve qu'il faut toujours en clinique, après
un examen analytique, tenter une synthèse. On
exprime la même idée quand on dit : il n'y a pas de
maladie locale, il n'y a que des maladies générales ;
ou encore : un malade n'a qu'une maladie à la fois.
Ainsi, à la première étape de la maladie (interne,
non spécifique) l'*étape muqueuse*, nous trouvons
l'application de la *loi des équivalents morbides*.
C'est la même loi qui nous expliquera les métas-
tases de la grippe, du rhumatisme articulaire aigu,
de la néphrite ou de l'urémie (l'œdème étant un
équivalent urémique). La maladie sera d'autant
plus bénigne que l'élimination de ce qu'on appelait
le principe morbifique se fera plus facilement. L'organisme qui ne pourra faire l'effort nécessaire s'exposera, par exemple, à une méningite cérébro-spinale pour un coryza rentré.

Si l'agent morbide ne reste pas fixé à la surface
du feuillet interne, s'il franchit la muqueuse et
pénètre dans le *feuillet moyen*, la maladie devient
plus profonde, elle se présente alors sous différentes
formes (2ᵉ *étape morbide*.)

Elle peut affecter la forme de fièvre continue ;
c'est l'ancienne fièvre muqueuse, fièvre en effet
d'origine muqueuse, mais dont la localisation, lorsqu'elle aboutit, se fait dans une séreuse. Ou bien
la décharge se fait dans les articulations d'abord :
c'est le rhumatisme articulaire aigu. Ailleurs, c'est
vers la peau que tend à se diriger l'élimination

comme dans les érythèmes infectieux. Dès que le
feuillet moyen est touché, les déterminations cardio-vasculaires deviennent possibles, plus ou moins
contemporaines de l'infection. Ou bien, si au cours
de cette infection l'élimination a été insuffisante, le
milieu intérieur est compromis et des néphrites
souvent tardives s'installent.

Entre les affections de cette *seconde étape morbide*, il y a encore une certaine équivalence. Ainsi
l'installation du rhumatisme articulaire aigu est
habituellement incompatible avec des déterminations rénales de premier plan ; la décharge articulaire protège le cœur et les artères. L'œdème, nous
l'avons vu, retarde l'urémie.

L'opposition qui existe entre la première et la
seconde étape morbide est peut-être plus accusée
encore. Un entéritique devient d'autant moins
néphritique qu'il souffre davantage de son entérite.
Les affections pulmonaires donnent d'autant moins
lieu à des complications pleurales ou péricardiques
graves que la réaction locale a été plus intense. La
cholécystite calculeuse, la plus douloureuse, celle
qui s'accompagne de coliques hépatiques violentes,
n'est pas celle en général qui menace le péritoine
ou qui se complique d'infection grave.

Pour la même raison, l'entérite muco-membraneuse, en éveillant la conscience organique du
malade le protège dans une certaine mesure de
l'appendicite chirurgicale à lésions profondes intéressant le feuillet moyen (péritoine).

En un mot toute localisation d'une maladie non
spécifique doit être considérée, pour être appréciée
à sa juste valeur, comme équivalant à d'autres

manifestations de la même série ou d'une série différente.

## V. — IMPORTANCE DES TROUBLES DIGESTIFS EN PATHOLOGIE NERVEUSE COMME EN PATHOLOGIE VISCÉRALE

Dans les *maladies du système nerveux*, l'atteinte du feuillet moyen est aussi un signe de gravité. La destruction de la cellule nerveuse peut se compenser à un moment donné, si la circulation reste intacte ou se rétablit, car les maladies du système nerveux sont précédées très souvent de troubles circulatoires.

Le clinicien doit encore se dégager ici du cadre étroit des descriptions de la pathologie, dont la classification est basée sur l'anatomie. Ni la névrite, ni la poliomyélite ne sont complètement isolées. Dans la première, le neurone tout entier est malade. La seconde s'accompagne pour ainsi dire toujours de méningite et d'artérite (v. *R. neur.*, 1901, p. 1019).

Pour atteindre le *feuillet externe* (3 *étapes morbides*) la maladie a passé par le feuillet moyen et cette maladie est en réalité partie du feuillet interne. En effet, l'importance des troubles digestifs en pathologie nerveuse est aussi grande qu'en pathologie viscérale.

Considérons le point de départ des réactions nerveuses de l'enfance et de l'adolescence. Qu'il s'agisse de terreurs nocturnes, de spasme de la glotte, d'épilepsie, de tétanie, de chorée, c'est au *tube digestif* qu'il faut le plus souvent chercher le point de départ des accidents. Aussi est-ce par une dié

tétique sévère qu'on les évite et qu'on en atténue
le pronostic. Le repos, qui est aussi une condition
nécessaire du traitement, intervient en facilitant le
fonctionnement des organes digestifs chez les asthéniques.

Les vomissements et la fièvre qui marquent le
début de la paralysie infantile, spinale ou cérébrale,
ne sont pas une conséquence de la localisation nerveuse, mais bien l'indice de la surcharge digestive
qui en a provoqué l'éclosion.

La plupart des méningites (peut-être même la
méningite tuberculeuse), ont une origine digestive.
C'est en tout cas le trouble digestif qui, mettant en
état d'infériorité l'organisme, diminue sa résistance
vis-à-vis de l'infection latente. Le retentissement
des troubles digestifs est aussi important sur la
chorée que sur l'albuminurie cyclique, ces deux
affections étant toutes deux l'expression d'une même
asthénie générale constitutionnelle. N'est-ce point
aussi la toxi-infection digestive qui est le point de
départ habituel de la polynévrite ? N'est-ce point
enfin à la faveur de troubles digestifs, aggravés par
la constipation, que se font les poussées aiguës d'artérite, qui, à l'aide du spasme périphérique ou central, avec ou sans hypertension, conduisent à l'hémorragie ou au ramollissement cérébral ? Les
simples névralgies (sciatique, trijumeau), sont elles-
mêmes justiciables d'une diététique toujours utile,
sinon suffisante.

La maladie aiguë non spécifique, quelle qu'elle
soit, est presque toujours caractérisée par un trop-
plein dont l'organisme devra se débarrasser, soit au
niveau de la localisation morbide, soit par une crise,

soit par une élimination de longue durée, sous peine
de passage à l'état chronique.

## VI. — CONCLUSION

*La médecine préventive.* — Nous arrivons ainsi à
cette conclusion que le médecin, le neurologue en
particulier, ne doit pas être trop spécialiste dans son
diagnostic non plus que dans son traitement. Cette
remarque s'applique à toutes les spécialités. N'oublions pas qu'en médecine interne la physiologie
prime l'anatomie. Un diagnostic trop localisateur
expose à des mécomptes. Ce malade que l'un traite
pour une gastropathie, l'autre pour une entérite ou
même une appendicite, un troisième pour une neurasthénie, un quatrième pour une hypochondrie,
n'est quelquefois qu'un asthénique, un asthénique
constitutionnel qui ne se connaît pas, ou qu'on ne
veut pas comprendre.

Une malade de soixante ans, ancienne rhumati-
sante sous l'influence de contrariétés familiales, fait
dans la même année trois crises de coliques hépatiques. Malgré un régime sévère, sans lésion rénale
apparente, elle a un accès épileptiforme suivie
d'hémiplégie transitoire ; mais les coliques hépatiques disparaissent. Ne s'agit-il pas au fond de la
même maladie, trouble digestif primitif, avec deux
ou trois manifestations différentes ?

Le *diagnostic*, pour n'être pas superficiel et sujet
à changement, ne doit donc pas s'arrêter à la localisation actuellement apparente de la maladie. Cette
localisation peut se déplacer, se compliquer, s'aggraver ou passer à l'état chronique, et pourtant,

avec des variantes, la base du traitement sera toujours la même ; car ce traitement s'adresse non seulement à l'accident actuel, mais à toute la série des
accidents possibles : il est toujours plus ou moins
préventif. La maladie intéresse presque tout l'organisme dans son ensemble. L'extrême variété des
réactions individuelles explique qu'une même cause
— dans l'espèce le trouble digestif ou nutritif, apparent ou non — amène des conséquences très
variables. Aussi le médecin doit-il suivre pas à pas
l'évolution morbide, si sujette à transformations,
pour en saisir les finesses, pourrait-on dire. C'est
par un contact permanent avec l'ennemi qu'il en
comprendra les menaces et pourra y parer.

Le *pronostic*, qui doit être plutôt atténué dans
les cas graves, sera systématiquement sévère au
début d'une maladie même bénigne. C'est le seul
moyen souvent d'obliger le sujet à se soigner à
temps. De même, le seul moyen d'éviter la chroni-
cité est d'exiger un traitement d'une durée suffisante, c'est-à-dire jusqu'à guérison radicale.

Ainsi comprise, la tâche du médecin s'embellit :
il fait œuvre de *médecine préventive*. Il exerce véritablement un art d'une portée morale inappré-
ciable, quelquefois apprécié, et toujours récompensé par la jouissance que donne la vérité entrevue
et le bien réalisé.

La médecine doit être scientifique dans son étude ;
elle doit être préventive dans son application. Il ne
suffit pas au clinicien de voir juste ; il devra prévoir
autant que faire se peut, c'est-à-dire dans la mesure
où le malade se livre à lui.

Si la prophylaxie des maladies infectieuses spécifiques a fait de grands progrès parce qu'elle intéresse l'hygiène publique, il reste beaucoup à faire pour la prophylaxie des maladies banales d'origine interne. Celle-ci demande une éducation individuelle, dont la vulgarisation n'a été que commencée pour les nourrissons, pour les candidats à la tuberculose. Il y aurait à ajouter aux notions d'hygiène privée, que l'on répand dans les écoles, quelques principes généraux de médecine préventive, principes fondés sur la synthèse des maladies non spécifiques.

*Corollaire. Nécessité d'une éducation médicale populaire.* — En attendant que la médecine devienne pour la plupart une chose moins mystérieuse, le médecin doit être un *éducateur*, qui apprenne au malade à se connaître et à prendre dès la période d'imminence morbide, quelques précautions fondamentales parmi lesquelles *le repos* et la *diète préventive* [1]. Il suffit, par exemple, pour guérir une bronchite au début, dans le premier âge, de restreindre la ration alimentaire, parfois même sans appliquer la compresse échauffante thoracique. Or combien de femmes savent qu'un enfant qui tousse doit être mis à la demi-diète ? Combien de médecins pensent à le dire ? Combien avoueront avoir causé une broncho-pneumonie par négligence faute d'avoir pris ces précautions. Le *régime restreint* est également utile dans la période prodromique, et

1. Il est évident que la diète préventive n'est applicable qu'aux maladies aiguës courtes, c'est-à-dire qu'elle ne peut être prolongée outre mesure. Le régime restreint lui-même ne peut être indéfiniment maintenu dans une maladie comme la fièvre typhoïde, ni surtout dans une maladie chronique.

même dans la période d'incubation de la rougeole, pour en atténuer la gravité. Elle est encore utile chez les malades en puissance de coqueluche ou de rougeole, pour éviter la bronchopneumonie toujours menaçante dans ces conditions. L'importance de la diététique, si classique pour la scarlatine, n'a pas été ici suffisamment mise en relief. Remarquons qu'elle ne prévient d'ailleurs que les complications (ou les infections secondaires), de l'infection spéci- fiques, qui elle ne peut qu'être atténuée, mais non empêchée, par ce traitement préventif.

C'est une faute trop souvent commise par le médecin, faute résultant d'une éducation profes- sionnelle mal dirigée, de ne pas assez montrer au malade ou à l'entourage la partie essentielle du traitement, presque toujours fondé sur le régime. Cette faute est surtout préjudiciable aux pauvres, qui dépensent trop souvent leur argent pour ache- ter des médicaments inutiles ou d'une utilité tout à fait secondaire. Il faut avouer que les préjugés du public sont l'excuse du médecin.

Demain peut-être, le malade, à quelque classe qu'il appartienne, sera plus apte à être initié. Le médecin, de son côté, ne se croyant plus obligé de faire des ordonnances de complaisance, perdra l'habitude un peu routinière des médications incer- taines ou trop exclusivement symptomatiques, et observera le précepte, « tout ce qui est inutile est nuisible ». Ce sera, au profit social, une véritable révolution dans la pratique médicale, révolution effectuée déjà ailleurs dans les milieux les plus éclairés.

# III

# PROPHYLAXIE SPÉCIALE

# L'ORIGINE DIGESTIVE

## DES

# MALADIES DE L'APPAREIL RESPIRATOIRE

---

## I

Il ne nous semble pas que les classiques aient suffisamment précisé les lois qui régissent les relations des voies digestives et respiratoires en pathologie. La notion de *l'origine digestive des maladies des voies respiratoires*, aiguës et chroniques, prises dans leur ensemble (avec des exceptions sans doute), paraît nouvellement venue à l'esprit des expérimentateurs[1]. On met généralement sur le compte de

1. A. CALMETTE et C. GUÉRIN. Origine intestinale de la tuberculose pulmonaire, *Annales de l'Institut Pasteur*, 1905, p. 601, et 1906, p. 253 et 609. — CALMETTE, VANSTENBERGHE et GUYSEZ, L'origine intestinale de la pneumonie et d'autres infections phlegmasiques des poumons. *Bull. et Mém. de la Soc. de Biologie*, 1906, p. 161, 28 juillet. Ces travaux ont trait à l'origine bactériologique de l'infection. — CHAUVEAU avait déjà réalisé la tuberculose pulmonaire par ingestion. Beaucoup plus tard (1903) BEHRING émit l'opinion que l'origine de la tuberculose devait être cherchée dans une infection intestinale du premier âge. Enfin plusieurs auteurs ont insisté sur la porte d'entrée pharyngée, et le professeur Dieulafoy a

l'infection ou de l'intoxication générale, les symptômes gastro-intestinaux, qui marquent le début de l'évolution morbide et en constituent à eux seuls la première étape.

En réalité l'état de réceptivité pour les affections broncho-pleuro-pulmonaires est proportionnel au taux de l'auto-intoxication digestive. La marche de ces affections vers l'aggravation ou l'amélioration est en grande partie subordonnée au renforcement ou à la diminution de cette auto-intoxication. Cette loi, que nous avons cherché à mettre en évidence dans l'infection broncho-intestinale du nouveau-né[1], régit aussi les maladies plus complexes des âges ultérieurs. Elle n'est qu'une application particulière de la loi plus générale de l'unité morbide, à laquelle nous a conduit la notion de l'imminence morbide.

Lorsqu'au début ou au cours d'une affection respiratoire quelconque l'intervention médicale est basée sur l'application des lois précédentes, avec la préoccupation d'empêcher qu'une viciation dans le fonctionnement du tube digestif n'entretienne ou n'aggrave le mal, on fait la thérapeutique la plus utile, parce qu'elle est à la fois pathogénique et préventive. C'est ce que nous allons chercher à démontrer : c'est ce résultat pratique que nous voulons mettre en lumière. On en voit l'importance puisque

montré le rôle de la tuberculose latente des amygdales. Nous plaçant ici au point de vue exclusivement clinique, nous n'envisageons que le rôle provocateur des troubles digestifs.

1. Évolution, formes et traitement de l'auto-infection broncho-intestinale chez le nouveau-né, *Presse médicale*, 1908, n° 19, 4 mars. Voir aussi MARFAN et MAROT. *Revue des maladies de l'enfance*, 1893.

la conclusion sera non seulement *thérapeutique*, mais aussi *prophylactique*.

Nous ne nous occuperons ici, pour limiter un sujet déjà trop vaste, que des affections qui ne sont pas à proprement parler spécifiques, et seulement d'un certain nombre.

Le problème doit être envisagé sur ses deux faces. Il faut considérer successivement : 1° les troubles digestifs dans les maladies des voies respiratoires ; 2° les troubles respiratoires dans les maladies des voies digestives.

Dans les maladies de l'appareil respiratoire, les troubles digestifs *primitifs* sont évidemment ceux qui présentent le plus d'intérêt ; les troubles *secondaires* de l'appareil digestif ne sont que des complications qui viennent pourtant témoigner en faveur des premiers (ex. : entérite[1] pneumococcique, lésions tuberculeuses du tube digestif par inoculation de crachats).

Quand on voit s'associer des manifestations broncho-pleuro-pulmonaires et gastro-intestinales, l'évolution morbide peut offrir les modalités suivantes : il y a tantôt simultanéité, tantôt succession des deux ordres de phénomènes ; ou bien il peut y avoir alternance comme cela arrive si fréquemment chez le nouveau-né.

Il y a aussi une question pathogénique à soulever. L'infection a-t-elle cheminé simplement d'un appa-

---

1. On peut dire aujourd'hui, après les expériences du professeur CALMETTE, que les bacilles de Koch, déglutis puis absorbés, viennent renforcer la virulence d'un foyer tuberculeux préexistant, qui, peut-être, aurait pu guérir sans une nouvelle réinfection.

reil à l'autre ? Ou bien le trouble digestif a-t-il simplement provoqué l'augmentation de la virulence
des saprophytes des premières voies respiratoires ?
N'a-t-il fait que renforcer une infection latente préalable ? Ou bien au contraire la maladie respiratoire
a-t-elle augmenté les fermentations intestinales ? On
conçoit quelle est l'importance de cette question
doctrinale, en matière de tuberculose par exemple.

. Enfin il restera une double difficulté à résoudre.
Pourquoi dans les maladies des voies digestives,
l'appareil pulmonaire est-il souvent indemne ? Pourquoi l'intégrité apparente des voies digestives est-
elle fréquente dans les maladies pulmonaires ?

## II

### LE TROUBLE DIGESTIF INITIAL

#### 1° *Dans l'infection non tuberculeuse.*

A. — L'observation d'un simple *coryza aigu* est
déjà pleine d'enseignements. Que l'infection des
voies respiratoires commence par les fosses nasales, par la gorge ou par une trachéo-bronchite,
voire par le poumon ou la plèvre, le processus est le
même. L'attaque se fait au point affaibli par une
prédisposition locale, au nez en général, et de là
tend à descendre progressivement de plus en plus
profondément. Or pour quiconque (du moins pour
un médecin) s'observe, il n'est pas difficile de constater que les phénomènes digestifs sont constants,
très variables d'intensité d'ailleurs, pouvant aller
depuis la simple constipation jusqu'à l'état saburral
le plus accentué. Celui-ci peut ne pas exister dès le

début, et ne s'affirmer que si le malade a continué
à s'alimenter. Au contraire, la diète d'aliments et
même la diète absolue, avec le repos au lit ou à la
chambre, non seulement rend la maladie locale
moins intense, mais aussi est le meilleur moyen de
prévenir l'envahissement progressif de la muqueuse
du pharynx, du larynx, de la trachée et des bronches;
les cordes vocales, qui sont souvent respectées, peuvent être prises d'emblée. Il est de coutume de prescrire une purgation, qui indique bien que le nettoyage
des voies digestives a depuis longtemps paru l'indication majeure. Il est évident qu'elle est avantageuse
à condition de n'être pas suivie d'une alimentation
trop précoce. Assez souvent même, le flux biliaire
qu'elle provoque est suffisant pour amener une crise
favorable.

Supposons maintenant la *bronchite aiguë* réalisée.
A en croire les classiques, il n'y a guère que chez
les dilatés de l'estomac (Bouchard et Legendre) et
chez les enfants (Sevestre), atteints de certaines
gastro-entérites, que la bronchite peut être d'origine
gastro-intestinale. Or, dans toute bronchite aiguë
commune, l'état digestif a une importance majeure :
au début, en augmentant la sensibilité au froid et en
favorisant la descente du rhume dans la poitrine ;
et plus tard, en déterminant la guérison, la prolongation ou l'aggravation de la maladie. En réalité, la
période de coction ne commence qu'à mesure que
l'état gastrique devient meilleur, lorsque les fonctions intestinales engourdies reprennent spontanément. La période de crudité a duré autant que l'état
saburral initial et causal. Si une aggravation survient,
annoncée ou non par une recrudescence fébrile,

c'est à la faveur d'un repas trop copieux ou d'une
fatigue (lever, simple visite), qui aura favorisé une
nouvelle poussée d'auto-intoxication digestive. La
diététique, qui est presque toujours passée sous
silence par les auteurs, est donc, avec la révulsion
(ventouses sèches), et le repos au lit ou à la chambre,
le point principal du traitement, surtout chez les
enfants, les vieillards et les sujets peu robustes. Il
faut prescrire d'abord la diète d'aliments, deux ou
trois jours, puis la demi-diète, puis les repas fractionnés, composés d'un seul plat demi-liquide, et ne
permettre un repas complet qu'une fois l'expectoration bien établie. Chez le nouveau-né, où la broncho-pneumonie est toujours à craindre, la diète et
le régime restreint s'imposent encore davantage.

Ces mêmes prescriptions diétitéques et hygiéniques sont en effet les plus propres à empêcher le
passage de la bronchite à la *broncho-pneumonie* chez
l'enfant, à la *congestion pulmonaire* chez l'adolescent et chez l'aldulte. L'élévation thermique qu'on
observe dans ces conditions est non seulement l'indice, mais la cause de l'extension de la lésion ; ou
pour mieux dire, la cause de la recrudescence du
processus morbide dans son ensemble est la toxi-
infection digestive. La preuve en est que les signes
stéthoscopiques de réaction locale sont souvent
tardifs : il ne faut pas attendre qu'ils aient apparu
nettement, pour faire le diagnostic de la complication.

La suralimentation, même relative, devient ainsi
indirectement cause de l'augmentation de virulence
des microbes qui ont envahi les premières voies. Il
est probable que les moyens de défense (sensibilité

et surtout sécrétions) se trouvent annihilés par la surcharge digestive. Il est certain que l'énergie, que réclame un travail digestif importun, manque alors au niveau de l'attaque morbide, au poumon. D'ailleurs, le plus souvent, ce travail digestif est incomplet comme on peut s'en assurer par l'inspection des garde-robes : c'est alors une perte sèche d'énergie ; l'énergie n'a pas été seulement déviée mal à propos, mais encore gaspillée. C'est pour cette raison qu'il faut se défier des malades qui demandent à trop absorber, et qu'il faut respecter, du moins dans les premiers jours de l'évolution morbide, le refus d'aliments. Le meilleur *antithermique est donc la diète*, à laquelle on peut ajouter 1 à 2 grammes de salicylate de soude, chez l'adulte, infiniment supérieur aux préparations de quinine. Il ne s'agit pas au début de stimuler les forces du malade : elles sont encore intactes. Les stimulants et les toniques sont des médicaments de réserve.

La chute de la fièvre, sous l'influence du salicylate de soude, dans la congestion pulmonaire, montre bien quel rôle joue le tube digestif dans la pathogénie de la maladie. Le flux biliaire que provoque le salicylate nous indique le sens de son action. C'est pour la même raison qu'il est utile dans la pleurésie.

B. — La *pleurésie* aiguë ou la *pneumonie* survient au cours d'une 3ᵉ ou 4ᵉ étape de l'infection respiratoire. Or que s'est-il passé ? Au lieu de permettre à la bronchite, latente ou non, de guérir, grâce au repos et au régime restreint, le malade a continué sa vie ; et la lésion locale a augmenté de virulence, peut-être parce qu'un travail digestif inopportun a occupé de son côté un trop grand nombre de globules blancs. Quoi qu'il en soit, la toxi-infection digestive, qui accompagne l'état saburral du début de la pleurésie, a renforcé peu à peu la gravité de la maladie en produisant d'abord la fièvre, et, ensuite seulement, la fluxion et l'exsudation.

Le processus est analogue, sinon identique, dans la pneumonie où la réaction fibrineuse est beaucoup plus marquée. Ici c'est tout à coup qu'apparaissent les phénomènes d'intoxication digestive (qui expliquent le frisson et les vomissements), préalablement préparée à la sourdine.

La fièvre n'arrive qu'au second acte, succédant au premier sans ent'racte, en même temps que le début de la réaction locale. Il n'est pas nécessaire d'invoquer une pneumococcie préalable pour comprendre l'intensité de la réaction générale. Il y a eu malaise avant (souvent plusieurs jours avant) le frisson. Il suffit d'interroger les malades pour apprendre qu'ils traînaient depuis quelques jours ; la cause occasionnelle a pu être aussi bien un repas trop copieux qu'une fatigue ou un coup de froid ; ces influences diverses aboutissent toutes à une intoxication digestive, qui vient renforcer la virulence du pneumocoque saprophyte. L'origine de la pneumonie est vraiment intestinale parce que le trouble des fonctions digestives en a provoqué l'éclosion, quand bien même le pneumocoque ne serait pas entré exclusivement par l'intestin[1]. Le pronostic est souvent en rapport avec

1. Dans une observation récente, MM. A. CHAUFFARD et F. WIDAL (Soc. méd. des hôp. de Paris, 1908, 30 oct., n° 32, p. 450), se demandent, pour expliquer une pneumonie conjugale simultanée, si l'on ne peut invoquer la contamination par l'eau d'un puits, mais ne se prononcent pas, et admet-

l'intensité du trouble digestif ou nutritif primitif. L'état de vacuité relatif au moment de l'invasion est préférable à une surcharge excessive. Enfin au cours de la maladie l'aggravation se mesure à la cessation des fonctions évacuatrices, compliquée de fermentations anormales; la crise s'opère grâce à une reprise des mêmes fonctions.

En résumé, conformément à la loi de pathologie générale qui veut que le développement d'un nouveau foyer infectieux agmente la virulence d'un ancien foyer latent ou non (sauf peut-être quelques cas rares), *dans les maladies des voies respiratoires la nouvelle infection augmente la virulence de ce foyer infectieux latent qu'est le tube digestif, et réciproquement*[1]. Cette influence réciproque, qu'on explique par la combinaison des toxines microbiennes est aussi le résultat de la double consommation d'énergie que nécessite la lutte contre une double infection ; sur chaque champ de bataille, les forces de l'organisme se trouvent diminuées d'autant. Dans la lutte contre l'infection, l'élimination des poisons n'est pas tout. Une purgation intempestive peut avoir un très mauvais effet (sur les enfants surtout) en déviant mal à propos une force utile ailleurs. Ce qui importe c'est la bonne tenue[2] pour ainsi dire des fonctions digestives, bien plutôt que leur intensité

tent la possibilité des causes banales que nous invoquons ici.

1. Les plus récentes révélations expérimentales « éclaireront, plus qu'elles ne bouleverseront certaines données de la clinique », dit M. le professeur LANDOUZY (*Rapp. sur les voies de pénétration de la tuberculose*, Vienne, sept. 1907).

2. Voir à ce sujet l'article Pneumonie de M. LANDOUZY, *Traité de médecine* de BROUARDEL et GILBERT.

qui est plutôt nuisible. Un dyspeptique peut faire une
pneumonie bénigne, si les indications de sa conscience organique sont respectées. Il vaut mieux qu'un
malade refuse toute nourriture que de mal supporter
ce qu'il prend. La plupart des formes aggravées de
la pneumonie s'expliquent par un mauvais état de
l'intestin, en particulier, la pneumonie suppurée et
la pneumonie asthénique, où l'on observe le météorisme, la diarrhée, et souvent l'ictère. La plupart
des complications précoces ou tardives sont aussi
la conséquence d'un trouble digestif : en dehors des
complications abdominales (entérite, gastrique ulcéreuse et hémorragique (Dieulafoy), angiocholite,
néphrite, péritonite, etc.), nous citerons les exan-
thèmes, le délire qui peuvent être la conséquence
directe de la toxi-infection digestive, et même la
méningite, les arthrites, l'endocardite, la pleurésie
méta-pneumonique, la péricardite, l'otite, etc., autres
localisations de la pneumococcie. C'est qu'en effet,
la virulence du microbe est fonction des conditions
d'adaptation que lui offre le terrain, et ces conditions varient d'une part suivant l'élaboration des
ingesta et l'élimination intestinale, et d'autre part
suivant l'état du système nerveux. Aussi toutes ces
complications sont-elles le lot des tarés, des grippés,
des surmenés, ou des pneumoniques non soignés.
On ne saurait donc faire la part trop large à l'auto-
intoxication dans l'évolution des maladies des voies
respiratoires. Rien n'est plus convaincant à cet égard
que le parallèle entre les complications de la broncho-pneumonie et celles de l'entérite chez le nouveau-
né. Ce sont à peu de chose près les mêmes. De même
les complications de la pneumonie peuvent être en

partie superposées à celles de la fièvre typhoïde. La
fièvre métapneumonique (Moutier) s'explique sans
doute comme la fièvre qui, dans la convalescence de
la fièvre typhoïde, accompagne la reprise, un peu
trop rapide, de l'alimentation.

### 2° Dans l'infection tuberculeuse.

C. — Si de la pneumonie nous passons à la *pneumonie caséeuse*, nous voyons que la prédisposition
à faire de la caséification tuberculeuse rapide dépend
de conditions analogues à celles qui favorisent les
complications de la pneumonie ou de la broncho-
pneumonie. Nous retrouvons ici la grippe et la rougeole en première ligne, en tant que facteurs favorisant la nocivité du bacille tuberculeux. Or la
la grippe nous apparaît comme essentiellement
abdominale d'origine, même lorsqu'elle revêt la
forme thoracique ou nerveuse. Et dans la rougeole,
c'est le taux de la toxi-infection digestive qui règle
la réceptivité, le pronostic et les suites broncho-
pulmonaires, aussi bien que les suites intestinales
(entérite). C'est dans un fonctionnement vicieux et
excessif du tube digestif que se prépare en réalité la
caséification[1].

Parmi les symptômes précurseurs, l'asthénie, les
frissonnements, l'anorexie et les sueurs, l'altération
du teint (terreux), sinon la fièvre et l'amaigrissement, sont sans doute d'origine intestinale.
Qu'arrive-t-il en effet ? La maladie ne se révèle que

[1]. M. LETULLE, cité par M. LANDOUZY, a établi « l'origine
vasculaire des lésions tuberculeuses du poumon humain,
aussi bien pour le nodule granulique que pour le bloc de
broncho-pneumonie caséeuse dite primitive ».

longtemps après le début réel. Les malades ne sont
auscultés qu'après des semaines de troubles généraux et digestifs, qui ne les ont pas empêchés de
manger sans faim et de se fatiguer; d'où une intoxication profonde d'origine intestinale. Ces troubles
gastro-intestinaux s'accentuent souvent à la période
d'état sous la forme de diarrhée, de vomissements.
Quand les phénomènes digestifs sont peu accentués
en apparence, il est probable que l'élaboration des
ingesta n'en est pas moins défectueuse. Nous croyons
donc qu'on ne saurait trop limiter aux aliments
de très facile digestion la nourriture des malades
atteints de pneumonie ou de broncho-pneumonie
tuberculeuse, même quand ils ont conservé l'appétit.

Nous pouvons aller plus loin encore et dire que la
*tuberculose* quelle qu'elle soit, miliaire aiguë, typho-
bacillaire ou septicémique, ou pseudo-rhumatismale
ou chronique, se prépare, s'aggrave et se complique
suivant l'état du tube digestif. Non seulement
l'obsession de la contagion a fait oublier le terrain,
mais aussi, en matière de terrain, on a trop de tendance à chercher une explication chimique. Ce qui
modifie le terrain, c'est d'abord le mauvais fonctionnement du tube digestif, surtout un fonctionnement
excessif en pure perte, joint à une dépense de
forces également excessive. Ces troubles digestifs
sont d'ailleurs apparents, dans un grand nombre de
circonstances très diverses, sous forme de diarrhée,
de dyspepsie, d'état grippal, d'embarras gastrique.
Plus souvent ils ne deviennent apparents que lors
de la germination ou de la reviviscence de la tuberculose, sous forme de fièvre muqueuse ou prétuber-

culeuse, (ou typho-bacillose) sous forme d'état
typhoïde, comme dans la granulie de ce nom. Presque toujours on retrouve des troubles gastro-intestinaux (troubles de l'appétit, boulimie ou anorexie,
lenteur des digestions ou exagération du péristal-
tisme) à l'origine de la tuberculose particulièrement
de la tuberculose pulmonaire. Au cours de la
phtisie chronique elle-même, nous voyons des
recrudescences fébriles causées par des troubles
digestifs; telle est l'explication à notre avis de la
fièvre prémenstruelle des phtisiques (Sabourin).
Nous voyons au contraire la fièvre s'atténuer sous
l'influence de médicaments comme la salicylate de
soude qui agit sur la première portion de l'intestin.
Aussi croyons-nous fermement que le régime restreint transitoire trouve souvent son indication pendant les prodromes, au début et au cours de la
tuberculose, et que la pratique de la suralimentation d'emblée est souvent néfaste [1].

Ce qui prouve le bien fondé de cette manière de
voir, c'est d'une part la résistance du dyspeptique,
vis-à-vis de la phtisie, et d'autre part la lenteur de
l'évolution de la tuberculose chez les dyspeptiques
atteints. Il semble que l'impossibilité où sont ces
malades de se soumettre à un régime surabondant
les empêche de se tuberculiser, ou de tomber dans
la consomption. Ce qui importe à la nutrition ce
n'est pas la quantité des aliments ingérés, mais la

---

[1]. On a fait remarquer avec raison que la langue des candidats à la phtisie était habituellement bonne ; leur euphorie
et leur bon appétit ne les protègent pas. Cela démontre une
fois de plus qu'il faut respecter, sauf exceptions, les indications fournies par la langue saburrale.

quantité utilisée; et le rendement est bien meilleur avec moins de surcharge. D'où le succès de la viande crue finement divisée (rapée et pulpée) qui est facilement réparatrice sans travail digestif pénible [1].

### 3° Dans l'infection anaérobie.

D. — Le rôle du tube digestif dans la pathogénie de la gangrène du poumon, de la dilatation des bronches et de la bronchite fétide a été aussi trop négligé. Chacun sait pourtant que la prédisposition du terrain domine l'étiologie de ces maladies. Or ce qui crée à un moment donné un état de réceptivité passagère pour la gangrène, c'est l'état actuel du tube digestif ; ce qui détermine des modifications plus lointaines et plus durables, propres à déterminer la dilatation de bronches malades, c'est la façon dont fonctionne habituellement le tube digestif. Il ne nous paraît pas douteux, par exemple, que les paroxysmes de fétidité au cours de la bronchite fétide, qu'elle soit ou non due au colibacille (Noïca) sont le résultat de la surcharge d'une fonction gastro-intestinale défectueuse. Pour la gangrène du poumon, ou le pyopneumothorax putride, on peut se demander si un tube digestif, dont la paroi est saine, mais dont le contenu est nocif, ne peut être le point de départ de l'embolie septique, comme le fait une otite. Ainsi s'expliqueraient certains cas de gangrène curable consécutifs à un état grippal. Mais il n'est peut-être pas nécessaire d'invoquer toujours

1. Voir Ch. RICHET. Ration alimentaire dans quelques cas de tuberculose humaine. *Revue de médecine*, 1907.

l'embolie bactérienne, le mauvais état du tube
digestif suffisant à renforcer la virulence du foyer
pulmonaire.

# III

## CONSIDÉRATIONS PATHOGÉNIQUES

Voici l'idée générale que l'on peut se faire du rôle
des troubles gastro-intestinaux dans la pathologie
pulmonaire ; ils peuvent intervenir de plusieurs
façons dans la pathogénie des lésions de l'arbre
respiratoire.

Dans certaines grandes infections les localisations
respiratoires peuvent être nettement secondaires
bien que prédominantes : c'est le cas pour certaines
broncho-pneumonies des enfants (type Sevestre [1]),
pour la forme thoracique de la fièvre typhoïde. Le
microbe qui envahit les voies respiratoires peut être
identique à celui qui envahit les voies digestives ;
plus souvent il est différent. Parfois les troubles
gastro-intestinaux ne se prononcent que dans le
décours de l'affection pulmonaire ; exemple : l'entérite consécutive à la broncho-pneumonie ou à la
pneumonie, l'entérite ulcéreuse tuberculeuse.

Plus souvent encore les troubles digestifs ne font
qu'exercer une action toxique nocive sur la déter-

1. SENESTRE. Sur une forme de broncho-pneumonie infectieuse d'origine intestinale Soc. méd. des hôp., 1887, 4 janvier, et 1892, 22 janv. SEVESTRE inspira les travaux de LESAGE
(Contribution à l'étude des entérites infectieuses des jeunes
enfants, Soc. méd. des hôp., 1892, 22 janv.) ; GASTOU et RENARD
(Revue des maladies de l'enfance, 1892, mai).

mination pulmonaire. Cette action toxique ne doit
pas se limiter à la résorption de certains produits
intestinaux : elle résulte surtout peut-être de l'arrêt
ou de la perversion de toutes les sécrétions [1] qui se
déversent dans le tube digestif. C'est probablement
le fait de la simple surcharge gastro-intestinale ou
de l'état saburral. Les processus toxique et infectieux doivent se combiner dans beaucoup de cas
pour réaliser, par exemple, la pneumonie, la tuberculose. Le trouble digestif favorise à la fois l'infection d'origine intestinale et l'infection d'origine pulmonaire. La pneumonie ne se réalise sans doute que
lorsque l'organisme est envahi des deux côtés à la
fois. Dans la tuberculose, il est probable que la
maladie n'évolue pas dès la première attaque; il
faut des atteintes réitérées à brève échéance qu'expliquent peut-être des réinfections successives,
venant renforcer par la voie intestinale une première
lésion. La prédisposition du poumon à ces infections
semble être la conséquence de sa situation au carre-
four des deux routes suivies par le microbe pathogène.

Il peut encore arriver que le fonctionnement du
tube digestif soit nocif au début, au cours ou au
décours d'une affection respiratoire, alors même
qu'il n'y a aucun symptôme de trouble gastro-intestinal, par une simple déviation d'influx nerveux plus
utile ailleurs, les fonctions digestives s'appropriant
alors une énergie qui ne peut plus s'opposer au
progrès de l'infection respiratoire. Il se passerait

1. Telle paraît être la conclusion des expériences de
MM. G.-Roger et Garnier. (Voir la *Rev. de méd.*).

ici en pathologie un fait analogue au fait physiologique suivant : l'accélération du cœur pendant l'inspiration par inhibition des centres du pneumogastrique (nerf d'arrêt du cœur[1]). Cela montre que dans la lutte contre la maladie, comme dans l'accomplissement de ses fonctions, l'organisme doit concentrer son énergie sur l'organe dont le travail importe le plus à un moment donné. D'où l'importance de la diète et du régime restreint, surtout au début des affections pulmonaires.

En résumé, le fonctionnement du tube digestif, s'il n'est pas réglé, peut aggraver une affection respiratoire à trois degrés différents : par simple déficit nerveux, par intoxication, par infection. Il y aura donc en matière de régime à tenir compte de la simple action nerveuse. Ainsi, pour une même quantité d'aliments, une préparation culinaire qui diminue le travail digestif vaut toujours mieux qu'une autre qui demanderait, pour être digérée, un plus grand et un plus long travail ; d'autant plus que la première sera mieux assimilée que la seconde[2].

Chez les sujets non alités, chez ceux surtout qui fournissent un travail professionnel, alors qu'ils sont malades des bronches, par exemple chez les tuberculeux en germination, les pertes d'énergie dues au

1. Voir G. WEISS. Principes généraux sur la pression sanguine et ses variations à l'état normal, *Presse médicale*, 1908, p. 490, n° 62, 1er août.

2. L'avantage du lait est de fournir un aliment complet substantiel, de facile digestion s'il est convenablement ingéré en petite quantité. Mais c'est aussi sa valeur nutritive qui explique la dyspepsie du lait (GUINON), quand il est ingéré en trop grande quantité.

travail, à une digestion incomplète, à une suralimentation inutilisée se surajoutent pour augmenter la dénutrition. La conclusion très simple qui découle de ces considérations c'est que, chez le sujet suspect de tuberculose, il faut non seulement interrompre le travail, non seulement repousser les aliments grossiers, y compris les aliments solides ordinaires, même s'il n'est pas dyspeptique, mais aussi restreindre d'abord le travail digestif, pour que les aliments moins abondants soient mieux assimilés pendant le repos au lit, et que la perte d'énergie soit aussi minime que possible. Le succès de la viande crue finement divisée vient en somme de sa facile digestion. L'écueil à éviter est une alimentation inopportune mal élaborée et inutilisée. Les malades, chez lesquels germent les bacilles dont ils étaient porteurs depuis plus ou moins longtemps, sont des sujets qui font beaucoup trop de frais pour un travail digestif qui ne leur rapporte presque rien, en tout cas pas de quoi compenser les pertes qu'ils subissent ailleurs.

La prophylaxie de la tuberculose ne donnera pas tout ce qu'elle peut donner, tant qu'on n'aura pas répandu dans le peuple ces notions générales de prophylaxie banale individuelle.

Ainsi, les modes de retentissement des fonctions digestives sur les troubles respiratoires sont divers, mais leurs connexions pathologiques sont presque constantes. On s'explique parfaitement que les manifestations respiratoires et digestives soient tantôt parallèles, tantôt successives, celles-ci engendrant celles-là sauf dans les cas de diarrhée critique, éliminatrice, sécrétoire, métastatique pourrait-on dire.

Ces éliminations compensatrices ne sont pas moins évidentes dans la petite intoxication digestive que dans la grande intoxication par excellence, dans l'urémie, où les flux biliaires supplémentaires provoqués ou spontanés sont des plus nets.

Dans la première enfance, les suppléances pathologiques entre les voies respiratoires et digestives sont chose banale suivant la saison, suivant l'étape morbide parcourue. Le cycle morbide qui commence par l'entérite, ou du moins par une altération du contenu intestinal, se continue par l'infection broncho-pulmonaire et se termine souvent par l'infection cutanée. C'est ce qui arrive fréquemment à la suite de la rougeole et de la coqueluche, où l'importance du traitement diététique n'a pas été suffisamment mise en relief. Or, si nous ne pénétrons pas encore suffisamment la physiologie pathologique de ces accidents dans le détail, la pathogénie saute aux yeux de tout praticien averti.

# IV

## COMPLICATIONS BRONCHO-PLEURO-PULMONAIRES
### DANS LES MALADIES DES VOIES DIGESTIVES

Pour se convaincre de l'importance pathogénique des troubles digestifs dans les maladies des voies respiratoires, il suffit de considérer la fréquence des *complications broncho-pulmonaires* dans les maladies aiguës *de l'intestin*, notamment dans la fièvre typhoïde, l'entérite infantile[1], le choléra, la

---

1. C'est le cas de citer ici la thrombo-phlébite de l'artère

hernie étranglée, etc. Dans la fièvre typhoïde la bronchite est pour ainsi dire constante.

L'ancienne dénomination de « forme thoracique » indique assez que les manifestations broncho-pulmonaires peuvent dominer le tableau clinique de la dothiénentérie, alors que la lésion initiale est à l'intestin : c'est cette lésion qui a préparé l'arbre respiratoire à l'infection chez un prédisposé, en modifiant le contenu du tube digestif et par contre-coup le terrain de l'organisme tout entier.

Dans les maladies chroniques, il en est de même. Ainsi les troubles digestifs du rachitique, le prédisposent à la broncho-pneumonie[1] ; l'entéritique chronique enfant ou adulte est susceptible des voies respiratoires.

Les paroxysmes de l'asthme ou de la bronchite chronique avec emphysème coïncident avec des périodes de dyspepsie, et s'atténuent singulièrement sous l'influence d'un régime approprié. Par contre les réactions nerveuses du dyspeptique le défendent de la tuberculisation, aussi bien que de la suralimentation inutile, fatigante et dangereuse.

L'histoire récente des pleurésies biliaires et appendiculaires vient fournir de nouveaux exemples à l'appui de l'origine digestive des maladies des voies respiratoires. Il est vrai que l'on peut invoquer, même lorsque la pleurésie est à gauche, une inoculation de la plèvre par continuité. Mais cette patho-

pulmonaire qui survient chez les petits entéritiques cachectiques (PARROT et HUTINEL).

1. M. MARFAN pense que le rachitisme peut trouver sa cause dans une infection bronchique ou autre ; nous croyons qu'il faut toujours incriminer à l'origine le tube digestif.

génie n'est pas constante puisque A. Gilbert et
P. Lereboullet[1] ont vu une pleurésie tuberculeuse
se développer chez une lithiasique, et que, dans
leur observation I, une bronchite, prélude de la
pleurésie gauche, a précédé l'ictère. Ces pleurésies
sont à rapprocher de la forme thoracique du cancer de l'estomac. Dans cet ordre d'idées d'ailleurs
on peut observer, les suppurations mises à part,
des lésions variant de la pleurésie sèche et de la
congestion pulmonaire à la pneumonie. On peut
observer la bronchite simple.

A cette série on peut ajouter le retentissement
pleuro-pulmonaire des affections du péritoine, qui
sont en somme sous la dépendance immédiate des
troubles digestifs : telle la péritonite à pneumocoque, la tuberculose pleuro-péritonéale (Fernet et
Boulland), etc.

A cette liste nous pouvons ajouter les infections
pulmonaires consécutives aux interventions abdominales ou intestinales, dont la pathogénie a été
discutée[1].

Enfin, si l'on envisage le retentissement broncho-
pleuro-pulmonaire des troubles digestifs des infections et des auto-intoxications comme la grippe,
l'urémie, le diabète, etc., on comprendra que cette
question, qui est du plus haut intérêt pour le clini-

1. A. GILBERT et P. LEREBOULLET. Contribution à l'étude des
pleurésies biliaires. *Bull. et Mém. de la Soc. Méd. des hôp.*,
1902, p. 735, 11 juillet.

2. W. GŒBEL. Pathogénie des infections pulmonaires après
les interventions intestinales, *Presse médicale*, 1907, p. 828,
18 déc. ; et même journal, 1905, p. 821, 20 déc. Les complications broncho-pulmonaires après les laparotomies (analyse
d'un mémoire de BIBERGEIL).

cien, mériterait d'être approfondie au point de vue
pathogénique. Il nous aura suffi de la considérer,
même superficiellement dans son ensemble, pour
avoir le droit d'en conclure que, dans toute manifestation respiratoire, *le régime est à la base du
traitement :* c'est, avec le traitement local, le point
essentiel, avant toute médication.

Nous avons déjà dit que les mêmes médicaments
réveillent les sécrétions digestives et bronchiques.
Cette double action de l'ipéca, du benzoate de
soude, du salicylate de soude, du soufre, etc.
ne peut s'expliquer que par l'influence favorable
qu'exercent sur la lésion respiratoire la reprise des
fonctions gastro-intestinales, et surtout hépatiques.

Inversement on pourrait soutenir que, si la vie
dans l'air confiné est un des facteurs les plus
importants de la tuberculose, c'est parce qu'elle
engourdit les fonctions digestives. L'aération n'agirait sur la maladie pulmonaire qu'en ranimant
l'activité de la nutrition (abstraction faite de l'action
diminutive qu'elle peut avoir sur la virulence du
bacille).

De toutes les preuves qu'on peut accumuler pour
la démonstration présente, la plus facile à apprécier
et la plus convaincante est encore la preuve prophylactique. Quiconque a compris l'importance de
la diététique, dans la prophylaxie des maladies des
voies respiratoires et de leurs complications, épargne
en quelque sorte sa peine et celle des malades, en
simplifiant la tâche de tous. Les infections respiratoires chez les sujets, soumis à temps au régime
restreint, diminuent de fréquence, de durée, de gravité. La loi est applicable à tout âge. L'enfreindre

chez les nouveau-nés est une faute grave, car c'est les exposer à la mort.

Le point essentiel de la thérapeutique et de la prophylaxie, chez les nourrissons, est de savoir à propos augmenter le coupage du lait, restreindre leur ration et leur imposer la *diète hydrique, aussi utile dans l'infection broncho-pulmonaire* que dans l'entérite.

## V

### CONCLUSIONS.

*L'infection des voies respiratoires est donc l'effet des troubles digestifs qui la précèdent, l'accompagnent, ou la suivent* du moins en apparence; en l'absence de symptômes gastriques, il existe souvent une élaboration imparfaite des ingesta ; enfin la suractivité des fonctions gastro-intestinales et de la sécrétion biliaire peut être en elle-même nuisible, *si la manifestation respiratoire ne s'améliore pas parallèlement.* Notre point de vue est donc différent de celui de M. Calmette, quand il parle d'origine intestinale de la pneumonie, de la tuberculose.

La conception que nous présentons permet de comprendre non seulement les faits dans lesquels le microbe pathogène, dont la virulence est renforcée par le trouble digestif, envahit l'organisme par l'intestin, mais aussi les cas, probablement plus fréquents, où il y a simple retentissement à distance du trouble digestif.

Il se fait alors une *association morbide* dont le point de départ est digestif. Il n'y a pour ainsi dire

pas de maladie respiratoire dont la thérapeutique
et la prophylaxie ne nécessitent un régime : telle
sera notre conclusion [1].

1. Nos observations ont été publiées dans la *Revue de médecine*, 1909, p. 425, 10 juin.

En posant le problème de la vaccination contre la tuberculose à l'Association pour l'avancement des sciences, réunie
à Lille, M. Calmette se laisse aller à dire (*Le Temps*, 8 août 1909)
qu'il est avantageux d'avoir été tuberculeux ! Un tel paradoxe
nous paraît fort dangereux. S'il est vrai qu'un organisme qui
n'a pas succombé à la maladie a fait preuve de résistance, il
ne s'ensuit pas que cet organisme est vacciné : la clinique
prouve le contraire.

# LE TROUBLE DIGESTIF INITIAL

## DANS LES MALADIES DES REINS

### I. — NÉPHRITES

*Interprétation étiologique.* — En dehors de l'hérédité qui n'est qu'une cause prédisposante, en dehors du froid et des perturbations nerveuses (brûlures, etc.) qui ne sont que des causes occasionnelles, les vrais facteurs étiologiques des néphrites sont l'infection et l'intoxication. Si nous faisons abstraction des poisons exogènes et des grandes infections spécifiques, qui ne rentrent pas dans le plan de cette étude, nous voyons que la majeure partie des néphrites est due aux dyscrasies passagères ou chroniques, celles-ci, du type de la goutte, celles-là d'origine gastro-intestinale; car, si l'infection banale elle-même joue un rôle, le trouble nutritif qu'elle engendre semble avoir le rôle prédominant.

La dyspepsie, la diarrhée, l'entérite aiguë et chronique sont des causes de néphrites; ou plutôt ce sont des symptômes d'un état dyscrasique qui prépare la néphrite, symptômes aussi bien défensifs que nocifs.

La colibacillose, qui explique certaines pyélonéphrites, le pneumocoque, le staphylocoque et le streptocoque n'agissent pas seulement par infection, mais aussi par les troubles digestifs, à la fois causes et effets de cette infection. La lésion rénale, qui survient habituellement au déclin de la maladie aiguë, du moins quand le rein était préalablement sain, ou après une évolution déjà longue de la maladie chronique, est probablement le résultat d'un surmenage de la fonction éliminatrice ; et ce qui surmène le rein, c'est autant l'élimination des produits mal élaborés et des déchets de l'organisme lui-même que des toxines microbiennes. Tous les poisons d'origine intestinale, ou venant des glandes annexes, qui subissent une surproduction durant la maladie, que celle-ci soit spécifique ou non, sont la cause ordinaire de la lésion du rein.

Est-il besoin de rappeler que c'est là l'origine réelle de la néphrite scarlatineuse ? Parfois des crises sudorales d'origine intestinale semblent écarter la localisation rénale. Dans la rougeole, au contraire, l'élimination se faisant surtout par les muqueuses intestinale et bronchique, le rein reste habituellement indemne.

Ce n'est donc pas toujours quand les troubles gastro-intestinaux sont le plus accentués que la néphrite est le plus craindre (car il y a généralement alors suractivité des glandes digestives), c'est quand les sécrétions libératrices s'arrêtent ou sont insuffisantes, et que les poisons produits sont résorbés. Aussi l'on comprend combien sont nombreux les cas de clinique journalière, dans lesquels la néphrite a pour cause un trouble digestif latent, soit à la suite d'une angine légère ou d'une autre indisposition, soit même à la suite d'un coup de froid sans angine, soit à la suite d'une fatigue, ou sans provocation apparente.

Le même coup de froid, la même fatigue peut donner la diarrhée ; alors l'albuminurie est moins à craindre ; l'organisme a rejeté à temps les poisons au lieu de les absorber.

Si le rein est touché, la néphrite sera d'autant plus légère qu'elle sera reconnue et traitée plus tôt. Au contraire, les néphrites les plus graves du type œdémateux ou du type urémique ont presque toujours une origine lointaine et imprécise, parce qu'elles ont été longtemps compatibles avec un état de santé passable, qu'on n'a pas soigné.

Et pourtant, combien il était simple de consulter le médecin, qui eut prescrit le repos et le régime le moins toxique (lacté intégral ou lacté mitigé), pour compenser le surmenage éprouvé par le rein.

La gravité de la lésion rénale est souvent en raison inverse de l'intensité de l'intoxication, précisément parce que la maladie grave est traitée plus tôt et plus sévèrement.

Les stimulants comme le thé, le café, et les épices passent pour irriter le rein. En réalité, ces agents, en excitant la digestion et en relevant l'énergie nerveuse, dissimulent un mal qui couve, et permettent au sujet déjà malade de ne pas se soigner : d'où leur nocivité. Ce qui est à retenir, c'est qu'il faut rechercher loin, très loin dans le passé des malades, le début d'une néphrite chronique, toujours insidieux et latent. La maladie ne se parachève que petit à petit, à la suite de fautes ou d'atteintes répétées. Heureux celui chez lequel la céphalée, l'asthé-

nie, des troubles digestifs pénibles et apparents
ou d'autres symptômes, ou même seulement la sollicitude éclairée de l'entourage, éveillent des craintes
légitimes. Celui-là se soignera peut-être à temps.

*Interprétation symptomatique.* — Mais quand
apparaît un œdème qui ne retrocédera jamais complètement, quand surviennent les troubles cardio-
vasculaires de l'atrophie rénale, alors l'insuffisance
rénale est telle qu'elle ne sera jamais compatible
avec une vie active durable.

On peut donc distinguer, suivant la réaction du
sujet, deux groupes de malades : 1° ceux dont les
troubles digestifs sont méconnus ou latents, et qui
ne commencent vraiment à être soignés qu'en
pleine insuffisance rénale; 2° ceux qui viennent
trouver le médecin, alors que l'insuffisance rénale
n'est que relative pour des troubles digestifs pénibles
avec ou sans céphalée. Quant aux troubles digestifs de la période terminale urémique, ils sont surtout des effets de l'aggravation de la maladie, tenta-
tives d'élimination devenues infructueuses [1].

Quelle que forme de néphrite qu'on envisage, le
trouble *digestif initial* est constant, bien qu'il n'apparaisse pas toujours en tant que symptôme :
néanmoins ce symptôme est toujours possible sous
forme de vomissements, de diarrhée, d'anorexie,
d'état saburral. Ces mêmes phénomènes apparaissent aussi bien, suivant la réaction du malade, au
début qu'à la fin, dans la néphrite aiguë comme
dans la néphrite chronique. Ils ne sont nullement

---

1. Voir à ce sujet E. Esrioeez et L. Ambard. La sécrétion
gastrique dans les néphrites. *Semaine médicale*, 1907, p. 409.

en rapport avec la gravité de l'insuffisance rénale ;
ils indiquent une insuffisance digestive, en rapport
avec une poussée d'intoxication, mais ne présentent en somme rien de particulier à la néphrite.

Combien de sujets présentent ce syndrome d'intolérance digestive qui ne deviendront pas albu-
minuriques : c'est qu'ils ont réagi ou ont été soignés
à temps.

Si l'on est accoutumé de voir l'urémie lente revê-
tir fréquemment la forme digestive, c'est précisément que les symptômes digestifs sont une manière
de défense, sous forme de simples troubles fonctionnels d'abord.

Combien de malades, n'ayant jamais d'albumine
dans l'urine, présentent les syndromes de la petite
urémie notamment la céphalée, les névralgies, le
prurit, le phénomène du doigt mort, les vertiges,
l'amblyopie, la cryesthésie, etc. Il en est même qui,
artérioscléreux, font de grands accidents sous
forme d'épilepsie ou de dyspnée. Or, la cause de
tous ces accidents, petits et grands, est encore ici
dans l'auto-intoxication digestive[1].

L'urémique vrai ne se distingue (car il doit être
distingué) que par le surcroît de gravité qu'ajoute
la lésion rénale à la maladie.

C'est toujours la mauvaise élaboration des ingesta
avec ou sans intoxication, avec ou sans infection,
qui est la cause morbide majeure. Le premier acte
morbide, la dyspepsie, prend une importance très
diverse suivant les individus. Le rein ne réagit

1. Voir à ce sujet l'intéressant article de N. Chayssovegots
(de Beyrouth) in *Semaine médicale*, 1904, p. 185, 13 juin, n° 21.
Origine dyspeptique des petits accidents du brightisme.

qu'en second lieu ; sa réaction n'est appréciable
qu'après une certaine période de latence [1]. Tel est
le fait important.

Quant aux dénominations et aux interprétations
multiples qui ont été données par les auteurs à ces
faits, suivant qu'ils ont attribué l'albuminurie à telle
ou telle pathogénie, il ne faut pas trop s'en préoc-
cuper. Les distinctions trop subtiles seraient nuisibles en clinique.

Le point de départ digestif de la maladie et sa
terminaison possible par l'urémie, telles sont les
deux extrémités de la ligne d'évolution morbide, sur
laquelle il faudra situer chaque cas particulier.

Il est certain que certains sujets s'acheminent vers
l'urémie à la faveur de l'hypersthénie gastrique ou
hyperchlorhydrie ; cette hypersthénie est nuisible
parce qu'elle est alors inconsciente. Si elle donne lieu
à des symptômes pénibles, elle enrayera plutôt la
maladie en forçant le sujet à se soigner. De même
l'arrêt des sécrétions gastriques sera un état favorable ou défavorable, suivant qu'il sera ou non conscient, dans le premier cas forçant le malade à la diète,
dans le second, le laissant tomber dans un état plus
grave. Ainsi, le trouble digestif initial aura d'autant
plus de chance d'être suivi de néphrite qu'il sera
latent. Le même trouble, perçu et soigné, sera non
pas une cause, mais un symptôme protecteur.

Donc ce qu'il importe à l'urémique, en puissance
de savoir, ce que trop de malades se refusent à

---

1. Voir à ce sujet les deux leçons de M. Albert Robin sur
l'albuminurie dyspeptique, in *Les maladies de l'estomac* ; et
L. Devoto, *Presse médicale*, 1908, 29 avril. Les néphrites la-
tentes.

comprendre, c'est que toujours, alors même que les fonctions digestives paraissent parfaites, le seul régime peut faire disparaître ou atténuer les accidents d'intoxication quels qu'ils soient. La dyspnée cède au régime comme la céphalée. La simple suppression du vin et de la viande suffit souvent à maintenir en équilibre un organisme chancelant. Cela est également vrai pour la plupart des maladies de la nutrition et de l'appareil respiratoire et circulatoire. Réduire au minimum la production des poisons au foyer physiologique, n'est-ce pas alléger d'autant le travail de sécrétion du rein, le travail mécanique du cœur, le travail de réparation d'une lésion quelconque? N'est-ce pas économiser les moyens de défense? N'est-ce pas permettre l'élimination plus rapide des toxines par une voie moins encombrée?

Ainsi s'explique l'efficacité du régime, alors même que le trouble digestif initial n'a pas été apparent. Ainsi s'explique cet autre fait que les sujets, qui ont été soignés antérieurement pour l'albuminurie, à la suite d'une infection ou pendant une grossesse, et qui en ont guéri, voient réapparaître dans les urines de l'albuminurie à propos de troubles digestifs. En dehors d'une maladie déterminée, ces poussées de néphrite passagère (que nous avons appelé néphrite atténuée ou plutôt néphrite passagère avec urémie atténuée) sont souvent mono-symptomatiques comme la néphrite hématurique[1] et se réduisent, avec l'albuminurie, à la céphalée ou aux vertiges parfois très intenses, ou bien à la dyspnée d'effort,

1. P. LONDE. Deux cas de néphrite hématurique monosymptomatique. *Archives générales de médecine*, 1904, p. 3026.

quelquefois à la lombalgie, ou encore à une angoisse
épigastrique avec anorexie ou boulimie, plus rarement à un tant soit peu d'œdème du pied, ou à
quelque localisation rhumatoïde, à des troubles du
rythme cardiaque, etc., etc.

*Formes bénignes.* — Ces malades sont bien des
néphrétiques, des urémiques « aux petits pieds »,
comme leur passé l'indique, ou comme l'avenir le
prouvera ; mais ils ne versent pas dans la grande
urémie, grâce à leur conscience organique. On pourrait qualifier cet état d'albuminurie transitoire, état
très différent d'ailleurs de l'albuminurie orthostatique ou cyclique (par asthénie), de l'albuminurie
continue des artério-scléreux et de l'albuminurie
minima de Talamon. La maladie se juge parfois sous
l'influence du régime par une crise azoturique ou
diarrhéique, ou par un flux biliaire, ou encore par
une métrorragie, etc. ; et très souvent, le malade
se trouve infiniment mieux, une fois guéri, qu'auparavant, alors qu'il se croyait en bon état de santé.
Un épisode morbide de ce genre est vraiment salutaire à certains sujets, pourvu qu'ils en comprent-
nent la portée. Ils ont, grâce au traitement, libéré
leur arriéré ; ils se sont désintoxiqués pour un
temps.

Ces malades n'auront pas besoin à l'avenir, en
général, de se soumettre invariablement à un régime
lacto-végétarien déchloruré ; mais il leur sera profitable d'y revenir quatre à six fois par an, suivant le
degré de leur tendance à l'intoxication. S'ils aban-
donnent trop longtemps le régime, ils ne s'en ressen-
tiront pas immédiatement : ce n'est qu'après plusieurs mois ou plusieurs années qu'il leur surviendra

un nouvel accident. Ils peuvent rester longtemps en imminence morbide, jusqu'à ce qu'une cause morale ou organique viennent les faire trébucher.

L'écueil, chez ces sujets peu atteints, c'est leur aveuglement. Quand ils s'entêtent à se faire soigner pour un symptôme à côté, tel qu'une métrorragie, pour laquelle nous avons vû opérer une malade, assez mal à propos, ils font fausse route et aggravent leur situation.

Ce qui frappe dans les cas graves, c'est l'euphorie des malades (car tous ne souffrent pas de la tête), jusqu'à une époque très avancée de la maladie : le pronostic est d'autant plus noir que la lésion est plus ancienne, c'est-à-dire d'autant plus que les sujets atteints ont été plus optimistes. Au contraire, le pronostic est bénin, quand les malades inquiétés par des troubles plus ou moins pénibles viennent consulter, alors qu'ils ne sont encore pour ainsi dire qu'en imminence de néphrite. Il peut arriver que le malade n'ait d'albumine, en très petite quantité, qu'à un premier examen. Si ce malade non confiant, et effrayé de la sévérité du régime, va voir un autre médecin, celui-ci, ne trouvant plus rien, peut infirmer, à tort, la nécessité d'un régime sévère.

Ce cas nous l'avons rencontré chez des malades qui, après nous avoir été infidèles, nous sont revenus. Dans ces cas frustes nous avons observé comme accidents précurseurs, en dehors des phénomènes considérés comme urémiques habituellement, de la dilatation cardiaque avec tachycardie ou arythmie, avec ou sans palpitation, avec ou sans souffle systolique passager, avec ou sans œdème, de l'asthénie,

qui incite à un régime tonique, exactement contraire
à ce qu'il faut, de l'anxiété ou de l'angoisse, ou une
sensation d'oppression rétrosternale, de la tristesse
de l'irritabilité, des douleurs rhumatoïdes, des soi-
disant névralgies, des fringales suivies d'anorexie,
de la constipation, de l'insomnie, des fourmillements
aux extrémités particulièrement au réveil, une prédisposition de plus en plus marquée aux rhumes,
à la bronchite, à la congestion pulmonaire, de la
sensibilité au creux épigastrique ou de la flatulence,
des embarras gastriques à répétition, des douleurs
dans les flancs ou aux lombes d'origine intestinale,
de la leucorrhée, des métrorragies, des lypothymies,
des syncopes, ou du « petit mal » avec chute.

Une de mes malades avait une céphalée en clou
au vertex ; d'autres étaient considérées comme
neurasthéniques, anémiques ou dyspeptiques. On
conçoit que s'ingénier à tonifier ou à faire digérer à
ces malades une plus grande quantité d'aliments
est aller à l'encontre du traitement. Il s'agit dans
les cas que nous avons particulièrement en vue, de
néphrites passagères aiguës ou subaiguës, en apparence primitive, sans infection déterminée préalable.
Or ici, malgré le léger degré de la lésion et de l'insuffisance rénale, à cause sans doute de la quantité
de poisons accumulés de longue date, il faut un
régime beaucoup plus sévère que dans certaines
albuminuries minima continues.

C'est à peine s'il est fait mention dans les traités
classiques de cette néphrite primitive facilement
curable[1], qui peut se juger par une crise de

1. Nous lui avons donné ailleurs (*Pratique médico-chirur-*

diarrhée, d'azoturie, de métrorragie (notamment
à la ménopause). Elle est tout à fait comparable à
la néphrite passagère secondaire des pyrexies;
mais ici le processus morbide est subaigu.

Pour employer une comparaison vulgaire, le
trouble digestif initial, qui consiste ici comme
toujours dans une mauvaise utilisation des ingesta,
est dû à ce que le « fourneau » est encombré,
et le tirage devient insuffisant. Une fois la lésion
rénale produite, le tirage restant définitivement
insuffisant, l'encombrement du fourneau deviendra
plus facile; c'est le trouble digestif consécutif,
apparent ou latent. Il faut alors régler la charge
suivant l'intensité du tirage (alimentation minima),
tandis qu'au début on ne doit pas ajouter de charbon, avant que celui qui s'est accumulé ait brûlé
(diète hydrique); dans la grande urémie même, en
cas d'obstruction complète, on retire du charbon :
on saigne. Les purgatifs ne doivent être prescrits
qu'avec ménagement : ce ne sont que des coups de
soufflet, dont l'action est passagère et qui engagent
ensuite à une surcharge.

La graduation du régime de la néphrite est au fond
la même en pratique que celle qui est applicable à
d'autres maladies ; après la diète hydrique, c'est la
diète lactée, puis le régime lacto-féculent et lacto-
végétarien, puis le régime carné restreint. Mais ici,
à la suppression du vin et de la viande, qu'il faut
éviter avant tout, on doit ajouter la suppression du

gicale de BRISSAUD, PINARD et RECLUS) le nom de néphrite atténuée ou fruste dans un article sur la néphrite chronique : en
effet ces malades restent presque toujours méiopragiques des
reins.

sel, dont l'eau de solution retient les substances les
plus toxiques.

*Formes graves.* — À côté de ces cas bénins, il
y a des cas graves qui, chez des malades dociles,
sont enrayés remarquablement par le régime restreint, lacté ou déchloruré. Mais ça ne dure qu'un
temps. Quand les malades croient avoir recouvré la
santé, ne souffrant pas de l'estomac, ils veulent
varier trop leur menu ; ils reprennent la vie active,
se croyant sur la voie de la guérison... et ils retom-
bent. Voici à ce sujet l'un des plus beaux cas que
nous ayons suivis, comme exemple d'amélioration,
presque inespérée, par le régime suivi méthodiquement.

Lorsque je vis pour la première fois, en mai 1905,
M. L. R..., il présentait déjà les accidents cardio-
vasculaires graves de la néphrite. Son cœur battait
dans le 6ᵉ espace très en dehors du mamelon ; le
bruit de galop était des plus nets. Il n'avait pourtant
que des traces d'albumine, mais la dyspnée était
excessive et le foie était énorme ; il existait de la
congestion pleuro-pulmonaire à la base gauche, et
le malade souffrait de quintes de toux à recrudescences nocturnes. Pas d'œdème palpable.

Après plusieurs applications de ventouses scarifiées, quelques doses légères mais répétées d'eau-
de-vie allemande, et une cure de lait, avec tisane de
stigmates de maïs, tous ces troubles disparurent
peu à peu, y compris l'albumine et le bruit de galop :
pourtant la pointe battait toujours non seulement
dans le 6ᵉ espace, mais aussi en dehors du mamelon. Le régime déchloruré végétarien avait été institué dans toute sa rigueur. Cela alla si bien que le

malade, qui avait cessé son commerce, se réins-
talla malgré mes conseils. Le poids était tombé
à 56 kg.,500 ; la pression artérielle se maintenait
aux environs de 26, après avoir été à 30, parait-il ;
car il se soignait depuis 1897.

En septembre, après avoir mangé de la soupe aux
choux, il éprouve du vertige. Le pouls présente des
*intermittences* vraies ; il y a un peu d'oppression ;
le foie est appréciable à la palpation ; le bas de la
figure était empâté. Retour au régime lacté. Nouvelle amélioration passagère. Les flux biliaires com-
pensateurs spontanés ou provoqués soulageaient
toujours le malade.

En novembre, nouvelle rechute. Il est pris après
déjeuner de *parésie transitoire* (dix minutes?) de la
main droite avec bredouillement (*aphasie*) et tout
rentre dans l'ordre sauf une *paralysie faciale droite*
qui dura quelques semaines. Mais en outre, je lui
trouve de la cyanose du nez et des oreilles, de
l'oppression, de la congestion pulmonaire à gauche
(il avait eu un rhume datant d'un mois) ; — et enfin
un bruit de cuir neuf des plus typiques à l'auscultation du cœur ; ce bruit s'accentuait dans la position
assise, il était bien dû à une *péricardite sèche*. Nouvelles applications de ventouses scarifiées ; retour
au régime strict : il guérit parfaitement.

En 1906, en juillet, son poids était remonté à
74 kilogrammes ; il ne continuait plus le régime
déchloruré strictement, tout en se trouvant bien,
sauf une douleur sous le sein gauche, bien qu'il ne
restât rien d'appréciable au péricarde. Pouls régulier.

Le régime strict sans sel ramène le poids à 72 kilo-

grammes. La fin de 1906 et le commencement de 1907
se passent bien. Le malade pouvait marcher toute la
journée, sauf à éprouver de temps en temps une douleur à l'épaule gauche. Il usait largement des ventouses sèches à la moindre toux, à la moindre oppression.

En octobre 1907, accès d'*angine de poitrine* avec
douleur rétrosternale et cervicale atroce (il avait eu
un rhume un mois auparavant). Quand je l'ausculte,
je retrouve de nouveau de la *péricardite sèche*. Le
régime avait été malheureusement abandonné.

Orthopnée et anxiété nocturnes. La langue est
sale, l'albuminurie notable, la toux quinteuse ; pleu-
rite gauche. La pression est tombée à 18 ; mais le
foie n'est pas gros. Au lieu de la polyurie habituelle,
il y a oligurie. A dater de ce moment, malgré une
nouvelle amélioration, mais incomplète, le malade
restera un *grand urémique*. En avril 1908, le foie de
nouveau prend des proportions énormes, un souffle
systolique apparaît dans l'aisselle, et persistera. Des
bouffées de délire nocturne apparaissent de temps
à autre. La congestion pulmonaire va et vient.
Malgré l'emploi de la série des toniques cardiaques,
le malade se cachectise, ne s'alimente plus ; et il
meurt avec de l'œdème des jambes en août 1908
(sans que nous ayons pu connaître exactement l'état
ultime).

Ainsi voilà un malade *cardio-rénal*, qui vit encore
trois ans, menant une vie active, après le début des
accidents les plus graves, grâce au régime restreint
déchloruré, et malgré une série de complications
successives (péricardite, paralysie urémique). Il
faut d'ailleurs ajouter que chaque rechute avait été

précédée de l'abandon du régime strict sans sel,
lacto-végétarien; la grande rechute est apparue
après une période trop florissante d'engraissement.
Dans un pareil état, le moindre malaise gastrique,
sensoriel, respiratoire, etc. (langue mauvaise, léger
vertige, toux) doit être suivi d'une cure de repos et
de régime. Si la *règle de l'alimentation minima*
n'était jamais dépassée, peut-être la vie pourrait-
elle être prolongée beaucoup plus longtemps.

Dans la *néphrite chronique œdémateuse*, l'influence
du régime bien que moins évidente n'en est pas
moins appréciable. L'œdème et l'anémie, un peu de
céphalée, quelques crampes : tel est en raccourci le
tableau symptomatique dans les périodes de compensation, quel que soit le taux de l'albumine,
de 2 à 20 grammes. Dans une de nos observations
chez une jeune fille, ce n'est qu'au bout de trois ans
que l'équilibre commença à être rompu. Un bruit
de galop transitoire apparut, puis disparut jusqu'à
l'année suivante. Elle fut emportée la quatrième
année à la suite de crises successives d'urémie,
compliquées de péricardite. Or, et c'est là où nous
voulions en venir, nous avions découvert la maladie
par hasard, sans être consulté ; et la durée réelle
de l'évolution morbide avait été, non pas de quatre
ans, mais peut-être de dix ans ou davantage. A la
suite d'une angine ou quelques mois après, elle avait
eu des maux d'estomac, vers l'âge de douze ans.
Les règles s'étaient établies cependant régulières ;
mais l'anémie survint, puis la dyspnée d'effort avec
une asthénie restée inexpliquée, puis de l'amblyopie, puis des frissons et l'anorexie. Tous ces symptômes étaient peu bruyants, et ne furent retrouvés

que rétrospectivement. Bien qu'entourée d'affection, la malade ne commença à être soignée qu'à dix-huit ans. Il est pour nous certain que l'allure progressive de la maladie n'a été due qu'à l'absence de traitement précoce. Une malade moins résignée eut peut-être guérie, en réclamant des soins plus précoces. Ces faits malheureusement sont d'observation journalière.

Nous conclurions volontiers que la néphrite, comme l'albuminurie, est *toujours d'origine dyspeptique*, même au cours d'une infection (comme la scarlatine) qui n'intervient qu'en tant que facteur de dyspepsie, même au cours d'une intoxication (comme le saturnisme). Dans les deux cas, l'albuminurie peut n'être que passagère, et la néphrite facilement curable : telle l'albuminurie de la colique de plomb. Dans les deux cas aussi, la néphrite peut être lentement progressive ou rapidement mortelle : cela dépend des différents facteurs de gravité : 1° de l'intensité de l'atteinte ; 2° de l'état antérieur du malade ; 3° de l'état actuel des différents organes et en particulier de l'appareil circulatoire ; 4° de la conduite tenue au cours de l'évolution morbide.

La majeure partie des néphrites sont le résultat d'une auto-intoxication digestive insensible, dont la nature est absolument indéterminée.

## II. — LITHIASE RÉNALE

Il est notoire que les accidents de la lithiase rénale sont dus à un trouble préalable de la nutrition. Cette dystrophie originelle dérive elle-même d'un trouble digestif, probablement par excès ; le ralen-

tissement de la nutrition n'est que relatif et secondaire. La désassimilation est viciée parce que l'assimilation a été excessive pour l'organisme envisagé :
c'est l'histoire du goutteux, de l'obèse, du diabétique.

Sans aborder ici la question de la diathèse, nous
voudrions nous borner à montrer *l'influence des troubles digestifs intervenant dans l'évolution de la
lithiase une fois produite*. Si la relation de cause à effet
entre le trouble digestif et la cholécystite calculeuse
est évident, il n'en est pas de même pour la lithiase
rénale. Et pourtant, nous croyons, quoique les classiques soient à peu près muets sur la question, que
la migration du calcul du rein est précédée aussi par
des troubles digestifs, qui en sont la cause immédiate.
Surcharge digestive ou fétidité de l'haleine, altération du teint, anorexie et ballonnement du ventre, ou
au contraire fringale ; modification des urines pendant
l'imminence morbide ; puis réaction expulsive d'un
bassinet déjà lésé : tels sont les trois échelons morbides qui mènent à la colique néphrétique. La crise
ne fait qu'exagérer des phénomènes digestifs préalables. En voici une preuve clinique.

Un homme de trente-six ans, sujet à des poussées
d'eczéma au pli du coude gauche, et relevant d'une
grippe, est pris un matin d'une douleur à crier dans
la région lombaire, à droite ; les envies d'uriner se
répètent infructueuses et la douleur s'irradie au péri-
née et à la verge. Constipé depuis quelques jours,
il a en même temps du ténesme anale. Les urines
sont claires sans albumine ; couleur normale. A la
palpation, on réveille de la douleur dans le sinus
costo-lombaire. Le foie est gros, mais non douloureux
sous les fausses côtes. Une garde-robe après la crise

était couleur mastic. La langue est saburrale; le ventre ballonné. L'embonpoint depuis quelques semaines était devenu excessif ; il y avait vertige et asthénie. Après le traitement (diète hydrique, etc., puis régime lacto-végétarien progressif), le poids tombe de 96 à 88 kilogrammes. Tous les malaises ont disparu.

Chez ce malade la surcharge digestive était évidente à l'examen et avouée.

Le foie (acholie transitoire) paraît avoir participé à l'arrêt des fonctions digestives. Le tympanisme abdominal a précédé l'éclosion des accidents, qui ont disparu sous l'influence d'une diète sévère avec la plus grande facilité. On décrit à la colique néphrétique des crises frustes, caractérisées par le simple vomissement : ces crises sont frustes parce que le vomissement exonère l'organisme dès le début.

Ce qui est vrai pour la colique néphrétique l'est également pour la *pyélo-néphrite calculeuse* ou *non calculeuse*. C'est toujours à l'occasion d'une perturbation digestive (qui peut être causée par le froid ou l'émotion ou la fatigue) que la néphrite ascendante se produit; c'est toujours sous cette même influence que se déclarent les accès fébriles. Chez une de nos malades, atteinte de pyélo-néphrite calculeuse, la crise était moins forte quand une selle survenait au début.

L'influence des règles est comparable à celle de la fatigue. La fièvre prémenstruelle est ici d'origine digestive, comme dans la cholécystite calculeuse, comme chez les tuberculeux : la diète l'enraye. Aussi l'influence du régime lacto-végétarien, suivi avec persévérance, est-elle toute-puissante. Bien des malades échappent à l'intervention ou à l'aggravation grâce à leur docilité [1].

Comme corollaire, je puis citer l'exemple d'une femme qui, atteinte d'un goitre, et incapable de supporter le régime carné, peut-être du fait de l'insuffisance thyroïdienne, supporte une *pyélo-néphrite ascendante* ancienne, sans avoir jamais d'accidents d'aucune sorte [2].

1. Voir Albert Robin. *Loc. cit.*, p. 615. La phosphaturie terreuse d'origine dyspeptique et ses conséquences.

2. Je n'aborderai pas ici l'histoire des *abcès périnéphrétiques* d'origine intestinale. Voir Pucciarelli, *Thèse de Paris*, 1900, et O. Pasteau, *Ass. franç. d'urologie*, 1908.

# ACCIDENTS CARDIO-VASCULAIRES
## D'ORIGINE DIGESTIVE

## I. — TROUBLES CARDIAQUES

Les troubles cardiaques d'origine digestive forment aujourd'hui un chapitre important de pathologie. Potain et Barié, Huchard, Albert Robin, etc., y consacrent un ou plusieurs chapitres. Potain admet qu'une élévation de tension, produite dans la petite circulation, sous l'influence du réflexe *gastro-hépatique*, fatigue et dilate le cœur droit ; d'où bruit de galop droit, asystolie, etc., sans lésion cardiaque primitive [1]. Pourtant ici comme pour l'albuminurie d'origine digestive, nous nous sommes demandé si l'influence du trouble digestif sur le cœur sain ou malade a été vraiment montrée dans toute son amplitude. Il semble que l'observation de quelques faits très particuliers, particulièrement bien mis en lumière, ait nui à la vulgarisation dans l'enseignement d'une loi générale, qui nous appa-

---

[1]. POTAIN: *Leçons cliniques de la charité*, p. 205; BARIÉ. Recherches cliniques sur les accidents cardio-pulmonaires consécutifs aux troubles gastro-hépatiques. *Revue de Médecine*, 1883.

raît en pratique dans toute son évidence, et que
nous formmulerions volontiers ainsi : un trouble cardiaque quelconque a généralement pour point de
départ au moins immédiat (en dehors du cœur forcé
par la fatigue), un trouble digestif. Autrement dit,
il n'y a pas pour nous de démarcation nette entre
les faits concernant le cœur sain et le cœur malade.
Quand un trouble digestif cause un trouble cardiaque, si léger soit-il, nous ne pouvons croire que
l'appareil circulatoire était absolument sain. Inversement quand une cardiopathie organique, restée
jusque-là latente, donne lieu à des troubles fonctionnels, appréciables, une cure de régime et de repos,
instituée à temps suffit à les faire disparaître. Associé ou non au facteur fatigue ou dépression nerveuse,
le trouble digestif a rompu l'équilibre circulatoire,
absolument comme il peut détruire l'équilibre osmo-
tique d'un organisme dont le rein était préalablement insuffisant. Le trouble digestif peut aussi
intervenir à l'origine même d'une lésion valvulaire
au cours de l'infection ou de l'intoxication causale ;
mais nous ne remonterons pas jusque-là.

Plutôt que d'étudier le trouble digestif initial,
nous croyons plus intéressant pour le cœur, d'étudier le *trouble digestif révélateur*. Les malades chez
lesquels se parachèvent les cardiopathies les plus
graves sont précisément ceux qui en général n'ont
pas été dyspeptiques à temps. Les nerveux au contraire nous offrent des exemples de troubles cardiaques fonctionnels plus ou moins bénins, restés
inaperçus ou latents chez les premiers. Les uns et
les autres représentent un moment différent de
l'évolution morbide ; ils ne parcourent pas le même

chemin ; mais ils sont partis tous du trouble digestif ; l'aggravation de leur état n'est que le retentissement du trouble digestif, et leur amélioration est subordonnée au régime (joint au repos
parallèle), régime au fond toujours le même, malgré
des variantes individuelles et viscérales.

Voyons donc, dans une revue rapide d'ensemble,
l'influence du trouble digestif sur les cardiopathies,
en commençant par les accidents les plus légers.

1° *Accidents nerveux*. — Ce sont les palpitations,
les modifications du rythme, la syncope, l'angine
de poitrine.

Stokes puis Potain ont insisté sur l'extrême fréquence des *palpitations* d'origine digestive (gastrique, intestinale, hépatique, toxique). On peut en
outre présumer qu'un bon nombre de celles qui
sont mises sur le compte d'une affection nerveuse
(hypochondrie, neurasthénie), ou pulmonaire (tuberculose), ou bien qui coïncident avec une affection
cardio-vasculaire sont aussi d'origine digestive ;
car Potain dit avec raison que la dyspepsie causale
est souvent latente. Mais de ce que la palpitation
est un phénomène d'ordre sympathique, dont l'intensité n'est nullement en rapport avec le trouble
réel de la fonction cardiaque, il ne s'ensuit pas
qu'elle est sans relation avec le fonctionnement du
cœur lui-même.

Ce serait une erreur de penser qu'elle est un gage
de l'intégrité du cœur. C'est seulement un symptôme
du début plutôt que du déclin des cardiopathies. Il
signifie que le cœur est faiblement atteint.

Les dyspeptiques, qui réagissent par la palpitation, ont eux-mêmes sans doute, une méiopragie

cardiaque particulière. Mais l'état du cœur ne s'aggrave en général pas chez eux en raison même de leur réaction.

D'autres dyspeptiques auront de l'albuminurie, qui n'auront pas non plus trop de tendance à devenir brightiques. Et pourtant, cette albuminurie indique bien le début d'une lésion rénale, de même que la palpitation révèle une défaillance cardiaque. Ainsi il n'y a pas de différence essentielle à notre avis entre la palpitation d'origine gastro-intestinale et la palpitation d'origine cardiaque ; et nous ajouterons même qu'il n'y a pas au fond de traitement différent de l'une et de l'autre. Celui-ci (repos et régime) sera seulement beaucoup plus sévère, s'il existe une grosse lésion du cœur.

Nous pouvons répéter de l'*arythmie*, de la *bradycardie*, de la *tachycardie* ce que nous venons de dire des palpitations.

Voici un malade de cinquante-quatre ans de forte corpulence, mais non obèse, qui se plaint depuis peu d'oppression en marchant. Son pouls est *arythmique* à 64. La pression artérielle monte à 22. La pointe bat en dehors de la ligne mamelonnaire. Toux rare ; râles fins à la base gauche. Le foie ne paraît pas gros.

Pas d'albumine. Il dit avoir bon appétit et bien digérer. Cependant sa gorge apparaît extrêmement sèche à l'inspection ; il y a des mucosités collantes sur la paroi postérieure. Sa femme l'amène en quelque sorte malgré lui, parce qu'elle voit bien « qu'il ne va pas. » Au bout de quelques jours de régime lacté, puis lacto-végétarien déchloruré, le pouls est devenu régulier à 80 ; la toux persiste quelque temps, puis disparaît. Le cœur n'est plus dilaté. La pression tombe à 16.

L'année suivante (1906), ce malade fit un urticaire, sans cause spéciale, avec rythme couplé et fausses intermittences : la première contraction est forte et produit le pouls, la deuxième est faible et ne donne pas de pouls ; d'où une fausse bradycardie à 44 à 48. La toux est revenue ; mal aux reins. Appétit toujours conservé.

Nouvelle guérison sous l'influence du même régime.

En 1907, retour de rythmie avec angine simple, bronchite et état sal al. Légère augmentation de volume du foie.

Même régime : guérison.

Dirons-nous que ce malade a présenté chaque fois une maladie différente : cardiopathie, urticaire, bronchite? Nullement. Bien qu'ayant rechuté pour des raisons différentes, surmenage physique, surmenage gastro-intestinal, infection banale, c'est le même régime qui l'a guéri ; c'est toujours par des troubles cardiaques qu'il a réagi : *troubles nerveux et quelque peu mécaniques*. Si ce malade indocile était revenu à temps à son régime, il eut évité la rechute.

A un degré plus léger la même maladie eût consisté dans l'arythmie simple, par exemple chez une malade dont l'estomac était moins tolérant. A un degré plus grave, nous trouvons chez un autre malade alcoolique de cinquante ans, de l'œdème des jambes, un foie habituellement gros, une *dilatation cardiaque* habituelle avec tachycardie et arythmie alternantes.

Ce qui prouve bien que le cœur est atteint de la

même façon, mais non au même degré, dans tous ces cas, c'est que le strophantus réussit chez l'un comme chez l'autre. Mais le traitement *préventif* consiste uniquement dans le régime, exactement adapté à chaque cas.

Il faut apprendre au malade à équilibrer son budget. C'est ce qui explique que l'arythmie, alternant avec la bradycardie, peut durer sans aggravation indéfiniment chez des sujets sérieux, intelligents et dociles, ou qui proportionnent instinctivement leur ingesta à leur capacité fonctionnelle. Cette arythmie stationnaire est l'équivalent d'une albuminurie minima bien tolérée et bien soignée.

La *tachycardie*, comme l'arythmie, alors même qu'elle survient à propos de troubles digestifs, en l'absence d'asystolie persistante, n'en est pas moins un signe de défaillance cardiaque passagère — réflexe ou non.

Chez une dame de soixante-treize ans, qui avait eu des lipothymies avec tachycardie sous l'influence de troubles gastriques, nous avons vu ultérieurement survenir des signes d'insuffisance cardiaque (œdème des jambes, cyanose du visage) pendant une bronchite.

Le *pouls lent* paroxystique se manifeste toujours aussi à propos de fatigue et de surcharge digestive; et le meilleur traitement de la crise consiste encore dans le repos et le régime[1]. Même traitement préventif pour les crises nerveuses syncopales ou épileptiformes du pouls lent permanent.

1. Voir Charles ESMEIN. *Du ralentissement permanent ou temporaire du pouls par lésion intracardiaque.* Thèse de Paris, 1908, p. 54, 71 et 72.

La relation qui existe entre l'hypertension artérielle et l'*angine de poitrine* est admise avec raison
par tous les auteurs (Huchard, Barié). Merklen
ajoute judicieusement : l'angine de poitrine ne peut
plus se produire chez un malade en état d'hypotension artérielle. Il existe à notre avis un rapport
aussi étroit entre le trouble digestif et l'accès angineux. Parfois le trouble digestif est prodromique ;
parfois il accompagne l'accès sous forme de nausées
ou de vomissements ; parfois il est latent. Toujours
il est à l'origine, non seulement de l'hypertension,
mais aussi de la crise elle-même. Celle-ci est comme
le cri d'alarme que jette le cœur défaillant devant
l'hypertension ; et, ce qui le prouve, c'est qu'elle
est suivie d'asystolie, de gonflement du foie[1] ou
d'œdème aigu du poumon, quand elle ne cause pas
immédiatement la mort.

La sténose coronarienne peut être la cause de la
mort ; mais elle n'est pas, contrairement à l'opinion
classique, la cause du syndrome[2]. Il n'y a qu'une
angine de poitrine, toujours justiciable du même
traitement hygiénique, mais offrant une gravité
différente suivant l'état des organes des sujets, et
une variété symptomatique suivant leurs réactions
individuelles. Ce serait une grosse erreur de croire
à un pronostic bénin parce qu'un accès d'angine de
poitrine, prétendue fausse, serait apparu sous l'influence de troubles digestifs. Seule la précordialgie
des névropathes mérite le nom de fausse angine.

1. P. Londe. Angine de poitrine, angoisse et hypertension.
Soc. méd. des hôpitaux, 1904, p. 430. Voir H. Vaquez. Hypertension, Soc. méd. des hôp., 1904, p. 120, 5 février.
2. Voir Auscher. Bull. de la Soc. anatomique, 1896, février.

M<sup>lle</sup> C..., âgée de soixante-dix ans environ, atteinte de bronchite chronique et de squirrhe du sein droit, avait, quand nous la vîmes pour la première fois, des accès angineux presque quotidiens depuis deux ans. Après le repas, elle était prise d'angoisse rétro-sternale avec engourdissement des doigts, de la main et de l'avant-bras gauche. Le pouls s'accélé-rait à 100. Or le régime fit cesser ces accès d'allure névropathique et d'origine dyspeptique, qui étaient bien pourtant un signe de défaillance myocardique, puisqu'elle mourut de syncope, deux ou trois ans plus tard, au début d'une asystolie qui commençait à se caractériser.

2° *Accidents mécaniques avec ou sans lésion val-vulaire préalable.* — Nous réunissons dans un même chapitre ces deux ordres de faits, parce que la lésion orificielle prédispose à la défaillance cardiaque, mais ne la crée pas, sauf complication. L'organe lésé peut accomplir correctement sa fonction, bien que méiopragique, si le rythme de la vie est adapté à la puissance rythmique du cœur. Ainsi nous voyons des lésions, soit mitrales, soit aortiques, compa-tibles avec une existence longue et active. Au con-traire, il arrive qu'une valvule mitrale, qui parais-sait cliniquement saine, devienne insuffisante brus-quement à propos de troubles nutritifs et digestifs.

Rien de plus démonstratif à cet égard que l'his-toire suivante. M<sup>me</sup> H..., âgée de soixante-dix-neuf ans, jouissait d'une bonne santé et faisait encore preuve d'une grande activité de ménagère. Lors-qu'elle commença à faiblir, à maigrir et à avoir des digestions pénibles : son ventre se ballonne, ses jambes enflent. Le médecin appelé, trouvant un

souffle mitral (systolique à la pointe) et de l'œdème
des jambes, prescrit la digitale : l'œdème disparaît.
L'examinant alors je constate un suintement rectal,
il existe un cancer du rectum. Le foie n'est pas seulement énorme et dur comme le foie cardiaque,
mais bosselé. L'asystolie avait pour ainsi dire été
révélatrice du cancer du tube digestif, à la façon de
la phlébite de la jambe ou du bras.

Voici un autre cas d'*asystolie provoquée par des
troubles digestifs* d'un autre genre chez une femme
de soixante-dix-sept ans. Elle présentait un souffle
systolique à la pointe avec propagation dans l'aisselle et dans le dos, évidemment par insuffisance
mitrale. Elle avait eu, à trente-cinq ans, un rhumatisme articulaire aigu. Ayant des pituites depuis
des années, elle commença en avril 1902, à avoir
des vomissements alimentaires de temps à autre et
de la diarrhée. Assez indocile, elle ne suit qu'incomplètement le régime restreint. Peu à peu le foie
augmente de volume, le ventre se ballonne, il apparaît quelques râles à la base gauche et un léger
œdème des jambes. Pas d'albumine dans l'urine,
mais seulement prurit et pollakiurie. Amélioration
et guérison relative pendant l'été. Une diarrhée
aqueuse réapparaît plus forte et plus tenace en
novembre au retour de la campagne, et quand elle
cesse, pourtant sans aucune médication, l'ascite se
prononce et s'installe. Le pouls était régulier à 76,
et malheureusement pour la malade l'appétit était
bon. Peut-être que si la diarrhée avait été traitée
par une diète stricte et suffisamment prolongée,
l'ascite n'aurait pas fait son apparition.

Après être restée stationnaire quelque temps sous

l'influence d'un traitement diurétique et cardioto-
nique, l'épanchement péritonéal augmenta à la suite
d'une vive contrariété. Une ponction faite le 1er février donne 7 litres de liquide citrin. Elle fut bien
supportée ; mais la malade se cachectisa peu à peu,
il survint une phlébite de la veine crurale droite et
elle mourut peu après en mars, avec de l'œdème de
la main gauche. Rien ne permet de supposer qu'ici
un cancer latent avait compliqué la cardiopathie.
Mais l'influence des troubles digestifs, avec conservation de l'appétit, sur l'aggravation de l'asystolie
fut des plus nettes.

Le cas suivant est tout autre, mais l'origine digestive des accidents aussi évidente. Prié de voir
M. P... par le Dr L... je trouve un homme de qua-
rante-sept ans dyspnéique, dans l'orthopnée, atteint
de *péricardite* avec bruit de cuir neuf et épanchement léger de la plèvre gauche (souffle en E, bron-
cho-éophonie), P. 104. Pas d'œdème des jambes,
ni d'albumine ; mais gros foie avec ventre légèrement ballonné. Pression 18. Peu de toux, pas d'hémoptysie, pas ou peu de fièvre. Cauchemars, tremblement éthylique des doigts, subictère, *langue
saburrale*. Les accidents avaient débuté, en apparence, par un accès d'angoisse huit jours auparavant ; puis peu à peu, à mesure que le cœur se dila-
tait, l'angoisse s'était atténuée. Cinq mois auparavant un accès d'angoisse, tout à fait passager et
probablement en rapport avec des troubles digestifs,
avait annoncé l'état morbide. Or ce malade criait la
faim et buvait à tort 2 litres de lait et des potages.

Voici le cas banal du gros mangeur, alcoolique,
qui fait des *accidents asystoliques*, sans urémie

préalable. Appelé à le voir au Mans par mon ami le Dr B..., je trouve un homme de quarante-cinq ans environ dans l'orthopnée. P. 104. Le cœur est gros et la pointe bat en dehors du mamelon. Congestion de la base droite. Foie très gros, sensible. Œdème des jambes modéré. Traces d'albumine. Pression 22. Nous retrouvons encore ici une crise d'angoisse initiale (avec miction involontaire). La langue était bonne et le malade avait des *fringales* qu'il satisfaisait autant qu'il pouvait.

Revu deux mois plus tard, le malade était incomparablement mieux, mais non guéri. Le cœur était encore dilaté et le foie gros, et déjà il buvait un peu de vin et de bière !

Ce sont là des accidents graves auxquels aboutit la dilatation hypertrophique du cœur de l'alcoolique, dénommée « cœur de bière » à Munich. Dans la pathogénie de cette cardiopathie interviennent au moins deux facteurs : la fatigue du cœur par la difficulté de la digestion et l'augmentation de la tension d'une part, et d'autre part sa diminution de résistance sous l'influence de l'intoxication.

Ces exemples divers suffiront à montrer le rôle des troubles digestifs par alcoolisme, par surcharge, par cancer, par dyspepsie dans la genèse de l'asystolie, l'aggravation ou la prolongation des mêmes accidents sous l'influence des fautes de régime et l'importance majeure du régime restreint dans la cure. Il n'y a pas que la dyspnée toxique qui cède au régime lacté ou au régime déchloruré ; la dyspnée d'origine mécanique, la dilatation cardiaque s'améliore grâce au simple régime restreint. Le régime restreint n'est-il pas le meilleur moyen prophylactique de l'asystolie dans les lésions valvulaires notamment le rétrécissement mitral ?

Dans les *anévrysmes de l'aorte*, la réduction du régime alimentaire est une vieille méthode, qui a eu et a encore une grande vogue auprès d'un bon nombre de praticiens, surtout en Angleterre. Il va sans dire que cette méthode, différente du système de Valsalva par l'abstention de la saignée, a été comprise différemment par un grand nombre d'auteurs depuis la fin du xviie siècle. Il n'en est pas moins vrai que le principe général, appliqué avec modération, en est à recommander, dans tous les cas, et constitue la base du traitement.

Il est classique d'admettre que les troubles digestifs qui sont si fréquents chez les *aortiques* sont la conséquence de l'irritation du pneumogastrique. L'épigastralgie, la flatulence, le météorisme, les nausées, les vomissements glaireux sont signalés dans l'aortite aiguë ou chronique. Ces symptômes gastriques annoncent sans doute l'imminence de la poussée aiguë. Avant d'être prise d'accès d'oppression, une de nos malades avait remarqué que « ses digestions devenaient longues et difficiles avec éructations presque continuelles ». Un autre eut de l'anorexie avec état nauséeux et vomissements. Ne serait-il pas plus logique de considérer ces phénomènes gastro-intestinaux comme la cause de la poussée d'aortite puisqu'ils la précèdent ? La diète et le repos, prescrits à temps et observés scrupuleusement, ne feraient-ils pas avorter la crise ? Si certains malades atteints d'aortite chronique vivent de longues années, n'est-ce pas qu'ils ont suivi une

meilleure hygiène alimentaire ? La limitation du
régime et de l'effort n'est-elle pas toute la prophylaxie de l'aortisme ? Un malade que je vis avec le
Dr S.., avait eu une première hémoptysie à trente-
cinq ans, une autre à soixante-trois ans, puis une
toute récente. Il avait une dilatation aortique
visible et percutable ; il avait eu une hémiplégie
transitoire qui n'avait laissé aucune exagération
des réflexes.

« Je vois une femme de quarante ans, qui présente à l'auscultation un premier bruit redoublé et
un deuxième bruit clangoreux et diffusé jusque vers
l'épaule, et parfois une toux rauque, quelquefois aussi
une angoisse asthmatiforme passagère, signes qui
sont certainement en rapport avec une aortite, ainsi
que la douleur à la pression du deuxième espace
intercostal gauche. Or, à l'âge de vingt-quatre ans,
elle eut des crachements de sang ; on la considéra
comme poitrinaire, puis comme neurasthénique ; elle
avait de la dyspnée asthmatiforme la nuit : tout cela
après des fatigues excessives et des chagrins réité-
rés. C'est vraisemblablement à cet âge, que la lésion
aortique s'est créée. Pourtant, si elle traverse l'âge
critique sans accidents, elle pourra vivre indéfiniment, n'ayant qu'une sorte de méiopragie générale
qui l'obligera à limiter son activité et son alimentation. Si elle était moins sensitive, moins migrai-
neuse, si les conditions de son existence, aujourd'hui
tranquille, étaient moins favorables, sans doute l'aortite évoluerait. Au moment des règles, elle est obligée
de passer deux jours au lit et au régime restreint,
sous peine d'éprouver divers troubles digestifs ou
respiratoires (toux rauque, expectoration spumeuse,

petites poussées congestives), et une douleur dans le dos et sur la poitrine du côté gauche.

Il est inutile de multiplier ces exemples : tous les auteurs s'accordent à reconnaître la nécessité du régime et du repos pour prévenir l'aggravation des accidents chez les cardiopathes. Tel est encore le cas des accidents gravido-cardiaques. La règle à suivre est l'économie de l'effort, de l'effort digestif comme de l'effort musculaire, de l'effort cérébral, etc. Il n'est pas de médecin qui n'ait vu guérir d'asystolie sous la seule influence de l'alitement et de la diète lactée, aidée de quelques laxatifs. Encore faut-il avoir soin de n'accorder au malade que des quantités minimes de lait coupé pour commencer.

Nous savons aussi que les écarts de régime sont la principale cause des rechutes dans les maladies du cœur; l'écart de régime est souvent la conséquence d'un excès de travail : le malheureux qui peine ne peut que difficilement suivre un régime restreint.

Il n'y a pas qu'en matière de tuberculose que la médecine est une question sociale. La cardiopathie est une maladie essentiellement populaire.

## II. — TROUBLES VASCULAIRES

Nous ne dirons qu'un mot de la phlébite et de l'artérite.

M. Chantemesse[1] a récemment insisté sur la prophylaxie de la *phlébite aiguë*. Il conseille l'acide

1. CHANTEMESSE. *Académie de Médecine*, 12 Janv. 1909, in *Semaine Médicale*, 13 Janv. 1909.

citrique à la dose de 15 à 18 grammes par jour dans 1 litre ou 1 litre et demi d'eau pendant deux à trois jours. Même traitement prophylactique pour l'embolie naturellement. Or l'acide citrique agit sur le foie à la façon, mais plus faiblement, que l'acide salicylique. Il modifie les fermentations digestives comme l'acide lactique. La vulgaire citronnade est recommandable pour la même raison dans toutes les infections, dans presque toutes les maladies.

M. Chantemesse, qui pense que l'acide citrique agit en diminuant la coagulabilité du sang des typhiques, détermine le degré de cette coagulabilité : si elle est diminuée, au lieu d'acide citrique il conseille le chlorure de calcium en prévision de l'hémorragie. Nous nous demandons si l'acide citrique n'agirait pas aussi bien contre l'hémorragie, celle-ci constituant un supplément d'émonctoire que l'acide citrique établit dans le mode sécrétoire. Quoi qu'il en soit, ces recherches confirment, comme nous le disions, les bienfaits de la citronnade ou de l'orangeade (pur jus de citron ou d'orange dans l'eau bouillie, chaude de préférence).

Ce que nous venons de dire de la phlébite s'applique aussi à l'*artérite aiguë*, à la phlébite postopératoire, à tous les cas où il y a sur un point quelconque de l'économie appel d'infection. Dans tous ces cas, abaissez autant que possible le taux de l'auto-intoxication digestive.

Dans la *phlébite chronique* et dans l'*artérite chronique*, dans l'athérome et dans l'artériosclérose, on peut éviter les poussées inflammatoires ou simplement congestives par le régime restreint. Le malade doit viser à ne surmener en aucune façon les organes, dont la circulation est amoindrie. La méiopragie vasculaire entraine une méiopragie fonctionnelle locale ou générale qui doit être comprise non seulement des médecins, mais aussi des malades eux-mêmes. Là encore le traitement prophylactique, basé sur le régime et l'hygiène, prime toute espèce de médication. L'action chimique des médicaments sur les éléments cellulaires eux-mêmes reste tout à fait hypothétique. Les seuls médicaments dont l'action est indubitable agissent physiologiquement sur une fonction : telle l'action des alcalins sur le foie.

Il nous semble que la sobriété éclairée est le meilleur moyen d'éviter l'artériosclérose ; elle est encore à peu près le seul moyen pour l'artérioscléreux d'éviter des accidents plus graves du côté des reins, du cœur, du cerveau [1].

En tant que maladie du feuillet moyen (Hanot), le *rhumatisme articulaire aigu* mérite de figurer ici. Nous n'en dirons qu'un mot. L'action quasi spécifique du salicylate de soude dans cette maladie est impuissante à empêcher l'aggravation et la rechute, quand elle n'est pas associée à l'alitement et au régime restreint. Si le traitement complet était institué dès le début des accidents, souvent légers chez les enfants, il n'y aurait pas de rhumatisme grave, c'est-à-dire pas de rhumatisme cardiaque.

La moindre atteinte, ou le moindre retour offensif, doit être dépistée presque dès avant ses manifesta-

1. Voir pour plus de détails la *Pratique médico-chirurgicale* de BRISSAUD, PINARD et RECLUS. Art. Athérome, et artériosclérose, artérites aiguës, aortites, rhumatisme articulaire aigu.

tions évidentes. Il faut notamment surveiller les
moindres tendances ou exacerbations fébriles, se
rendre compte des phénomènes locaux articulaires,
cardiaques ou même digestifs qu'elles accompagnent. Il n'est pas de maladie qui démontre mieux
l'utilité de l'observation médicale au jour le jour, et
l'inefficacité de la thérapeutique médicamenteuse
faite au jugé.

Il faut que les doses de salicylate de soude soient
échelonnées sur les vingt-quatre heures et absorbées
en solution dans l'eau de Vichy. Le salicylate de
soude doit vraisemblablement son efficacité à son
action cholagogue, l'urobilinurie du rhumatisme
étant probablement due à l'insuffisance hépatique
au moins relative, par destruction globulaire.


### III. — TROUBLES VASO-MOTEURS

Les troubles vaso-moteurs sont fréquemment
l'expression de troubles digestifs sous forme de
plaques érythémateuses, d'urticaire parfois très
discret, de dermographisme, de couperose, etc.

Moins connues sont les crises *vasculaires cons-
trictives, d'origine digestive*, crises d'hypertension
qui viendront déterminer chez l'un une hémorragie
cérébrale, chez un autre une hémorragie nasale,
chez une autre une métrorragie, chez un autre
une poussée d'œdème aigu du poumon, chez un
autre une simple migraine, chez un autre un accès
d'angine de poitrine, etc.

Le *spasme* et *l'angoisse*, comme l'asthénie, sont
très souvent l'expression d'un simple trouble digestif. Un de nos malades, bon vivant, âgé de soixante-

dix ans avait eu du vertige, puis un jour, en jouant
aux cartes l'après-midi, une perte de connaissance
d'un instant, suivie de vomissements alimentaires.
Le lendemain après s'être couché sans dîner avec
une tasse de thé, il était rassuré en pensant qu'il
n'avait eu qu'une indigestion. Soit, mais entre cette
indigestion avec ictus et un autre ictus plus grave,
suivi de paralysie ou de convulsions, il n'y a qu'une
différence de degré. Le pronostic du premier est
bénin parce que le vomissement a pu libérer l'organisme. Le second pourra guérir encore après hémiplégie transitoire. Mais de là à l'apoplexie progressive
il n'y a qu'un pas.

Certains malades ont conscience du va-et-vient
du trouble vaso-moteur du pied au cœur ou du pied
à la tête. Telle l'aura de l'épilepsie. L'important
est de retenir que la *diète est le remède héroïque* de
tous ces troubles, qui vont de la colère au mal comitial ou de l'hémorrhoïde au vertige.

La crise de *goutte* est encore en réalité une crise
vasculaire accompagnée de troubles digestifs. La
douleur et l'arthropathie ne sont que le résultat
de l'excrétion circulatoire pour ainsi dire. Or, la
cause immédiate de l'accès est l'écart de régime
ou l'état saburral, et la cause lointaine en est dans
un état d'hypernutrition ou d'hypersthénie viscérale. « La plupart des sujets prédisposés à la goutte
ou en puissance de goutte sont des dyspeptiques. »
(Rendu.) Il peut y avoir alternance des phénomènes
gastro-hépatiques et des déterminations articulaires.

Le régime restreint prévient les uns et les autres.

Parmi les troubles vaso-moteurs, ceux qui affectent les extrémités constituent tout un chapitre

de pathologie : l'*acropathologie*. De la crise de goutte on peut rapprocher l'érythromélalgie, l'acroparesthésie, la maladie de Raynaud, la tétanie, toutes affections sur lesquelles les perturbations digestives, souvent consécutives à des émotions déprimantes, ont une influence directe ou indirecte ; on pourrait en dire autant de l'acrocyanose des scrofuleux et des nourrissons.

## IV. — Altérations sanguines

Cette acrocyanose est probablement d'origine toxique, comme la *cyanose généralisée* d'origine intestinale récemment décrite. La *cyanose entérogène*[1] a été rencontrée dans des cas de diarrhée chronique et attribuée à la méthémoglobinémie. Dans un cas d'atrésie de l'anus, accompagné de constipation opiniâtre, la cyanose a été mise sur le compte d'une sulfo-hémoglobinémie. Quoi qu'il en soit, la cyanose d'origine intestinale mérite de prendre place dans le cadre des cyanoses d'origine toxique, telles que celles que produisent l'intoxication par l'aniline, le botulisme, etc.

Les troubles intestinaux interviennent plus ou moins aussi dans les polycythémies splénomégaliques, dans les cyanoses d'origine cardiaque et pulmonaire, par exemple dans la *maladie bleue* et l'emphysème.

Nul doute que dans la maladie bleue les accès de dyspnée comme les recrudescences de cyanose,

1. L. Chenisse. La cyanose entérogène. *Semaine médicale*, 1905, p. 577, n° 49, 6 déc., et même recueil, 1906, p. 77, n° 7, 14 février.

puissent être causés par le moindre des troubles digestifs, qu'on y observe fréquemment. Il est donc important d'utiliser chez ces sujets le régime minimum, et même le régime restreint. Rappelons que dans le rétrécissement pulmonaire, comme dans l'inocclusion du trou de Botal, il peut n'exister ni souffle, ni cyanose. Celle-ci n'apparaît parfois qu'à l'occasion d'un effort quelconque, d'une augmentation de tension dans le ventricule droit qui peut être d'origine digestive : alors s'opère le mélange du sang noir au sang rouge, grâce à un courant qui s'établit du cœur droit au cœur gauche.

La cyanose avec hyperglobulie nous amène aux maladies du sang, aux *anémies*. Les troubles digestifs sont habituels à l'origine des anémies quelles qu'elles soient : anémie pernicieuse, leucémie, chlorose. Dans les anémies de cause digestive, dit Léon Tixier, il y aurait passage dans le sérum sanguin d'une substance hémolysante pour les hématies. « Cette substance possède une action globulicide pour les hématies de la même espèce animale et une action stimulante vis-à-vis de la moelle osseuse; le pouvoir excito-hématopoiétique semblant s'épuiser à la longue et disparaître plus vite que le pouvoir globulicide[1] ».

Les relations de cause à effet entre les troubles fonctionnels du tube digestif et les altérations sanguines sont évidentes dans le scorbut, la maladie de Barlow, etc.

1. Léon Tixier. Relations entre les troubles gastro-intestinaux chroniques et les états anémiques. *Semaine médicale*, 1907, p. 280, n° 25, 19 juin.

# ESSAI DE PROPHYLAXIE
## DES MALADIES NERVEUSES
### FONDÉE SUR LA DIÉTÉTIQUE

———

La prophylaxie des maladies nerveuses et mentales doit envisager quatre sortes de facteurs étiologiques : 1° l'hérédité ; 2° les causes accidentelles telles que les émotions, les traumatismes, le surmenage physique et moral ; 3° les maladies spécifiques ; 4° les troubles digestifs ou les maladies non spécifiques qui en découlent. Cette étude n'a pour objet que ce dernier groupe de causes.

Ce sont les plus banales, mais non les moins intéressantes par leur importance pratique. Non seulement les troubles digestifs agissent par eux-mêmes ou en prédisposant à une affection viscérale ou générale, à laquelle la maladie nerveuse sera secondaire, mais encore ils nous mettent en état d'infériorité vis-à-vis de la cause accidentelle, l'émotion, par exemple, ou même vis-à-vis de la maladie spécifique ; et peut-être préparent-ils pour nos ascendants ce qu'on appelle l'hérédité[1]. Les fautes contre

1. Étienne LÉVI. Les amyotrophies progressives neurotico-

la diététique ont donc un retentissement considérable sur le système nerveux. Comme le malade,
avant d'être entre les mains du médecin, ignore le
rapport qui existe entre le trouble digestif, qui peut
être minime, et le trouble nerveux, l'état morbide
s'aggrave, et le médecin lui-même, tout en insti-
tuant un régime, ne le fait pas toujours avec la conviction que ce régime est la base d'une thérapeutique rationnelle. Peut-être n'est-il pas inutile de
réunir en un faisceau les principaux faits qui démon-
trent l'efficacité préventive de la diététique et en
particulier du *régime restreint*, en neurologie ou en
psychiatrie. Rien n'est plus facile pour le médecin
que de prescrire la diète, rien n'est plus difficile à
obtenir. En réalité, ce moyen si simple, et bien
connu, est trop souvent inutilisé; il remplacera souvent avec avantage toute médication, en particulier
la médication calmante.

## INFECTIONS AIGUES

La *méningite*, les paralysies cérébrales et spinales infantiles constituent dans le *premier âge* le
lot le plus important de la pathologie nerveuse. Or,
en dehors de la syphilis (et si l'on veut de la tuberculose), toutes ces méningo-encéphalopathies et
méningo-myélopathies ont pour point de départ
des troubles digestifs avec ou sans gastro-entérite
apparente. Presque toutes les convulsions sont le

spinales dans leurs rapports avec les maladies hérédo-fami-
liales du système nerveux. *Revue neurologique*, 1908, 15 janvier, n° 1, p. 32.

résultat d'une perturbation gastro-intestinale ; car
celles mêmes qui surviennent à propos d'une infection déterminée, comme la pneumonie, ne sont souvent, en réalité, que la conséquence de l'état gastrique préalable. Celles qui sont symptomatiques
d'une méningite aiguë, consécutive à une fièvre
éruptive, comme la rougeole, eussent été évitées
peut-être par la demi-diète, instituée dès la période
d'invasion. L'infection, qui cause la paralysie infantile, est probablement d'origine digestive, précédant
d'un temps plus ou moins long les convulsions.

Au cours ou au décours d'une maladie spécifique, les infections secondaires sont fonctions de la
toxi-infection digestive. Sans doute la suspension
ou l'altération des éliminations hépatiques joue-
t-elle ici un rôle prépondérant. La méningite tuberculeuse elle-même est probablement favorisée par
des perversions digestives analogues.

Enfin, les *encéphalites infantiles* et leurs suites,
l'idiotie et l'hémiplégie spasmodique infantile, sont
le plus souvent causées par un processus méningé
d'origine gastro-intestinale, qui n'eût pas progressé
si, à temps, on avait arrêté par la simple diète, mais
la diète alimentaire stricte, les fermentations nocives. C'est le repos fonctionnel du tube digestif,
c'est le jeûne qui, avec ou sans l'emploi de très
légers cholagogues, s'opposera à ces fermentations,
mieux que toute substance antiseptique ou qu'une
culture microbienne quelconque.

## NÉVROSES

On voit à quelles graves et fréquentes lésions on

expose un enfant, un tant soit peu prédisposé, quand il n'est pas soumis, dès avant l'apparition des convulsions, à une diététique ultra-prudente. Nous croyons la diète aussi utile, l'absence de diète aussi nuisible ici que dans l'appendicite. Loin de diminuer la résistance du sujet, la diète l'augmente en réduisant au minimum l'auto-intoxication. L'erreur est de croire que l'état gastrique n'est que consécutif à l'infection générale. Si le vomissement est déjà l'indice de la gastrite infectieuse ou un symptôme méningé, à l'observateur attentif n'échappera pas l'état saburral prémonitoire, et surtout l'élaboration insuffisante du résidu intestinal. Ce qui est vrai pour la polio-encéphalite l'est également pour la *poliomyélite* et le sera encore pour la polynévrite.

L'origine digestive de la toxi-infection nocive est probable, alors même que la détermination nerveuse se fait au décours d'une maladie spécifique, comme la rougeole ou les oreillons. En tout cas, nous le répétons, le meilleur moyen de rendre l'agent spécifique moins redoutable est toujours, en dehors de la thérapeutique spécifique (quand elle existe), d'éviter l'exaltation de sa virulence par une toxi-infection d'origine interne.

Si nous observons plus tard le même sujet *adolescent*, qui aura annoncé dès l'enfance la prédisposition nerveuse par des convulsions, et qu'on nous demande d'écarter le danger possible d'*épilepsie*, c'est par un régime sévère, aussi peu toxique que possible, que nous y parviendrons. C'est le tube digestif qui est le plus souvent le point de départ du réflexe morbide, et parfois il faut faire remonter à la

première enfance l'origine même du mal comitial. Si
l'épilepsie apparaît, c'est par le même régime que
nous en atténuerons les effets. Le régime (lacto-
végétarien notamment, alterné avec le régime ovo-
lacto-végétarien, avec exclusion complète ou partielle de la viande) a non seulement l'avantage de
diminuer l'aptitude convulsivante, mais encore la
propriété de rendre le malade moins impressionnable, moins sensible à la cause accidentelle qui
pourrait réveiller cette aptitude convulsivante.

Témoin, ce jeune homme de vingt ans, qui, épileptique depuis l'âge de seize ans, avec plusieurs
crises par an (6 en 1905, 4 en janvier et février
1906), voit, l'année qui suit le traitement, toute manifestation épileptique disparaître. Outre le régime,
il n'avait absorbé que 3, puis 2, puis 1, puis
0 gramme de bromure de sodium par jour ; mais il
prenait chaque matin 0gr,50 de benzoate ou de salicylate de soude, ou bien 5 à 10 milligrammes de
calomel, dix jours l'un, dix jours l'autre. Ce traitement cholagogue[1], aidé d'hydrothérapie, avait été
quasiment héroïque, grâce à un régime extrêmement peu carné et peu chloruré. Ce malade avait eu
une gastro-entérite dans le premier âge, sans con-
vulsion, m'a-t-on dit ; il avait, quand je le vis, de
l'acné bromique. Ainsi un traitement, peu, puis pas
bromuré, joint à une diététique exactement suivie,
sans aucune boisson fermentée ni excitante, l'avait,

1. Dans un autre ordre d'idées, TORINO SILVESTRI Épilepsie
et sels de chaux (*Gazzetta degli Ospedali e delle Cliniche*,
1907, 6 janv., p. 22) a tenté l'opothérapie hépatique pour
rendre aux épileptiques la chaux qui leur manquerait. Voir
*Revue neurologique*, 1907, 15 juin, p. 505, analysé 092, n° 11.

au moins pour un temps, mis à l'abri des accidents du haut mal.

Je pourrais encore citer, entre plusieurs, l'histoire d'un homme de cinquante ans, épileptique depuis l'âge de trente et un ans, qui ne voyait ses crises s'espacer de cinq ou six mois que lorsqu'il suivait un régime approprié à son entérite chronique. C'est là, d'ailleurs, une remarque qui a été bien souvent faite[1].

Comme l'épilepsie, toutes les névroses sont heureusement influencées par le régime. Rien n'est plus facile que de guérir, et rapidement, une *chorée* légère par le repos absolu au lit et le régime lacté intégral ou mitigé. Le repos au lit, nécessaire, a l'avantage de réserver toutes les forces disponibles pour le travail de digestion. Au contraire, la chorée traîne en longueur, ou récidive, ou s'aggrave si le traitement précédent n'est pas suivi. Dans la *neurasthénie* et même dans l'hystérie, la situation, toute différence mise à part, est encore la même. D'une façon générale, dans les névroses, les paroxysmes, comme dans les maladies chroniques les retours offensifs, sont souvent imputables à des troubles digestifs, apparents ou non. Nous avons vu des vomissements *hystériques* disparaître par la suppression momentanée de toute alimentation, qui vaut mieux que toute médication symptomatique.

Les *tics* sont, au moins dans certains cas, beaucoup plus actifs quand ils sont défavorablement

---

1. Voir Albert Robin. *Loc. cit.*, p. 690.

influencés par une mauvaise hygiène gastro-intestinale.

Le *goitre exophtalmique*, le *myxœdème* sont justiciables d'un régime d'où la viande est exclue. L'insuffisant thyroïdien ne supporte pas la viande. Les accidents basedowiformes de la ménopause disparaissent plus facilement par un régime aussi peu toxique que possible que par l'opothérapie.

Combien d'*angines de poitrine*, combien d'*asthmes* bénéficient dans une large mesure du traitement strict et persévérant d'une dyspepsie latente! Quelle que soit la part de la lésion organique dans ces syndromes nerveux viscéraux, c'est le régime qui constitue la partie la plus importante du traitement.

Nous avons suivi ainsi plusieurs angineux ou asthmatiques qui, habitués auparavant à abuser des calmants *intus* et *extra*, arrivaient avec une docilité parfaite à s'en passer presque totalement. C'est toujours par la suppression du vin, de la viande et du sel qu'il faut commencer. Il ne faut pas toujours chez eux s'attendre à rencontrer une dyspepsie évidente; souvent il n'y a qu'une sorte de surcharge chronique qui entretient un ralentissement[1] et une perversion dans les actes nutritifs. Il faut alors restreindre leur alimentation et, bien entendu, leur travail. Si ces précautions avaient été prises à temps, la névrose viscérale eût été évitée.

Le régime restreint ne sera jamais prescrit plus à propos que dans les crises de l'entéro-névrose; la malade étant au lit, il faut commencer par la diète

1. Ch. BOUCHARD. *Maladies par ralentissement de la nutrition*, 1885.

et continuer par un régime très restreint, puis moins restreint, qu'on élargit peu à peu[1]. Tel est aussi le moyen préventif des crises.

## NÉVRITES ET ARTÉRITES

Si des viscéralgies nous passons aux *névralgies* et aux névrites, mêmes constatations. Le régime seul est souverain pour prévenir et partant pour guérir certaines *sciatiques* ou névralgies cervico-brachiales prises au début; la *polynévrite* d'origine interne, avec ou sans psychose, résulte elle-même le plus souvent d'une auto-intoxication intestinale. Il va sans dire que le traitement et la prophylaxie de ces accidents varient quelque peu suivant l'état des autres viscères, notamment du foie et des reins.

La prophylaxie des *artérites cérébrales*, et surtout du ramollissement cérébral ou de l'hémorragie, est encore presque tout entière (en dehors de la syphilis) dans l'observation d'un régime frugal. L'artérite chronique résulte elle-même d'un vice nutritif, dont l'origine est dans de mauvaises habitudes digestives, et la lésion surajoutée, ramollissement ou hémorragie, n'en est que la terminaison naturelle, hâtée par une période préalable de surcharge, toujours indiquée par une rétention relative des matières fécales, avec ou sans constipation apparente. Aussi voit-on souvent parmi les prodromes immédiats de l'ictus des envies fréquentes, inutiles et douloureuses d'aller à la selle avec sen-

1. G. LYON, *Pathogénie et traitement des névroses intestinales*, 1904.

sations de tension et de constriction à la région
anale. Ces épreintes et ce ténesme ne sont que la
manifestation de l'effort impuissant que l'organisme
fait pour se débarrasser de ce qui le gêne et le
menace.

Une intervention opportune, consistant dans
l'évacuation des matières, et l'établissement d'une
diète sévère, peut, dans certains cas particulièrement favorables, par exemple dans l'entourage
d'un médecin, prévenir les complications de l'artérite cérébrale.

Le plus souvent le spasme réflexe ou toxique
dans le ramollissement, la poussée congestive dans
l'hémorragie, a fait son œuvre avant qu'un traitement prophylactique ait pu être institué. Quelquefois une entérite dysentériforme vient spontanément
établir un dérivatif salutaire, surtout s'il existe
quelque peu d'insuffisance rénale ou hépatique,
comme nous le vîmes très nettement chez une de
nos malades d'une soixantaine d'années. Or, cette
femme avait commencé par être une simple dyspeptique ; mise au régime, elle alla mieux pendant
plusieurs années, jusqu'au jour où, trop confiante,
la dyspepsie ayant disparu, elle se laissa surprendre
par une hémiplégie qui, d'ailleurs, ne fut pas mortelle. Il est fréquent de rencontrer, comme prodromes éloignés ou plus proches de l'apoplexie ou
de l'hémiplégie, des troubles dyspeptiques de type
variable, hypersthénique ou asthénique. Ce qu'il
faut craindre, c'est la surcharge ou dyspepsie
latente. La dyspepsie douloureuse ou simplement
pénible, est souvent prophylactique par elle-même,
parce qu'elle nécessite un régime restreint. C'est

ce que nous avons vu chez une malade de soixante-
treize ans, qui avait eu de l'engourdissement du
côté gauche avec maladresse, ne se rendant pas
bien compte de ce qu'elle tenait : un régime amoindri devenu nécessaire, l'a préservée de troubles
circulatoires cérébraux plus graves depuis trois ans
et demi.

## AFFECTIONS CHRONIQUES

Poursuivons notre enquête : nous voyons que
tous les accidents nerveux de l'urémie et que l'insuffisance hépatique ne peuvent être évités ou retar-
dés que par un régime approprié. Le trouble nutritif est d'autant plus dangereux qu'il est plus ancien
et qu'il ne s'est manifesté d'abord par aucun malaise.
Heureux le malade dont la dyspepsie attire l'attention à temps sur l'utilité d'une telle prophylaxie.
Il n'y a pas au fond de différence radicale entre le
régime de la dyspepsie simple ou symptomatique ;
ou du moins la réduction du travail digestif, son
amélioration et la diminution de l'auto-intoxication
est le triple but que l'on se propose toujours avec
des moyens divers.

Ce sont encore des troubles digestifs qui trop
souvent viennent accentuer ou accélérer l'évolution
des affections organiques comme le *tabes* et la
*paralysie générale* [1], qui seraient pourtant d'origine
spécifique. Nul doute que c'est là qu'il faut chercher

1. A. VIGOUROUX et A. DELMAS. Fréquence et pathogénie
des ictus terminaux dans la paralysie générale. *Revue de
Psychiatrie*, 1907, Juillet, p. 265, n° 7.

l'origine des crises d'asthénie [1] ou des paroxysmes douloureux chez les tabétiques, de la plupart des ictus congestifs des paralytiques généraux. Qui plus est, l'éclosion des accidents initiaux dans les deux cas est grandement favorisée par des troubles digestifs primitifs, ou secondaires à un surmenage physique ou psychique. Ce sont somatiquement des asthéniques, nous dirions volontiers des *minus habens* fait de l'hérédité et de la syphilis, qui, à un moment donné, perdent la conscience organique de cette infériorité originelle et acquise.

La neurasthénie est la meilleure sauvegarde de ces prédisposés au tabes et à la paralysie générale, en ce sens qu'elle les éloigne de tout surmenage, et les oblige à une hygiène alimentaire, qui est une prophylaxie. Ainsi d'anciens syphilitiques, ayant une modification des réflexes rotuliens (inégalité nette ou absence), sont indemnes d'accidents plus graves grâce, peut-être, à la combinaison du régime ovo-lacto-végétarien et du traitement spécifique intermittent et modéré, dans des conditions de vie restreinte. On s'explique mieux de cette façon qu'un bon nombre de malades restent indéfiniment, dans un état stationnaire, à la phase prodromique ou initiale de ces deux affections, qui ne paraissent pas à proprement parler de nature syphilitique. Il y a donc lieu de rechercher dès le moindre indice, ou même auparavant, chez les anciens syphilitiques, le trouble viscéral gastrique (hypersthénie), intestinal (diarrhée) ou rénal (albuminurie, etc.) sur

1. E. BRISSAUD, A. PINARD, P. RECLUS. *Pratique médico-chirurgicale*. Article Tabes.

lequel doit porter l'effort prophylactique. Cette manière d'agir s'inspirera de la loi générale, qui veut que tout infecté est exposé à une recrudescence d'infection ou à la complication d'infection secondaire. La diminution de gravité du tabes, sa tendance moins progressive, est pour une part sans doute due à ce que, lorsque la maladie est dépistée plus tôt et évolue sous l'œil du médecin, elle reste stationnaire grâce à une hygiène mieux comprise.

Il est à noter que la fièvre accompagne parfois le début du tabes et de la paralysie générale, et que bon nombre des accidents viscéraux de ces deux maladies sont également fébriles ou subfébriles. Il est probable que les réactions nerveuses d'origine centrale qu'on observe alors sont provoquées par des phénomènes toxiques ou infectieux.

Les autres *scléroses de la moelle*, les scléroses combinées [1], la sclérose en plaques, la sclérose latérale amyotrophique elle-même, d'une étiologie si obscure, doivent avoir aussi pour point de départ un trouble nutritif dont l'origine est au tube digestif. Pourrait-on en dire autant de l'atrophie musculaire progressive myélopathique ? C'est là du moins une question à poser. En tout cas, l'atrophie de la musculaire lisse demande qu'on surveille le tube digestif [2].

Dans la *paralysie agitante,* il ne nous paraît pas douteux que l'état de la nutrition influe grandement

1. DAWA. Sclérose combinée familiale avec anémie grave. *La Presse Médicale,* 1908, n° 9, p. 69.

2. A. LÉRI. Atrophie généralisée de la musculature de tous les viscères dans une amyotrophie progressive type Aran-Duchenne. *Revue neurologique,* 1902, 15 mai, p. 394.

sur l'intensité du syndrome. Nous avons vu une
amélioration considérable sous l'influence d'hémorragies nasales abondantes, d'origine rénale, qui
nécessitèrent un régime. Le régime déchloruré,
dans ce cas particulier, eût été salutaire. Bien souvent les malades ont un appétit excessif qu'il faut
modérer. C'est quelquefois le meilleur moyen de
diminuer la rigidité et le tremblement, ainsi que la
dépression morale.

L'asthénie initiale de ces malades vient du
« ventre », pour appeler la chose par son nom ; aux
fermentations intestinales peut s'ajouter un certain
degré d'urémie. Mais au lieu de restreindre leur
alimentation à mesure que leur incapacité motrice
augmente, c'est tout le contraire qu'ils ont tendance
à faire.

L'origine des *dystrophies musculaires* (la question d'hérédité mise à part) pourrait aussi être
recherchée dans des troubles digestifs lointains,
remontant à la première enfance. Nous les avons
du moins retrouvés dans un certain nombre d'observations.

### TROUBLES NERVEUX DIVERS

A cette énumération forcément incomplète, on
peut ajouter tous les *symptômes nerveux*, tributaires
des affections viscérales non spécifiques : troubles
sensoriels (oculaires, labyrinthiques et auricu-
laires, etc.) troubles vaso-moteurs (œdème, asphyxie
locale des extrémités), troubles sensitifs (céphalées),
troubles moteurs (tétanie), troubles cardiaques
(arythmie, tachycardie, bradycardie), troubles res-

piratoires (spasme de la glotte, hoquet, bâillement, orthopnée, polypnée, Cheynes-Stokes), troubles urinaires (pollakiurie), troubles génitaux (excitation ou dépression), troubles cutanés (prurit, dermographisme) et trophiques (zona), troubles nerveux digestifs (spasme de l'œsophage, du cardia, du pylore, de l'S iliaque, etc.)[1], troubles divers (frisson, angoisse, anxiété, asthénie, insomnie, colère, tristesse, etc.). Toute cette sémiologie si complexe guérit souvent avec la plus extrême facilité sous l'influence d'un même régime restreint et approprié à chaque cas particulier.

Voici un exemple de la diversité des phénomènes nerveux que peut amener une même cause.

Nous observons en ce moment deux malades atteintes de lithiase biliaire : l'une est sujette à des syncopes, l'autre à des accès épileptiformes, du fait de la même affection ; une autre aura des vertiges, une autre du délire : nouveaux exemples pris encore parmi nos malades.

## MALADIES MENTALES

En pathologie *mentale*[2], l'heureuse influence du régime se fait sentir aussi bien, sinon mieux,

1. Voir Albert ROBIN. *Les maladies de l'estomac*; particulièrement les chapitres concernant leurs retentissements. Paris, 1900 : et une leçon de M. LEGENDRE sur les troubles sensoriels d'origine dyspeptique.

2. RÉGIS. *Manuel pratique de médecine mentale*, 2e édit.. Paris, 1892. — SÉGLAS. « Etiologie générale des affections mentales » in *Traité de pathologie mentale* de Gilbert BALLET, Paris, 1903. — PAGE « Les troubles digestifs considérés dans leurs rapports avec les troubles nerveux et mentaux ». *Bul-*

qu'ailleurs. Combien d'*impulsions*, d'*obsessions*,
d'hallucinations, d'états d'excitation ou de dépression, combien de délires ne sont dus qu'à des
troubles gastro-intestinaux ! L'hypocondrie, la *confusion mentale*, la *mélancolie*, la manie, et même
certains délires systématisés, de persécution par
exemple, sont toutes psychoses greffées à l'origine
sur des troubles gastro-intestinaux, ou hépatiques
ou rénaux. Tel prédisposé eût sans doute évité la
crise délirante s'il eût été soumis à temps, dans la
période prodromique, au repos et au régime lacto-
farineux restreint. Car, s'il faut alimenter les malades, nous croyons qu'à la phase initiale, au lieu
de les suralimenter, il vaut mieux modérer l'alimentation. Il n'est pas rare de constater une véritable entérite aiguë coïncidante ou même causale.

Ces faits sont connus ; mais, plus souvent qu'on
ne croit, le trouble digestif primordial intervient,
par exemple dans la genèse de l'*idiotie*. Lorsque la
méningo-encéphalite causale date d'avant la naissance, c'est le tube digestif de la mère qu'il faut
quelquefois incriminer. Enfin, dans la *démence
sénile*, bon nombre de paroxysmes sont sous la
dépendance d'un fonctionnement défectueux du
tube gastro-intestinal et de ses dépendances ; et
nous connaissons des vieillards qui, habituellement
normaux ou à peu près, présentent, à propos

---

*letin médical*, 1906, 25 déc., p. 1122. — Vialard. Troubles
cérébraux par intoxication intestinale. *Journal de Médecine
et de Chirurgie pratiques*. 1908, p. 59, art. 21888, etc. — Nar-
botte. Tendances contemporaines dans l'étude de l'origine
des maladies mentales. *Revue neurologique*. 1908. 28 février,
p. 162, analyse 306, n° 4.

de l'embarras gastro-intestinal le plus léger, des absences et un affaiblissement notable, mais passager, de l'intelligence. L'occasion qui provoque cette ébauche de démence, si elle est renouvelée, pourra à la longue, amener une démence complète, surtout si la perversion digestive échappe à un moment donné à la conscience du malade.

## Conclusions

Ne sommes-nous pas accoutumés à voir des affections viscérales, rénales ou hépatiques, des maladies générales, spécifiques, se manifester tout d'abord par des troubles nerveux (exemple : convulsions) ou mentaux (délire) sans rapport apparent avec la lésion réelle ? Ne savons-nous pas que l'hémiplégique voit son impotence augmenter au cours d'une grippe ou d'un embarras gastro-intestinal ? Cette relation, que nous observons avec tant d'évidence dans certains cas, existe aussi dans une foule de conditions moins bien déterminées. Il suffit que le sujet atteint ait une forte prédisposition à localiser la maladie dans certains territoires du système nerveux. C'est la région la plus impressionnable aux poisons qui réagit la première. Aussi croyons-nous très importante, au point de vue pratique, la *notion de l'unité et de la continuité morbide*.

Derrière toute maladie non spécifique, aussi bien nerveuse que viscérale, il faut chercher le *trouble digestif primordial*, alors même qu'il n'est pas apparent tout d'abord. Chez chaque malade, suivant la condition du moment, il faut savoir relier les accidents morbides successifs, qui ne sont que des expressions équivalentes d'un même trouble digestif originel. Car le système nerveux (feuillet externe) n'est pour ainsi dire jamais touché d'emblée.

Grâce à cette vue d'ensemble, le clinicien ne perd pas de vue la notion fondamentale du traitement pathogénique, qui consiste dans une diététique appropriée, et, s'il assiste aux prodromes, il établit un traitement prophylactique des plus efficaces.

Par quel mécanisme le trouble digestif primordial produit-il les réactions et les lésions nerveuses ? Par des procédés très divers sans doute; mais à l'origine il s'agit toujours d'une suspension ou perversion des actes sécréteurs (en particulier du foie), généralement consécutive à un excès de fonctionnement glandulaire.

Viennent ensuite les réflexes morbides, puis l'intoxication, puis l'infection. La prophylaxie consiste dans tous les cas à imposer un repos préventif, grâce à la diète, à des organes en voie de surmenage.

Ce qui est difficile, c'est de déterminer pour chaque sujet la limite qu'il ne pourra dépasser sans danger. Or, chacun doit mesurer sa vie d'après la résistance de l'organe le plus faible ; le budget des dépenses sera établi au prorata des recettes dont est capable cet organe. Toute tare acquise ou héréditaire nous oblige à restreindre notre existence à ce taux, réserve faite de l'élasticité de notre organisme.

Le néphritique chronique ne doit pas compter

sur l'hypertrophie compensatrice de son cœur : il doit ne demander à ses reins que le travail qu'ils peuvent donner. Toute infraction à cette loi causera une aggravation. De même le prédisposé névropathe ne peut supporter sans dommage une auto-intoxication digestive qui serait supportable pour un autre. Tant mieux si, asthénique et sensitif, il est obligé de marcher au pas lent de son tube digestif. Sinon il se laissera surprendre par une lésion, et, de prédisposé, il deviendra taré.

Tel cet enfant issu de femme alcoolique qui, pour des troubles digestifs minimes et latents, fait des convulsions, point de départ possible de l'épilepsie future. Sachons donc surveiller chez lui la période d'imminence morbide, en attachant pour lui de l'importance à des troubles légers qui, pour d'autres, n'en auraient pas. La localisation nerveuse qui n'est jamais un premier acte morbide, sera évitée, grâce au *régime restreint* institué à temps[1].

[1] Consulter LÉOPOLD LÉVI. *Troubles nerveux d'origine hépatique*, Thèse de Paris, 1896; J. SÉGLAS. Des auto-intoxications dans les maladies mentales, *Archives gén. de méd.*, 1893, nov.; et *Congrès de méd. mentale* de la Rochelle, 1er août 1893, communications de MM. RÉGIS et CHEVALIER-LAVAURE, de G. BALLET, de J. SÉGLAS, etc.

# PROPHYLAXIE DES MALADIES DES VOIES DIGESTIVES

## ET DES MALADIES DE LA NUTRITION FIÈVRE D'ORIGINE DIGESTIVE

---

### LA DYSPEPSIE EST LA MEILLEURE DES INDICATIONS PROPHYLACTIQUES

Au cours des chapitres précédents, nous nous sommes efforcé de montrer le trouble digestif à l'origine de toutes les maladies. Le trouble nutritif primordial a des conséquences d'autant plus graves qu'il interrompt moins le fonctionnement du tube gastro-intestinal. Parfois la maladie ne s'établit que grâce à l'absence des manifestations du trouble digestif initial : si l'arrêt de la fonction digestive était survenu à temps la maladie n'éclaterait pas ou ne s'aggraverait pas. De la digestion dépendent toutes les fonctions de nutrition, et de celles-ci toutes les autres. Or, on peut poser en principe que, si par suite d'une perturbation physique ou morale *une fonction quelconque est suspendue, il faut mettre également au repos les fonctions préalables jusqu'à la reprise de la fonction en souffrance* :

cette loi fondamentale s'applique aussi bien au diabète par exemple qu'à une perforation intestinale,
c'est-à-dire aux affections les plus diverses.

Voici une lithiasique biliaire en imminence de crise.
Une fringale satisfaite va aggraver son cas, et provoquer une poussée de cholécystite, alors qu'une sensation épigastrique moins trompeuse et plus pénible
l'eût empêchée de manger et l'eût protégée. Puisque
la diète préventive prémunit contre presque toutes
les maladies banales, toutes les sensations qui peuvent nous y obliger, en quelque sorte malgré nous,
nous protègent également.

La *dyspepsie* est un syndrome qu'il faut souvent
respecter. Il faut alors réduire le régime en propor-
tion de la diminution de la capacité digestive, et non
pas accroître artificiellement et passagèrement ce
pouvoir digestif: ce qui pourrait conduire le malade
à un état morbide plus grave.

L'estomac malmené ou fatigué commence à manifester son irritabilité par le syndrome d'hypersthénie
ou d'hyperchlorhydrie avec ralentissement de l'évolution digestive, ou bien au contraire il se produit
un embarras gastrique ou une gastro-entérite. Plus
tard survient une modification durable de la fonction,
compliquée souvent de troubles hépatiques ou intestinaux. Enfin chez certains sujets apparaissent plus
ou moins vite des lésions profondes, gastrites, ulcère
ou cancer. La véritable cause de ces lésions quelles
qu'elles soient est toujours dans un défaut d'adaptation du régime à l'état fonctionnel de l'estomac,
cliniquement appréciable par les seuls symptômes
subjectifs.

Sauf exceptions, il ne faut pas considérer les

gastropathes comme justiciables de traitements aussi
variés ni aussi spéciaux qu'on veut bien le dire : à
tous convient à un moment donné le régime restreint.

Sans doute nous ne voulons pas proscrire, même
ici, d'une façon systématique, toute thérapeutique
médicamenteuse; mais elle doit être jugée pour ce
qu'elle vaut, en tant qu'accessoire.

Il en est des *troubles intestinaux* comme des troubles gastriques. Les symptômes les plus opposés en
apparence, comme la diarrhée et la constipation,
cèdent souvent au même traitement, c'est-à-dire à la
simple réduction du régime alimentaire. Si ce traitement rationnel n'est pas institué assez tôt, la maladie
passe au stade hépatique (lithiase, etc.) ou au stade
pariétal (appendicite, etc.) ou bien au contraire se
dévie vers un autre organe. Nous ne saurions trop
nous élever contre l'abus des médicaments purement
symptomatiques anti-diarrhéiques ou purgatifs.

La constipation est d'ailleurs d'une façon générale
une réaction morbide plutôt qu'un facteur étiologique; elle est souvent un effet avant de devenir une
cause, contrairement à ce qu'annoncent les réclames.

### FOIE ET PANCRÉAS

C'est avec raison qu'on a attiré l'attention sur la
constipation par hypocholie. Bien avant l'apparition
de la première manifestation lithiasique ou entéritique il y a eu trouble de la sécrétion biliaire. Les
alternatives d'hypocholie et d'hypercholie sont des
réactions habituelles, pour ainsi dire rythmées, d'un
organe qui commence à se fatiguer. Les origines de

la lithiase doivent être recherchées très loin dans le passé d'une femme, bien avant la première grossesse : on y retrouve presque toujours quelque gastralgie passagère, révélation de la chlolécystite.

Sans insister sur les autres *affections du foie* (ictères, etc.), nous rappellerons que parmi les prodromes et les symptômes de la cirrhose hypertrophique biliaire on signale la boulimie, dont la satisfaction ne fait qu'aggraver la lésion [1]. Est-il besoin de rappeler que Hanot et Boix ont décrit la cirrhose d'origine dyspeptique ?

Récemment M. Brissaud insistait sur les bons effets du régime lacté minimum, joint à l'alitement, dans la cirrhose de Laennec.

Les troubles de la *sécrétion pancréatique* sont en tous points comparables aux troubles de la sécrétion biliaire. Ils résultent presque toujours de troubles digestifs préalables, dont le traitement constitue la prophylaxie. Il en est ainsi du diabète. Qu'il s'agisse d'une déviation sécrétoire par excès (foie) ou par défaut (pancréas), ou bien d'une inhibition de la glycolyse, la fuite sucrée diabétique indique que la perversion nutritive doit être traitée par la réduction du régime. L'équilibre ne sera rétabli que grâce à une diminution du travail digestif [2]. Cela est aussi vrai pour le diabétique qui s'achemine vers la tuberculose.

1. Nous passons très rapidement sur ce chapitre, puisque c'est dans les affections du tube digestif et de ses dépendances que l'utilité de la diététique est la moins contestable.

2. Voir in *Revue intern. de clinique et de thérap.*, 1909, p. 265, l'observation rapportée par le Dr CARMINEW DOBLE (*The Lancet*, 1909) de guérison d'un diabète par inanition. Consulter le livre récent de R. LÉPINE, *Le Diabète sucré*. Paris, F. Alcan.

## DYSCRASIES

La *maladie de la nutrition* n'est que le résultat
d'un trouble digestif par excès ou par défaut, dont
les types extrêmes sont la goutte et le rhumatisme
chronique. Dans la goutte il faut réduire le régime
pour diminuer la production de l'acide urique; dans
le rhumatisme chronique, il le faut également pour
l'adapter à un organisme en état d'hyponutrition.
Vouloir faire du rhumatisme chronique le syndrome
exclusif de l'hypothyroïdie est excessif. Ce qui est
vrai, c'est que dans cette affection il y a hypothyroïdie, de même qu'il y a méiopragie digestive, méiopragie rénale, méiopragie circulatoire, etc.

Le traitement thyroïdien du rhumatisme chronique est donc accessoire. Ce qu'il faut, c'est régler
le travail digestif suivant la capacité du sujet. Vouloir modifier le mode nutritif du sujet est absolument irrationnel. La vie à l'état de maladie,
comme à l'état de santé, n'est qu'une adaptation.
La pensée elle-même n'est qu'une adaptation aux
faits.

Un organisme floride peut s'offrir le luxe d'une
maladie, c'est-à-dire d'un émonctoire supplémentaire, dans la mesure où il peut en payer les frais
plus ou moins élevés : tels certains goutteux, bron-
chitiques, diabétiques, obèses, etc. Tel autre s'en-
dette à vouloir soutenir une situation trop lourde
pour avoir emprunté à un taux trop élevé, c'est-à-
dire pour avoir trop mangé. Trop manger sous prétexte d'asthénie : telle est la cause de l'aggravation
de beaucoup de maladies depuis la neurasthénie
jusqu'à la tuberculose.

## FIÈVRES D'ORIGINE DIGESTIVE

Entre les fièvres banales et les maladies de la nutrition, il n'y a point de différences essentielles ; la fièvre n'est qu'un trouble nutritif compliqué d'infection.

L'urémie, trouble nutritif par excellence, peut se compliquer de fièvre ainsi que la goutte ; il suffit d'une infection surajoutée ; mais le trouble nutritif a précédé l'infection [1].

C'est ainsi qu'il faut comprendre une foule d'états morbides d'observation journalière : chez l'enfant, les accès de fièvre passagers pendant ou en dehors des crises de dentition, certaines fièvres attribuées à la croissance, la fièvre ganglionnaire, etc. ; chez la femme la fièvre prémenstruelle, certains accès fébriles qui surviennent dans l'état puerpéral, pendant le travail ou au début de la lactation. La fièvre de surmenage est en partie au moins d'origine digestive, de même que la fièvre émotionnelle. Peut-être la toxi-infection digestive est-elle aussi la cause de ce qu'on a appelé la fièvre aseptique des blessés ?

Nous connaissons plusieurs malades (2 femmes dont l'une entéritique et 1 homme) qui sont sujets à de grands frissons, avec claquement de dents et angoisse extrême, sous l'influence d'une fatigue banale ou d'un trouble digestif passager.

Enfin les grandes pyrexies, telles que l'érysipèle,

1. Voir au sujet de la fièvre d'origine alimentaire la *Presse médicale*, 1907, p. 100 et 331, où sont rapportées les expériences de SCHAPS, provoquant la fièvre chez le nourrisson par ingestion ou injection de sucre.

LONDE.                                          19

sont grandement favorisées par un état de réceptivité d'origine digestive, qui peut remonter à plusieurs mois et dont l'infection n'est qu'une complication. La réceptivité aux infections spécifiques
elles-mêmes varie suivant le taux de l'auto-intoxication digestive : cela est évident pour la rougeole;
cela est probablement vrai aussi pour la scarlatine,
la variole, la varicelle, la coqueluche.

Cette notion a une telle importance en pratique
qu'on ne s'explique pas que les livres classiques
soient muets à ce sujet. Se garantir du microbe est
bien ; mais se rendre moins sensible à l'influence
de l'infection par une prophylaxie digestive, qui en
diminue la fréquence et la gravité, est mieux.

Nous croyons, par exemple, que lorsque la rougeole sévit dans une famille, une fois le premier
enfant atteint, le mal est dans une certaine mesure
évitable pour les autres, s'ils sont soumis au régime
restreint. La prophylaxie des complications broncho-pulmonaires consiste surtout aussi, nous l'avons
dit, dans le régime restreint[1].

On pourrait en dire autant des autres localisations
secondaires de l'infection.

---

1. On s'étonne des erreurs qui se glissent (faute d'explication suffisante sans doute) dans les livres les plus estimés.
Dans le *Guide populaire d'hygiène* (manuel de la santé), publié
par l'Office sanitaire de l'Empire allemand, traduit d'après la
10ᵉ édition allemande par J. Crrxs (3ᵉ édit. franç.), nous
trouvons : « L'immunité peut être innée ou acquise. Elle peut
aussi se perdre dans certaines circonstances, par le surmenage, ou une *nourriture insuffisante*, par exemple. » Or, c'est
peut-être vrai, mais le contraire l'est aussi : le sujet suralimenté, plus encore que l'inanitié, perd son immunité, et, à
la période d'imminence morbide, il suffit de la diète pour
faire avorter ou diminuer la gravité de l'infection.

Les déterminations gastriques ou gastro-intestinales du début des infections spécifiques, comme la scarlatine, ne sont pas nécessairement la conséquence du début de la fièvre. Elles sont plutôt l'occasion de l'invasion, elles la favorisent, et la gravité de la maladie dépendra souvent de l'état gastrique préalable du sujet pendant l'imminence morbide ; leur intensité n'est pas fonction nécessaire du degré de la virulence. Nous croyons, au contraire, que celle-ci s'accroît parce que le sujet est surpris en état d'encombrement intestinal [1].

Loin de nous la pensée de rééditer ici la doctrine de Broussais, qui voulait que la gastro-entérite fût à l'origine de toutes les fièvres. Et d'abord, contrairement à ce qu'il pensait, la lésion est un des effets et non la cause de la maladie [2]. Nous voulons dire seulement que l'*altération du contenu du tube digestif*, *précédé de l'arrêt des sécrétions digestives*, *et suivi de la résorption de poisons ou de microbes*, *a une importance majeure soit dans la détermination*, *soit dans l'évolution* de la fièvre, comme dans presque toutes les maladies.

Et nos efforts tendent non pas tant à démontrer une vérité, qui nous paraît devoir être admise par tous, qu'à en vulgariser l'utilité pratique.

Conseiller au malade de manger à son appétit, fût-ce des aliments liquides, peut être d'un fâcheux effet dans les cas les plus divers, d'autant plus que

1. Voir à ce sujet Ch. Lesieur et L. Baur. Les troubles gastro-intestinaux au début de la scarlatine. *Presse Médicale*, 1909, 26 février, p. 129.

2. Voir à ce sujet l'art. Fièvres de L. Lereboullet, in *Dict. encyclop. des sc. médic.*

le conseil est flatteur et paraît sans risque. Le plus souvent le rôle du médecin est, au contraire, de retenir le malade, entraîné par le désir de se refaire vite et d'agir. Combien il a raison le dyspeptique qui dit : je ne peux prendre seulement la moitié de ce que me permet mon médecin. La conscience organique de cet asthénique le défend contre tout excès, comme la conscience morale de l'honnête homme l'empêchera d'imiter les mauvais exemples, profitables en apparence à quelques-uns [1].

1. Consulter: P. Le Gendre, Troubles et Maladies de la nutrition, *Traité de médecine* de Bouchard et Brissaud; Lancereaux, *Clinique de la Pitié*; etc. René Gaultier, De l'exploration fonctionnelle de l'intestin par l'analyse des fèces, *Thèse de Paris*, 1905.

# IV

# PROPHYLAXIE GÉNÉRALE

# LE RÉGIME RESTREINT [1]

Le *régime restreint* type est celui que l'on prescrit aux typhoïdiques convalescents qui, affamés, doivent s'en tenir pourtant à une série d'aliments, dont la quantité et la qualité seront exactement prescrites, dosées et limitées : précautions nécessaires, sous peine de voir, par surcharge digestive, survenir des accidents plus ou moins graves depuis le simple accès de fièvre jusqu'à la péritonite suraiguë [1].

Cette extrême prudence, qui convient particulièrement à la convalescence de la fièvre typhoïde, est également de mise dans la *convalescence* de presque toutes les maladies aiguës : néphrite, hémiplégie, bronchite, etc. Les lésions graves des voies digestives : appendicite, ulcère gastrique, sont parmi les cas où elle s'impose dans toute sa rigueur. Plus le danger de complication sur place ou à dis-

1. Voir le *Journal de médecine et de chirurgie pratiques* du 25 mai 1908.

2. Pour ma part, dit BARTU, j'aime infiniment mieux ne permettre les potages et les œufs qu'après huit jours d'apyrexie complète, avec langue belle et selles normales. (L'alimentation dans la fièvre typhoïde, *Journal des praticiens*, 1904, 18 déc., p. 801.)

tance menace, plus on sera circonspect. Le *régime restreint ne sera que progressivement et lentement élargi.* La lenteur de la progression sera d'autant plus nécessaire que la période de diète absolue aura dû être plus prolongée. Nous estimons que, d'une façon générale, on partira de la cuillerée à café de lait chez l'enfant nouveau-né (par exemple après la diète hydrique imposée par une entérite grave), et chez l'adulte, de la cuillerée à soupe (comme dans la péritonite d'origine cholécystique ou appendiculaire), — en tant que *doses quotidiennes.* La règle sera la même, quand on aura des raisons de penser que la reprise de l'alimentation peut être le point de départ d'une réinfection générale grave, ou d'une aggravation de l'état local.

La progression consistera à doubler, si possible, chaque jour la dose de la veille.

On donnera donc successivement, 1, 2, 4, 8 cuillerées.

Quand il n'y aura pas eu préalablement diète absolue, ni même diète hydrique, le point de départ de la ration alimentaire quotidienne sera chez l'enfant (2ᵉ enfance) environ 125 grammes et chez l'adulte 250 grammes de lait, écrémé de préférence. Il va sans dire que ce sont là de simples points de repère. Ce sera le cas pour la bronchopneumonie, la néphrite, etc.

Cette façon ultra-prudente de procéder a un double avantage : d'abord, si la reprise ou l'augmentation de l'alimentation a été trop rapide, la faute commise avec ces doses minimes aura chance de ne point entraîner de graves conséquences.

En second lieu, en allant très lentement pour commencer, on se sera mis dans les meilleures conditions pour obtenir une amélioration régulièrement progressive, et même d'autant plus rapide ensuite qu'on aura été plus timoré d'abord.

Le lait aura d'abord été coupé de 3/4 d'eau, puis de moitié, puis d'un quart. Puis, on passera du lait légèrement écrémé au lait pur.

Quand la dose de lait aura atteint un litre chez l'enfant, 1 litre et demi chez l'adulte, on y adjoint un, puis deux potages, puis des jaunes d'œufs, puis des purées de féculents sans pain. On passe alors à l'œuf à la coque avec pain, puis au poisson léger (sole, merlan), enfin à la viande — suivant l'âge et le cas envisagé. Ces régimes s'indiquent sous les noms de : régime lacté intégral ou partiel, régime lacto-farineux, régime ovo-lacto-végétarien, régime carné restreint. Cette progression convient à peu près à toutes les maladies. On peut y ajouter le régime chloruré restreint ou hypochloruré, et le régime complètement déchloruré, qui conviennent, ainsi que le régime hypo-azoté, aux néphrites et aux œdèmes d'une façon générale, aux accidents de l'hypertension ou de l'hypernutrition, à l'hypersthénie gastrique, etc., à certains accidents cutanés (eczéma), aux névropathes excitables (asthme), etc.

Chez les diabétiques, ce sont les aliments hydrocarbonés qui seront restreints[1], le sucre lui-même étant proscrit. Chez les séborrhéiques, les obèses,

1. Telle est du moins l'opinion classique. Dans une communication récente, MM. LINOSSIER et G.-H. LEMOINE (Soc. méd. des hôp., 1908, 10 avril) : « La ration albuminoïde dans le régime du diabétique » demande non seulement la restriction de la ration hydrocarbonée pour le diabétique, mais aussi de la ration totale.

on restreindra les corps gras, en même temps que
les aliments hydrocarbonés ; on restreindra le sel
aussi chez les obèses.

Ainsi en dehors du régime restreint type des convalescents, *régime restreint total*, il y a des *régimes
restreints partiels* tant pour la viande que pour le
sel, le sucre, les graisses, les féculents ou les aliments azotés.

Ce qui est vrai pour les solides, l'est également
pour les liquides comme l'ont récemment montré
MM. Huchard et Widal[2].

La réduction des liquides s'impose dans deux cas
notamment : quand il s'agit de réduire le travail du
rein (travail de sécrétion) ou le travail du cœur (travail mécanique). D'ailleurs, moins le rein fonctionne
plus le cœur se fatigue ; et, si le cœur faiblit, le travail du rein se ralentit.

La *réduction des liquides* est encore avantageuse
dans beaucoup d'autres cas, par exemple chez certains dyspeptiques, du moins au moment du repas.

La diète hydrique comporte presque toujours une
réduction considérable de l'eau ingérée, non seulement dans l'appendicite, mais aussi dans l'entérite
aiguë. Dans la diète absolue de liquides ou de
solides, l'eau sera fournie à l'organisme, au bout de
deux ou trois jours, sous forme d'injection sous-
cutanée de sérum ou sous forme de lavement à
garder.

Ainsi, la diminution des liquides ou solides ingé-

1. Huchard et Fiessinger. Médication d'urgence par la réduction des liquides ; — Widal. La réduction des liquides dans
le mal de Bright, *Académie de médecine*, 1908, séances des 11
et 18 février.

rés nous apparaît, dans une foule de cas très divers, comme *curative* par elle-même ; et, quand elle n'est pas la condition suffisante du traitement, elle en est presque toujours une des conditions nécessaires. A tout âge, aussi bien que dans le premier âge, le médecin doit doser la quantité des aliments permis aux malades ; et, si dans quelques cas particuliers, la qualité des aliments importe avant tout, la notion de quantité a aussi le plus souvent une importance majeure.

Pour fixer théoriquement la ration alimentaire, à l'état morbide, il faudrait qu'elle fût établie préalablement pour chaque sujet à l'état normal.

Or, chacun sait que cette ration est essentiellement variable suivant l'intensité de la nutrition de chaque sujet [1]. « Il y a de grands et de petits mangeurs. » De plus, s'il est intéressant de déterminer d'une façon aussi précise que possible le nombre de calories équivalant à tel ou tel travail, une pareille précision, impossible à atteindre pour chaque individu, est d'ailleurs superflue quand il s'agit d'indiquer le régime restreint qui convient à un malade couché ou debout.

Celui qui, comme on dit « reste sur son appétit », est déjà à un régime restreint, du moins relatif.

C'est par une observation au jour le jour, aidée, au besoin, de la balance, qu'on arrive à reconnaître le taux convenable. Tel régime, qui serait restreint pour un sujet non alité, ne le sera plus pour le même sujet alité.

1. Voir Armand GAUTIER. *L'alimentation et les régimes* (2e édit. Paris, 1904, p. 472).

Il nous suffira de savoir quel puissant moyen il est entre les mains du médecin. Il n'est pour ainsi dire pas de maladie dans laquelle le régime restreint ne soit utile *au début du traitement*.

Trop souvent ce principe fondamental de diététique reste inutilisé, ne fût-ce que par crainte de révolte de la part du malade.

Ainsi, qui dit régime restreint ne veut pas toujours dire régime insuffisant. Ce peut être un régime réduit au minimum suffisant. Ce peut être aussi un régime réellement insuffisant : en ce cas il sera nécessairement transitoire. Aussi quand l'indication nette se pose d'instituer le régime restreint insuffisant, il nous importe peu de savoir le nombre de calories qu'il représente.

Pourtant certains malades nous offrent de précieux enseignements. Il y a des adultes qui ne connaissent pour médecin que la diète[1], et qui s'en trouvent bien ; il y a des nouveau-nés qui savent refuser à propos le sein ou le biberon.

Le régime restreint est pour eux *préventif*, et, nous ne craignons pas de le dire, préventif de toutes les maladies.

Considérons les bienfaits de la restriction des solides dans quelques-unes des *maladies des différents feuillets : interne, moyen et externe*[2].

---

1. C'est ce qu'exprime l'adage : *Modicus cibi, medicus sibi*.

2. On sait que le corps de l'embryon se développe à l'origine suivant trois feuillets ou plans superposés : l'endoderme, le mésoderme, et l'ectoderme.

Aux dépens du premier se forment les voies digestives et respiratoires ; au second appartiennent les séreuses, les tissus conjonctifs et vasculaires, les reins, le cœur, etc. ; le troisième forme la peau et le système nerveux. D'où les liens de parenté

Voici une malade des plus banales. Agée d'une trentaine d'années, *dyspeptique* de type hypersthénique avec un sommet droit plus que douteux, elle tousse et maigrit ; ses règles viennent mal.

Le régime restreint, joint au repos, calme ses fringales, lui rend une respiration plus libre, régularise ses règles et la fait engraisser. Une diminution du travail digestif a permis une meilleure utilisation des ingesta et nous a donné un meilleur résultat qu'une suralimentation aveugle.

Voici une autre femme, *entéritique nerveuse* de trente-cinq ans, sujette à des crises légèrement fébriles et très douloureuses (surtout vers l'appendice), avec périodes menstruelles pénibles accompagnées de spasme colique (S iliaque), d'insomnies terribles et d'expulsion de glaires. On craint la tuberculose toujours possible ; on parle d'appendicite (existant réellement en tant qu'appendicite chronique roulant sous le doigt).

La malade se demande toujours ce qu'elle peut manger pour digérer. Or, du jour où elle a compris que la quantité des ingesta a presque autant d'importance que leur qualité, elle accepte le régime restreint malgré sa faim ; ses fringales diminuent, les crises s'espacent et disparaissent, son état général s'améliore, son poids augmente, et elle se maintient en équilibre à la condition de passer les périodes menstruelles couchée ou demi-couchée, bien qu'elle commette trop souvent de petits écarts de régime en tant que qualité.

embryologique entre les maladies de certains systèmes ou appareils.

Autre exemple : une femme de trente ans, aus-
cultée en quelque sorte par hasard, se trouvant très
bien, quoique toussant depuis quelques semaines,
offre une *bronchite bilatérale* avec très légère congestion de la base droite. Elle s'alite ; mais ayant
faim, avec une température qui ne dépasse pas 37°5,
elle veut manger de tout ; elle mange trop ; malgré
des applications de ventouses sèches réitérées, et
même scarifiées, la rétrocession des signes physiques ne s'accélère que lorsque la malade a adopté
le régime restreint semi-liquide.

Faute d'un régime suffisamment restreint, malgré
le repos au lit, voilà une simple bronchite, pourtant
non tuberculeuse, qui se prolonge six semaines,
grâce à une euphorie « vraiment malheureuse ».

Une jeune fille de vingt ans, à la suite d'un
*engouement stercoral*, fait de la diarrhée et des
oscillations thermiques de 2 à 3 degrés. Elle guérit
très bien ; mais une suralimentation intempestive
(crainte de tuberculose possible) prolonge l'état
fébrile que l'on s'évertue à abaisser par la quinine.

Nous avons insisté précédemment sur les *connexions pathologiques des voies digestives et respiratoires,* sur l'importance du régime restreint dans
le traitement et la prophylaxie des affections broncho-pleuro-pulmonaires, notamment chez les enfants. Trop souvent on méconnaît l'origine digestive
d'accidents, à la genèse desquels concourent des
facteurs divers, mais qui toujours guérissent facilement sous l'influence d'une diététique prudente.

Pour les *affections du feuillet moyen,* parmi lesquelles nous rangeons la goutte, l'obésité, les rhumatismes aigus et chroniques, les néphrites, les

maladies du cœur et des vaisseaux, l'anévrysme de l'aorte, l'influence bienfaisante du régime restreint paraît à tous de toute évidence. Tout au plus faudrait-il démontrer que l'aggravation du rhumatisme aigu ou chronique, ou la complication d'endocardite, est favorisée par un régime trop large.

Tous les états morbides que l'on prétend aujourd'hui améliorer par une thérapeutique intestinale plus ou moins antitoxique ou spécifique réclament le régime restreint : nous citerons particulièrement l'artériosclérose. Le meilleur moyen de prévenir les crises vasculaires chez ces malades est d'instituer un régime restreint approprié (surtout déchloruré et sans viande, peu albuminoïde).

Les accès d'arythmie, de bradycardie ou de tachycardie disparaissent sous l'influence du même régime.

Quant aux *troubles nerveux et cutanés*, quelle que soit leur cause, n'étant bien souvent que la conséquence directe ou indirecte d'un régime surabondant ou inopportun, ils cèdent, eux aussi, au régime restreint qui en est bien le meilleur préventif. Il faudrait passer en revue toute la pathologie nerveuse et presque toute la pathologie cutanée (acné, prurigo, lichen, urticaire, furoncles, herpès, eczéma, impétigo, séborrhée, psoriasis, etc., etc.)[1].

Jacquet a montré l'influence nocive de la tachyphagie[2] sur certaines affections cutanées. La sura-

1. Consulter : Albert ROBIN et LEREDDE. Du rôle des dyspepsies dans la genèse de quelques dermatoses. *Bull. de l'Académie de médecine* et *Bulletin général de thérapeutique*, 1899 ; et A. ROBIN. *Les maladies de l'estomac*, p. 715.

2. JACQUET. *Académie de médecine* et *Journal de médecine*

limentation, avec ou sans tachyphagie, a les mêmes inconvénients.

A tout âge donc, surtout aux époques critiques, un régime excessif intervient dans la genèse de presque toutes les maladies; le régime restreint institué à temps y pare presque toujours, ou en diminue l'intensité. Dans le *premier âge*, le meilleur moyen d'éviter ou même de guérir la bronchite, c'est la demi-diète; c'est aussi le meilleur moyen d'éviter la broncho-pneumonie. Le rapport entre l'affection respiratoire et la surcharge digestive primordiale est indirect, mais évident, pour peu qu'on y regarde.

Il en est de même de toutes les affections de la première enfance.

Aussi, voit-on des enfants élevés au biberon, avec des doses de lait faibles, poursuivre leur croissance sans incident, plus régulièrement que les nourrissons alimentés largement [1].

Si l'on réfléchit aux conséquences fâcheuses lointaines ou immédiates que peut avoir, pour un nouveau-né, un régime seulement un peu trop fort, mais poursuivi avec une ténacité aveugle, on ne sera jamais trop prudent, sans que cette sollicitude bien comprise nuise jamais au développement physique et intellectuel de l'enfant. Règle générale : un nourrisson qui souffre de la faim est presque toujours

*et de chir. prat.*, 1908, p. 310, art. 22004 : Traitement simple de certaines dermatoses et déformations chroniques de la face comme l'acné, l'hyperidrose, la séborrhée.

1. Quand je vois réellement en bon état, sans adipose exagérée, un nourrisson auquel on prétend donner beaucoup plus que ne le comporte le tableau que j'ai publié, il y a presque toujours malentendu sur un point : on oublie de dire, par exemple, que l'enfant ne termine pas ses biberons.

un dyspeptique, parce que mal ou trop alimenté.

Plus un enfant est vorace, moins il faut lui donner; le soumettre à une ration minima est le meilleur moyen de calmer, au bout de quelques jours ou de quelques semaines, cette faim morbide.

Combien d'enfants au biberon sont l'objet d'une suralimentation chronique qui passe inaperçue, parce qu'elle ne se manifeste que par des petits signes comme la fétidité des selles ou la langue saburrale. Combien même continuent à être suralimentés malgré des accidents évidents (comme la bronchite ou les convulsions), parce qu'on méconnaît le rapport de cause à effet qui existe entre la suralimentation et ces accidents.

*Quelle que soit la maladie pour laquelle vous êtes appelés, mettez le nourrisson malade au régime restreint*, et les troubles morbides broncho-pulmonaires, nerveux, cutanés et bien entendu digestifs, disparaîtront très vite, sans médication. Pour réussir à coup sûr, car c'est là le *triomphe du régime restreint*, il faut restreindre suffisamment et d'emblée la ration de lait, et prolonger la demi-diète souvent plusieurs semaines. Vous vous rendrez alors compte de la quantité minime de lait de vache qu'il faut pour obtenir un accroissement normal. Vous obtiendrez, dans l'entérite surtout, des succès inespérés très simplement, sans médication.

La confiance de l'entourage vient facilement, si la dose prescrite n'est pas dépassée, et si vous avez le courage de prescrire une dose très inférieure à celle que l'on croit généralement nécessaire[1].

1. P. Londe. Principes d'élevage au biberon (*Presse médicale*

Envisagez la quantité de maux qui ne sont dus qu'à une ration alimentaire trop élevée, vous ne craindrez jamais, pour commencer la progression, de donner une dose trop faible. Craindre de donner trop à un enfant, même bien portant, tel est le secret de l'élevage parfait. Car si le régime restreint est la condition nécessaire de la guérison à l'état morbide, c'est aussi *le meilleur préventif que nous ayons contre toutes les affections de la première enfance*, surtout aux époques critiques de la dentition. Donnez moins de lait, beaucoup moins que n'en prescrivent les classiques, et vous diminuerez, grâce à cette mesure préventive, le nombre des maladies aiguës (bronchopneumonie, entérite, etc.) et des maladies chroniques comme le rachitisme; vous abaisserez la mortalité de moitié [1].

Même chez les enfants au sein, l'habitude généralement répandue de donner le sein toutes les deux heures est le plus souvent nuisible : une tétée toutes les trois heures suffit.

Ainsi, susceptible d'applications très diverses, la notion du régime restreint est fondamentale en thérapeutique et en prophylaxie.

La sobriété n'est-elle pas, à l'état normal, la condition de la santé? Qu'elle soit, pour les uns, l'amour

---

1907, nos 15 et 24, 20 février et 23 mars; p. 113 et 183). Le tableau d'allaitement au biberon que nous avons publié, en tant que schéma, nous a toujours depuis servi de guide avec succès. Un bon nombre de nourrissons se portent même mieux avec des doses plus faibles.

1. C'est parce que l'on a toujours tendance à trop nourrir les enfants que nous sommes peu partisans de l'usage hâtif des bouillies; car plus on en donne, plus l'enfant en demande; plus aussi on en demande pour lui.

de la santé, ou pour les autres, l'impuissance de manger beaucoup [1], comme dit La Rochefoucauld, elle sera à tous salutaire, aussi bien aux sujets robustes qu'aux asthéniques, et ne risquera guère d'être excessive [2]. « Il est très facile de trop manger ; il est difficile de manger trop peu », dit sir John Lubbock.

Il n'y a pour ainsi dire *pas de contre-indication absolue* à un régime restreint transitoire. Si, par exemple, l'état de *grossesse* ou de *lactation* réclame une suralimentation habituelle, — même en cet état, la restriction momentanée de l'alimentation peut être justifiée et très profitable, comme en cas de vomissements plus ou moins incoercibles.

1. C'est le cas pour les asthéniques constitutionnels.

2. Pour les enfants au biberon, nous ne dépassons le 1/4 de litre de lait de vache que vers le 2e, 3e ou 4e mois, n'arrivant au 1/2 litre que du 7e au 10e mois ; à 1 an, 3/4 de litre, nous paraît une dose maxima ; à la condition que le lait soit coupé des 2/3 d'abord, de 1/2 ensuite, puis d'1/4. Nous avons suivi des enfants, qui, élevés dès les premiers jours conformément au tableau d'allaitement que nous avons publié, n'ont pris que du lait jusqu'au 15e mois, et qui ont poursuivi une croissance parfaite sans aucun incident, sans anémie : cela pour répondre à l'objection de l'excès d'albumine d'une ration exclusivement lactée.

Il faut donc se garder de croire que la ration théorique des auteurs est nécessaire (tant comme qualité que comme quantité d'apports nutritifs) ; elle ne tient peut-être pas suffisamment compte de l'énergie vitale ni du métabolisme ; s'y conformer strictement serait une erreur clinique. Ainsi pour le nouveau-né, la moyenne de Maurel (100 grammes de lait par kilogramme de poids (poids normal) nous paraît elle-même trop élevée. Le plus grand nombre de nos nourrissons se portent mieux avec des doses moindres. (Voir E. Maurel, Rapport sur la ration d'entretien aux différents âges, *Revue de la Société scientifique d'hygiène alimentaire*, 1906, p. 763, n° 5.)

En habituant l'estomac à supporter, pour commencer, une quantité minime d'aliments, on peut rétablir, par une sorte d'entraînement, la normalité des fonctions gastriques.

Certains troubles de la croissance, qui semblent réclamer une ration plutôt copieuse, sont dus à une débilité native des organes digestifs, par exemple au moment de la puberté. Loin d'augmenter la ration d'accroissement, il faut alors, momentanément, restreindre le régime en prescrivant le repos.

Autres cas. MM. Déjerine et Gaukler ont récemment montré comment de « *faux gastropathes* » en arrivent à mourir de faim, de peur de manger.

Un régime restreint, conseillé à propos de dyspepsie passagère, ou mal à propos chez un anorexique nerveux, se trouve indéfiniment prolongé, et de plus en plus diminué, grâce à un état de dépression mentale et physique : sur ce terrain, germe la phobie gastrique. Le seul traitement logique de tous ces accidents, à l'origine desquels on trouve une cause morale, consiste à isoler au lit et à rééduquer les fonctions gastriques par la persuasion. Tout cela est parfaitement bien vu sans doute. Mais n'est-il pas vrai qu'au début, et transitoirement, le régime restreint était légitime à la suite du choc moral : car c'est encore là une des indications du régime amoindri. Sous le coup d'émotions violentes, on risque des accidents graves à suivre un régime normal. Peut-être même, tel ou tel malade n'a pas guéri parce que le régime n'a pas été réduit à temps. De plus, outre l'isolement, la cure de M. Déjerine comprend l'alitement, qui remédie grandement à l'asthénie de tous ces asthéniques et réserve pour la digestion toutes leurs forces. Le régime restreint n'a été fautif que parce que trop tardif, [1] trop prolongé ou mal appliqué.

Les auteurs récents, préoccupés surtout d'établir la ration nécessaire (comme quantité et comme qualité), ont peut-être trop négligé la notion, pourtant classique, du régime restreint. Or, il est souvent utile, (très souvent même) de ne pas donner la ration théoriquement nécessaire.

La *définition* du régime restreint serait la suivante : tout régime inférieur à la ration d'entretien, c'est-à-dire à celle qui permet de maintenir un organisme normal à son poids normal, dans des conditions de vie normales (suivant la définition de Maurel).

Mais appliquée à la pratique, cette définition n'a qu'une précision illusoire et devient dangereuse.

Il arrive qu'un individu d'apparence normal maigrisse parce qu'il mange trop et assimile mal. Augmenter sa ration serait une erreur.

Le clinicien fera bien d'attribuer une portée plus large à la dénomination de régime restreint. Le régime restreint est souvent suffisant et salutaire, bien qu'insuffisant théoriquement, c'est-à-dire inférieur à la ration calculée en calories, et inférieur à notre appétit.

Mais n'oublions pas qu'avec un régime insuffisant,

---

1. J. DÉJERINE et E. GAUKLER. Les fausses gastropathies. *Presse médicale*, 1906, 28 et 31 mars, p. 193 et 203 ; et Les faux gastropathes (même recueil, 1908, 8 avril, p. 225.) Les mêmes idées sont développées dans : Alb. MATHIEU et J.-Ch. ROUX. L'inanition chez les dyspeptiques et les nerveux. — On a dit avec raison qu'il y avait un état saburral de la langue en rapport avec un certain état mental (ex. mélancolie). Il n'en est pas moins vrai que l'état de la langue est pour le médecin un guide précieux pour le diagnostic de l'état organique.

prolongé plus de quelques jours, il faut au malade un *repos* relatif ou absolu. Le malade qui jeûne sans se reposer fait fausse route, aussi bien que le médecin qui suralimente d'une façon inconsidérée.

En *résumé*, le régime restreint a des indications multiples à tout âge et dans tous les états de santé. « Faire carême », c'est se soumettre à un régime préventif dans la saison la plus propice aux maladies.

La mise en pratique du régime amoindri peut varier aussi à l'infini, en tant que durée et en tant que substance.

Quant aux contre-indications, elles sont toujours contingentes [1].

1. Consulter : *Des troubles de la nutrition et de l'élimination urinaire dans les dermathoses diathésiques* par FRANÇOIS DAINVILLE, Thèse de Paris 1906.

# LA MÉTHODE PRÉVENTIVE
# EN THÉRAPEUTIQUE

Faut-il croire ou ne pas croire à la thérapeutique ?
Telle est la question que se posait l'étudiant de
notre génération, que se pose peut-être encore
l'étudiant d'aujourd'hui, malgré les progrès de la
médecine contemporaine. Entre le scepticisme (que
justifient notre trop fréquente impuissance en l'art
de guérir et la multiplicité des traitements prônés
pour un même cas) et la crédulité du dévôt en thérapeutique, il y a place pour une opinion moyenne,
qui repose sur ce fait que, malgré leur discordance,
et quelquefois leur incohérence apparente, les médecins de l'École traditionnelle s'entendent dans
l'application d'un certain nombre de principes cou-
rants qui doivent constituer notre bréviaire. Derrière la diversité des religions, il y a la morale qui
seule importe ; derrière la diversité des procédés
thérapeutiques, il y a une méthode, toujours la
même, dont l'importance majeure est trop souvent
dissimulée derrière l'éclat d'une médication reten-
tissante : c'est la *méthode préventive*[1]. Prévenir,
c'est faire le bien simplement, sans apparat char-
latanesque ; rôle souvent ingrat, qui fait la gloire

de la profession médicale. Comment le malade
sera-t-il reconnaissant d'un mal qu'on a écarté de
lui sans qu'il l'ait soupçonné ? Peu importe. C'est à
la pratique de ce précepte qu'on reconnaît la bonne
éducation médicale, aussi indispensable, sinon
plus, que la connaissance des agents thérapeutiques.

Prévenir la maladie pendant l'imminence morbide, s'il en est temps encore, prévenir les complications, prévenir la rechute ; à tout moment de
l'évolution morbide ne pas cesser d'exercer un rôle
préventif : tel est le but. Pour le remplir, il faut
s'appuyer sur un diagnostic aussi synthétique que
possible et observer le malade en clinicien, plutôt
qu'en savant. La tâche du médecin consiste à dépister la complication possible aussitôt qu'elle se produit, et même avant qu'elle soit pleinement consti-
tuée.

Le médecin doit sentir avec son malade et s'assi-
miler son cas, à la façon d'un comédien qui incarne
un rôle. Il doit suppléer à la conscience organique
ou morale du malade quand elle est insuffisante,
de même que l'acteur complète, en l'exécutant, une
pensée trop vaguement exprimée de l'auteur.

C'est à cette condition qu'il saisira à propos l'indication thérapeutique.

Chaque malade ayant droit à sa réaction personnelle, non seulement vis-à-vis de la maladie mais

---

1. Cette méthode tend à se généraliser notamment dans
l'assistance publique. A la dernière réunion de la Société
internationale pour l'étude des questions d'assistance, le rap-
porteur général a opposé la nécessité de l'*assistance préventive* à l'insuffisance de l'assistance curative (23 juin 1909).

aussi vis-à-vis des médicaments, l'application des
données de la thérapeutique, comme la recherche
du diagnostic, est un nouveau problème pour chaque
individu. Aussi l'œuvre du médecin est-elle éminemment humaine, puisqu'elle est la mise en pratique, au profit d'une seule existence, des plus
hautes connaissances de tous, œuvre inverse, non
moins belle, mais plus obscure, que l'œuvre du
savant qui se sacrifie pour tous. Pour faire son
devoir, le praticien doit donc se donner sans compter, contre son intérêt même : oui, c'est là son idéal.
Et lui seul a conscience de l'avoir plus ou moins
bien réalisé. Il est évident que le malade ou l'entourage doit toujours être, sinon un collaborateur
sincère et actif, du moins un collaborateur confiant.
La sympathie de part et d'autre est nécessaire. Le
médecin dévoué, qui est un éducateur, peut demander, en retour de ce qu'il donne, une attention prête
non seulement à observer servilement ses prescriptions, mais aussi à en comprendre l'esprit et à en
saisir la portée.

On voit, d'après ce court aperçu déontologique,
combien une thérapeutique étroitement et sèche-
ment scientifique est insuffisante. Un homme qui
n'est que savant est en général mauvais médecin ;
celui qui n'est que psychologue est mauvais alié-
niste. De plus, la thérapeutique basée uniquement
sur la science des drogues serait trop souvent illusoire; car les bons médicaments, c'est-à-dire les
médicaments indispensables, sont peu nombreux [1].

---

[1] Consulter à ce sujet l'intéressante revue de M. L. Guim-
BERT. La thérapeutique jugée par les chiffres. *Journal de*

C'est à ceux-ci, presque uniquement, que le médecin doit s'adresser; il lui suffira d'en bien connaître l'action et les ressources. Quant aux innombrables drogues, anciennes ou nouvelles, dont la renommée est ou flétrie ou trop précoce, il faut, dans la généralité des cas, les laisser de côté. Laissons-les du moins aux spécialistes en thérapeutique, c'est-à-dire à ceux qui les expérimentent en les prescrivant.

Nous ne craignons pas de dire que la jeune génération médicale doit secouer le joug de la *forme* qui impose encore à trop de confrères l'ordonnance routinière, avec sa formule de potion obligatoire, souvent inutile, parfois nuisible, surtout dans le jeune âge. C'est trop chèrement, ou ridiculement, acheter la confiance réciproque qui doit lier l'un à l'autre le malade et son médecin. Celui-ci ne doit pas se réserver le privilège de connaître la vérité ; il faut dans la mesure du possible qu'il la mette à la portée des malades.

Ici, comme toujours, simplifier, c'est gagner du temps, de la peine, de l'argent : fait à considérer pour la majorité des gens. Les pauvres dépensent proportionnellement beaucoup trop en pharmacie et économisent également trop sur les frais médicaux. Il en résulte qu'ils ne sont soignés ni assez tôt, ni assez longtemps, ni assez suivis. Ce n'est que le médecin qui peut sur ce point dissiper les préjugés par la persuasion, avec bienveillance et fermeté. Dégager le peuple du préjugé pharmaceu-

*Pharmacie et de Chimie*, 1907, 16 octobre, p. 353, tome XXVI, 6ᵉ série.

tique, lui apprendre à distinguer la valeur commerciale d'un produit de sa valeur médicale, c'est déjà faire de la médecine préventive.

A l'état morbide, comme à l'état de santé, la vie ne consiste pas à se révolter contre les conditions de la nature, mais à les comprendre et à les remplir pour s'en libérer.

Qu'est-ce cela sinon la doctrine hippocratique amplifiée ? Au nom de Pasteur, ne renions pas Hippocrate.

Prévenir consiste à empêcher un état morbide arrivé à un certain stade de passer à un stade plus grave. Pour ce faire nous disposons de *moyens hygiéniques* et de *moyens thérapeutiques*. Avant tout essai thérapeutique, sauf dans certains cas urgents ou spécifiques, relativement peu nombreux, il faut remplir les conditions hygiéniques qui resteront toujours la base du traitement.

Le malade, fébricitant ou non, doit être mis à une *diète* absolue ou relative, en même temps qu'au *repos*. Ni le repos, ni la diète ne seront jamais trop stricts pour commencer. Le repos sera d'autant plus salutaire que l'*immobilité* sera plus absolue. Au malade qui jeûne, et qui ne se meut pas, il faut de la *chaleur*, source de toute vie.

Ainsi le malade (nous prenons comme type une maladie aiguë) sera au chaud, au repos et à la diète, ces mots étant pris dans leur sens le plus large, avec une infinie variété dans l'application aux cas particuliers. Telle est la base de la thérapeutique à la fois empirique et pathogénique. Ces préceptes, suivis avec intelligence, seront souvent suffisants pour obtenir la guérison d'une maladie non spéc-

fique. En tout cas, c'est toujours ce qu'il faut faire
en attendant l'arrivée du médecin.

La raison en est bien simple : toute maladie non
spécifique est causée par un *surmenage digestif* ou
*nerveux*. Tout le processus pathogénique se réduit
à une auto-intoxication, suivie ou non de l'infection,
et à des réactions nerveuses. La mise au repos du
système nerveux de relation aide puissamment les
réactions salutaires du système nerveux organique
et inversement.

Les conditions hygiéniques remplies, le médecin
peut s'adresser aux agents thérapeutiques.

Le *premier* de tous est *psychique*, c'est la persuasion dans le but d'obtenir la soumission du malade.

En *second* lieu viennent les *agents externes* généraux (bains, lotions) ou locaux (révulsifs ou applications de glace ou de compresses humides ;
crénothérapie, radiothérapie et radiumthérapie ;
antisepsie externe : lavages de gorge, etc.).

En *troisième lieu* seulement viennent les *médicaments* :

1° Spécifiques ;

2° Antitoxiques ou anti-septiques ;

3° Nervins (calmants et stimulants) ;

4° Spéciaux, c'est-à-dire s'adressant au fonctionnement d'un appareil en particulier (cardio-vasculaires et diurétiques, amers, etc.) ;

5° Les toniques (arsenic, phosphore, chaux, fer).

Les médicaments *spécifiques* sont excessivement
peu nombreux. Citons la quinine contre le paludisme
le mercure contre la syphilis, le traitement thyroïdien contre le myxœdème, le sérum antidiphté-

rique (?), les anthelminthiques, etc., l'iode et ses
dérivés (actinomycose, etc.).[1]

Contre *l'intoxication et l'infection les principaux
remèdes non spécifiques* sont : le vomitif, le purgatif et les cholagogues (salicylate et benzoate de
soude, calomel) qui tous agissent, quand ils sont
administrés à propos, en rétablissant des sécrétions taries. Tous ces agents agissent sur le tube
digestif, où s'élabore la maladie interne. Quant aux
antiseptiques proprement dits, on en fera le moins
d'usage possible. Dans les affections des voies respiratoires, originaires des voies digestives, ils sont
aussi employés (copahu, santal, térébenthine,
créosote, soufre, etc.). Quelques-uns d'entre eux
sont également utiles dans les maladies des voies
urinaires à cause de leur élimination par ces
voies.

Dans cette série des antiseptiques, nous place-
cerons à part le *collargol*, (et ses succédanés) qui
agirait tant en antiseptique qu'en activant le processus de défense au sein des tissus ; il ne serait
pas antiseptique à proprement parler. Il n'est pas
non plus spécifique de telle ou telle maladie (Crédé,
Netter, A. Robin, etc.).

En somme, dans le groupe des antiseptiques
internes, il y a : 1° ceux qui agissent sur le tube
digestif, en stimulants les sécrétions physiologiques,
2° ceux qui agissent sur l'agent virulent ou ses produits de sécrétions ; 3° ceux qui, comme le collargol, agiraient favorablement dans les deux sens,

1. Il va sans dire que cette énumération est incomplète et
seulement schématique. V. POUCHET, *Pharmacologie*.

c'est-à-dire contre le microbe d'une part, et, d'autre part, en augmentant les moyens de défense du milieu intérieur. Il est à remarquer que le salicylate de soude peut agir aussi, et comme excitateur dans la sécrétion biliaire, et comme antiseptique en se décomposant.

Les antiseptiques à employer à l'extérieur rentrent parmi les agents externes. Les *calmants* les plus utiles sont : l'opium, le chloral, l'antipyrine, l'aspirine, les bromures, la valériane ; le camphre, l'aconit et la belladone le sont déjà beaucoup moins. Parmi les *stimulants*, le café, le thé, l'alcool (ou les boissons alcooliques) sont les plus fréquemment employés.

Les *toniques* ne sont que des médicaments de deuxième plan, d'une utilité très relative. Ils sont même, par l'abus qu'on en fait, plus souvent nuisibles qu'utiles.

Au total, un simple coup d'œil jeté sur la thérapeutique journalière nous montre que les spécifiques éprouvés sont très peu nombreux, et que, à défaut de spécifiques, la médecine consiste à activer les sécrétions libératrices de l'intoxication et de l'infection, en mettant au repos fonctionnel l'organe ou le système malade.

Encore faut-il n'exciter les *émonctoires* que dans une petite mesure, sans médication perturbatrice. Le médecin prudent, ne sachant pas toujours à l'avance ce que durera l'action morbide, saura épargner l'énergie organique de son malade et s'assurer une réserve thérapeutique. Il est d'ailleurs une loi qu'il ne faut pas oublier : ne détournez jamais la nature de son effort spontané ; au

contraire favorisez-la [1]. La médication purement
symptomatique ne doit entrer en jeu que pour combattre un symptôme d'une intensité excessive.

Quant aux *réactions nerveuses*, il faut savoir les
respecter (comme beaucoup d'autres symptômes),
se garder de calmer la douleur d'une façon inconsidérée, ou, par des stimulants inopportuns, d'épuiser les forces du malade.

Le meilleur calmant du système nerveux de
relation est l'alitement avec ou sans diète. Le meilleur stimulant du système nerveux organique est
encore le repos au lit.

Ainsi on fera le moins possible de *médication
symptomatique ;* on emploiera toujours, quand on
le pourra, les agents externes de préférence à la
médication interne. L'hygiène et la thérapeutique
externe suffisent très souvent.

Comme il est peu de médications s'adressant à la
cause même de la maladie, le but à poursuivre est,
tout en surveillant les effets d'une cause une fois
produite, de s'opposer aux conditions qui engen-
drent cette cause. Il ne s'agit souvent que d'un mi-

1. Le médecin doit distinguer dès l'abord la fonction dont
le trouble favorisera le plus l'aggravation et parer au danger méthodiquement, suivant le cas particulier. Ainsi chez
une femme dont les règles retardent, et atteinte par exemple
de congestion pulmonaire, il faut sans doute favoriser la
menstruation ; mais comment ? 1º En détournant la congestion du point malade (ventouses scarifiées) ; 2º en ne char-
geant pas l'estomac (diète) ; 3º en empêchant les pertes d'énergie et en remédiant à l'agitation (calmant anodin) ; 4º en
exonérant l'intestin (lavement) ; 5º en évitant tout choc moral ; 6º en administrant au besoin 0,50 à 1 gramme de salicylate de soude, qui est à la fois emménagogue, antithermique,
cholagogue et par suite sédatif et laxatif, à prendre dans un
demi-verre d'eau de Vichy.

crobe saprophyte dont l'augmentation de virulence
a été favorisée par un surmenage digestif ou nerveux. D'où la conséquence thérapeutique diète et
repos.

On voit que la doctrine pathogénique, pour être
utile, doit être appliquée *préventivement.*

De même que la maladie couve avant d'éclore, de
même le traitement pathogénique d'un état morbide
ne donne pas toujours son maximum d'effet immédiatement : n'agissant que sur les conditions de
production de la cause, il ne supprime pas, du
moins d'emblée, les lésions déjà réalisées ; ce n'est
qu'en raison de son pouvoir préventif que le traitement peut être couronné de succès.

Le médecin doit savoir ne rien faire ; il doit savoir
ce qu'il ne faut pas faire ; il doit savoir enfin se refuser à essayer lui-même des médications condam-
nées d'avance à l'impuissance.

Il y a surtout deux catégories de maladies qui
font vivre les charlatans : c'est d'une part les
lésions incurables (exemple : certains cancers),
d'autre part les troubles fonctionnels (asthénie congénitale) irrémédiables.

Le médecin consciencieux ne doit pas faire espérer à l'entourage, sinon au malade, une guérison
complète sous l'influence de remèdes magiques.

Qu'il se garde même d'une crédulité sincère mais
aveugle, autant que du scepticisme.

Il ne tirera de sa science tout son pouvoir cura-
teur qu'en doutant quelque peu de lui-même. Non
seulement il faut observer sans cesse pour tenir son
diagnostic à jour et obtenir la guérison, mais il faut
aussi prévoir le mal qui, facilement curable aujour-

d'hui alors qu'il est à peine né, peut être demain plus rebelle, et même incurable.

Pour être complet et efficace, le traitement *s'adressera d'emblée, non seulement à l'état actuel, mais aussi à l'aggravation possible*, à la complication éventuelle ou à la rechute toujours à craindre.

Quand vous traitez une bronchite, une rougeole ou une coqueluche chez un enfant, c'est à la broncho-pneumonie qu'il faut penser tout de suite, et jusqu'à complète guérison. Dès qu'un nouveau-né a un peu de diarrhée, c'est l'entérite grave qu'il faut prévenir. Soigner une pneumonie consiste à en éviter l'extension et l'aggravation. Soigner une fièvre typhoïde ce n'est que s'opposer aux nombreuses complications auxquelles elle expose. Le jeune rhumatisant qu'on soigne en se basant uniquement sur les arthropathies actuelles va presque certainement au devant de la rechute, ou des complications cardiaques. Si vous avez à faire à une néphrite, n'est-ce pas l'imminence de l'urémie qui guide le traitement ? Le problème est presque le même dans la scarlatine, l'albuminurie gravidique, etc.

Vous ne pouvez pas empêcher un cardiaque, un diabétique, un épileptique, un tabétique, un tuberculeux, un lithiasique d'être ce qu'il est ; mais vous pouvez l'empêcher, dans une certaine mesure, de devenir ce qu'il n'est pas encore. Dans les maladies chroniques, c'est une thérapeutique soutenue, à longue échéance, qu'il faut entreprendre et apprendre au malade. Un traitement au jour le jour ne saurait s'opposer à la progression de la maladie.

La difficulté est de faire comprendre au malade sa situation sans l'alarmer.

De même dans les maladies spécifiques, l'importance de la continuation du traitement, après la guérison apparente, n'est pas toujours comprise des malades. Qu'est-ce cela? sinon un traitement essentiellement préventif de nouveaux accidents (exemple : syphilis).

La thérapeutique d'urgence n'est, dans la majorité des cas, en médecine interne, qu'une thérapeutique en retard, ou même presque inutile, quand elle est purement symptomatique. Ce qu'il faut savoir, c'est que, dans une maladie préalablement reconnue, *la rapidité de la mise en train thérapeutique* a souvent une grosse importance : tel est le cas de la méningo-myélite syphilitique, de l'artérite cérébrale de même nature, où il y a vraiment urgence.

Ainsi l'*urgence* réelle du traitement n'est nullement en rapport avec la violence des symptômes de début. A la thérapeutique d'urgence par nécessité, le médecin doit ajouter la notion, autrement utile, de la thérapeutique déclarée volontairement urgente. La précocité et l'activité initiale du traitement atténue toujours, et parfois singulièrement, le pronostic.

Ce qui ne veut pas dire du tout d'ailleurs que ce traitement doit être perturbateur.

Un retard de quelques heures, pour une simple application de ventouses scarifiées dans la pneumonie, ou du drap mouillé dans la bronchopneumonie, aggrave la maladie.

Trop souvent enfin, dans la clientèle hospitalière

ou chez les convalescents non surveillés, les maladies ne rechutent, ou ne passent à l'état chronique,
que parce que le traitement n'a pas été assez prolongé. Soit par ignorance, soit par hâte de reprendre
la vie active, soit par nécessité de famille, le malade se prépare une infirmité ou une aggravation
mortelle, qu'un peu de prudence eût évitée.

Qu'est-ce que quelques jours de sacrifiés, s'ils
mettent à l'abri d'un sacrifice plus grand. N'est-ce
pas une assurance contre la maladie et la mort?

Oui, dans bien des cas, la *méthode préventive en
thérapeutique est avant, pendant et au déclin de la
maladie, une véritable assurance, d'un remarquable
bon marché, contre l'adversité.*

Sans aborder ici la prophylaxie proprement dite
des maladies spécifiques, prophylaxie qui relève
surtout de l'hygiène publique, nous devons remarquer que chacun peut et doit éviter ces maladies,
non seulement en se soumettant aux règlements
d'hygiène mais aussi en prenant pour lui et son
entourage les mesures que comporte la méthode
préventive que nous exposons. Les fautes commises
contre l'hygiène individuelle préventive augmentent la réceptivité à la maladie spécifique, du moins
à certaines d'entre elles, comme la rougeole. Plus
rare et plus bénigne chez l'enfant au sein, elle est
atténuée chez l'enfant au biberon par le régime restreint; peut-être serait-elle évitée par une diète
suffisamment sévère. Il en est sans doute de même
de la variole, de la scarlatine. Cette loi est plus
évidente encore, quand il s'agit de fièvre typhoïde
et surtout de tuberculose. Dans la majorité des cas,
pour ces deux dernières maladies, le terrain est

longuement préparé avant ou après la contagion nocive. Si nous sommes tous scientifiquement plus ou moins tuberculeux, si la tuberculose n'est plus vraiment spécifique, ni cliniquement, ni anatomiquement, ni même étiologiquement, c'est une maladie contre laquelle notre seul recours est la méthode préventive générale ; et, tout en nous gardant de la contagion, il ne faut pas espérer une thérapeutique spécifique. Le bacille tuberculeux, qu'il soit en nous dès le jeune âge ou qu'il n'y entre que plus tard, ne germe vraiment que lorsqu'un surmenage digestif ou nerveux lui permet d'accroître sa virulence.

Ce qui intéresse le praticien ce n'est pas tant de savoir si la tuberculose pulmonaire se prend par le poumon, l'intestin ou les ganglions bronchiques,[1] c'est de savoir que la bronchite, surtout latente et inconsciente, peut dégénérer en phtisie, surtout chez un surmené, un déprimé, un prédisposé. Craignez-vous le développement de la tuberculose chez ce bronchitique ? Il n'y a ni remède spécifique, ni médication spéciale à chercher ; ce qu'il faut, c'est, en vous inspirant de la méthode préventive, soigner sévèrement et énergiquement le moindre trouble persistant (toux, signes physiques, etc.) ; la base du traitement est ici, comme dans toute bron-

---

1. Consulter : A. CALMETTE et C. GUÉRIN. *Académie des sciences* et *Semaine médicale*, 1909, p. 207 (Évacuation des bacilles tuberculeux par la bile) ; Th. HAUSSMANN. *Semaine médicale*, 1909, p. 98 (Le diagnostic précoce de la tuberculose pulmonaire par l'examen du contenu stomacal) ; P. SEILBACH. Sur la fréquence de la tuberculose et sur les deux principaux moments de l'infection tuberculeuse chez les nourrissons, *Semaine médicale*, 1908, p. 307, n° 26.

chite, en dehors des ventouses répétées, la diététique et le repos. C'est le coefficient de toxicité
digestive qui, pour un sujet donné, exprime le taux
d'aggravation de la bronchite, de la tuberculose,
comme de toutes les maladies (d'une colique néphrétique comme d'une névrose, etc.) [1].

La bronchite n'est que l'équivalent morbide de
l'entérite ; et, chez un tuberculeux avéré, c'est
encore par la diététique que l'on améliore les phénomènes pulmonaires. Suralimenter un bronchitique d'emblée, sous prétexte de tuberculose, est
une faute évidente.

La dyspepsie, en s'opposant à la suralimentation,
empêche souvent l'évolution clinique de la tuberculose, d'autant plus que le dyspeptique, généralement nerveux, a une conscience organique toujours
en éveil, qui le défend [2].

Quand, chez un tuberculeux, le travail digestif se
fait trop vite, mais incomplètement, et sans provoquer de malaise, il risque, en mangeant trop, de se
surmener intérieurement et inconsciemment, d'autant plus que l'euphorie, qu'entraîne la satisfaction
de la boulimie le porte à se fatiguer, quand il devrait
se reposer.

1. Nous avons vu plusieurs fois des nourrisons issus de
mère tuberculeuse, suspects eux-mêmes de tuberculose et
atteints de troubles digestifs, notamment de diarrhée, ou de
bronchite unilatérale, revenir à la santé, au moins pour un
certain temps, grâce au régime restreint.

2. L'origine digestive des maladies (ou, si l'on veut, l'importance du facteur digestif) n'est nullement contredite, mais
bien au contraire confirmée, par ce fait que la dyspepsie est
une réaction défensive, en particulier contre la suralimentation. (Voir à ce sujet les leçons de M. le professeur A. Roux.)

Forel, dans un livre remarquable [1] où il demande plus d'honnêteté dans la thérapeutique, pense que l'abstinence totale des boissons alcooliques est nécessaire pour supprimer l'alcoolisme, parce que les petits alcooliques par leur nombre, leur exemple et leur descendance sont plus dangereux que les grands.

Il en est ainsi dans toute œuvre de médecine : il faut préventivement et énergiquement combattre le mal à son origine, dès qu'il couve, avant son éclosion : cette loi fondamentale de prophylaxie s'applique aussi bien à l'hygiène privée qu'à l'hygiène publique, aussi bien à l'hygiène de l'esprit ou à la morale, qu'à l'hygiène du corps. C'est aussi la loi fondamentale de la médecine pratique.

Ainsi, thérapeutique préventive ne veut pas dire nécessairement médication préventive : la médication préventive, en dehors des maladies spécifiques, n'est qu'un adjuvant.

La *meilleure thérapeutique se fait sans drogues.* N'ayant pour but que le bien du malade, elle procède du rôle moral auquel doit prétendre le médecin, comme éducateur et comme consolateur, autant que comme guérisseur (j'ajouterai comme conciliateur). Car s'il est vrai que les maladies mentales dépendent souvent des maux du corps, il n'est pas moins vrai que les maladies organiques sont souvent la conséquence directe ou indirecte d'un conflit d'intérêts ou de sentiments. Au médecin appartient la tâche de donner à son client l'appui moral dont

1. Auguste FOREL. *L'âme et le système nerveux*, Paris, 1906, page 231.

il a besoin pour triompher de lui-même ou des autres.

Un exemple :

La cure des neurasthéniques, chez qui les rapports du physique et du moral sont si étroits, doit être essentiellement morale. L'intérêt que le médecin porte au cas particulier qu'il observe communique déjà au patient une sensation de bien-être qui réchauffe son cœur transi.

Là encore, c'est à poursuivre la *vérité*, à la lumière du *bon sens*, que nous devons nous attacher. Celui-là rabaisse son prestige qui n'est capable que d'une sotte flatterie, inutile et même dangereuse pour son protégé. Il faut s'abstenir des conseils hasardeux comme des médications douteuses. Il faut savoir ne pas subir l'entraînement des mauvais exemples et de la mode.

Nous réprouvons l'*abus* de l'opothérapie, de l'électrothérapie, des médications thermales, des succédanés du lait dans la première enfance, comme la manie de donner des médicaments sous prétexte d'amuser un patient.

C'est le malade ignorant ou sot qui demande à être trompé ou plutôt se laisse tromper.

Or, nous devons instruire le malade et son entourage pour en faire des collaborateurs ; et nous tendrons de plus en plus vers plus de vérité, en dédaignant nos propres préjugés et en combattant ceux des autres. Il faut non seulement ne s'attacher qu'à la vérité, mais aussi avoir le courage de la montrer.

Dans l'évolution de la société, le médecin ne peut que gagner en considération en remplissant son *rôle social :* ce rôle est immense[1] puisque, tant comme hygiéniste que comme clinicien, il s'adresse à l'esprit comme au corps, en dirigeant ses semblables dans la lutte contre le mal; maladies somatiques, maladies mentales, maladies morales, maladies sociales : à toutes, les mêmes lois sont applicables.

1. La *puériculture*, suivant l'expression du professeur PINARD, non seulement après mais même avant la conception, est l'exemple le plus frappant qu'on en puisse donner. A signaler les progrès qu'au point de vue social M. le sénateur P. STRAUSS s'efforce de réaliser dans cette voie. — Consulter pour les traitements spécifiques préventifs : *Médicaments microbiens* par MM. METCHNIKOFF, etc. in Bibliothèque de thérapeutique de A. GILBERT et P. CARNOT.

# LA MÉDECINE PRÉVENTIVE

La médecine préventive ou plus exactement la *méthode préventive* en médecine consiste non seulement à éviter la maladie, mais aussi à en empêcher l'aggravation. Elle s'inspire à la fois de l'hygiène et de la thérapeutique ; elle utilise les ressources de la diététique et des médications ; elle remplit le but essentiel que poursuit avant tout le médecin : préserver du mal qu'il est encore possible d'écarter, au moment de son intervention ; elle est la condition nécessaire de la réussite de tout traitement, qu'il soit spécifique, pathogénique ou symptomatique. Elle est par excellence la méthode du clinicien. L'esprit médical procède de la méthode préventive.

L'art de guérir n'est bien souvent que l'art de prévenir. La base de la médecine pratique est dans la méthode préventive. Cela n'est pas seulement vrai pour les maladies extrinsèques, spécifiques, contagieuses ; les maladies non spécifiques, banales, d'origine intrinsèque feraient peut-être moins de victimes prématurées, si cette méthode, qui constitue, en somme, le fond de la bonne tradition médicale, était plus sévèrement appliquée par les médecins,

et si, mieux enseignée à l'École, elle était vulga-
risée parmi les malades.

La prophylaxie et le traitement des maladies non
spécifiques reposent sur un petit nombre de principes fondamentaux que l'on peut résumer comme
il suit :

1° Les maladies banales ont une *origine commune,*
le tube digestif;

2° Le même état d'*imminence morbide* conduit
à des manifestations différentes, suivant des circonstances fortuites et suivant la prédisposition ;

3° Cette période d'imminence morbide est plus
ou moins *longue et saisissable;* dès ce moment, le
médecin doit s'efforcer de dépister le mal et d'y
parer ;

4° Deux *signes prémonitoires* (entre beaucoup
d'autres), trop souvent négligés, l'angoisse et l'asthénie, sont l'indice de la réaction pneumogastrique
et sympathique à l'attaque morbide ;

5° La maladie elle-même procède par *étapes* qui
marquent une atteinte de plus en plus profonde de
l'organisme ;

6° Chaque état morbide se compose de plusieurs
*équivalents* qui se succèdent et se remplacent,
comme la bronchite, l'entérite et les localisations
cutanées ;

7° La même maladie aura une gravité d'autant
moindre qu'elle aura été plus tôt et plus vivement
dépistée par la *conscience organique;*

8° Le malade résistera d'autant moins que l'*énergie organique* dont il dispose sera déviée du point
d'attaque, de la fonction salutaire qui peut fournir
une élimination critique;

9° La maladie fournit à l'organisme encombré un *émonctoire supplémentaire* transitoire ou permanent; elle l'oblige en même temps, en partie ou en totalité, à un repos nécessité par un surmenage quelconque ;

10° Les *symptômes* morbides sont en général l'indice d'un effort de la nature pour rétablir l'équilibre normal.

De ces principes découlent une série d'enseignements que le médecin ne devra jamais perdre de vue, quelle que soit la maladie envisagée.

Puisque le trouble digestif ou de la nutrition est à l'origine de toute maladie, la base de tout traitement (surtout dans les maladies non spécifiques) est la diététique. Derrière l'évolution des manifestations pathologiques qui se succèdent chez le même individu, le clinicien doit s'efforcer d'en faire la synthèse et de saisir l'*unité morbide*, d'où l'utilité de l'examen complet du malade.

Le début du mal doit être recherché en général assez loin dans le passé des malades, même pour une maladie aiguë. Il faut vulgariser cette notion que la maladie ne se crée pas du jour au lendemain, qu'elle *couve souvent sous un état apparent de bonne santé*, que la menace morbide est annoncée par quelques symptômes subjectifs ou objectifs, comme la modification des garde-robes ou des urines. Le mouvement qu'est la vie tend alors à s'arrêter, quelquefois après une exagération momentanée ; d'où la nécessité de diminuer ou de supprimer les ingesta pour *permettre aux déchets accumulés de s'éliminer*; cette élimination ne s'effectue pas toujours immédiatement, mais seule-

ment parfois au déclin de la période morbide. Une
des parties les plus importantes de la tâche du
médecin consiste à *doser l'alimentation* du malade
et à savoir la restreindre à temps, et un temps suffisamment long.

La guérison ne surviendra que lorsqu'une désassimilation suffisante aura de nouveau rendu l'assimilation opportune. Le diagnostic fondé sur la localisation morbide est précaire, celle-ci pouvant
changer. La maladie n'étant pas un tout précis et
limité, mais une *évolution*, un devenir pourrait-on
dire, la médecine préventive doit viser à la traiter
avec sévérité dès son apparition, comme si la complication possible était menaçante, surtout chez les
sujets dont la conscience organique est obtuse.
Dans l'ordonnance de sa thérapeutique, le médecin saura dégager l'*indication majeure dominante*,
et se garder de dévier l'énergie de son malade du
point actuellement menacé, où d'ailleurs elle se
concentre tout naturellement. Il faut aider la nature
et pour cela la comprendre. Le médecin sera *oppor-
tuniste*, usant des moyens toujours les mêmes qu'il
connaît bien, s'abstenant de médications douteuses
ou accessoires multiples, qui ont de plus le grand
inconvénient de laisser oublier le point essentiel du
traitement.

Ces préceptes ne sont philosophiques que dans
leur généralité ; leur application dans le détail est
essentiellement pratique.

Prenons quelques exemples, parmi les cas les plus
fréquents et les plus simples. Dans l'*appendicite*,
le repos absolu dans l'immobilité et la diète absolue
(même d'eau) n'ont d'autre but que de permettre à

la lésion faite de se réparer, en empêchant une lésion plus grave de venir la compliquer. La glace ne servirait à rien sans le repos et la diète ; elle a l'immense avantage d'obliger à l'immobilité.

Traitez chez un nouveau-né la *diarrhée* ou la dyspepsie par une diète sévère : la maladie cède immédiatement ou ne dure que le temps nécessaire ; et vous éviterez les rechutes, si vous savez restreindre la ration alimentaire un temps suffisamment long. Toute médication est inutile. Vous faites de la médecine préventive en évitant par un traitement sévère une aggravation possible de la maladie.

Supposons ce même cas de diarrhée traité par des médicaments sans diète : la maladie se prolongera ou, en cas d'arrêt trop brusque (par le sous-nitrate de bismuth), se transformera par exemple en bronchite.

Soignez la *bronchite* elle-même comme le prélude possible de la broncho-pneumonie. Instituez encore la diète et appliquez la compresse échauffante renouvelée, le plus simple des révulsifs thoraciques. Sans médicament vous arrêtez dans son évolution le trouble digestif, cause apparente ou latente de la bronchite, et vous évitez du même coup la complication redoutable qu'est la broncho-pneumonie. Si, fort de votre diagnostic bronchite, vous êtes trop étroitement optimiste, sans entrevoir l'évolution possible de la bronchite vers la broncho-pneumonie, vous faites de la médecine imprévoyante et insouciante, au jour le jour, c'est-à-dire de la mauvaise médecine.

Le médecin, qui a de la sollicitude pour ses malades, doit donc regarder dans l'avenir et considé-

rer qu'il vaut mieux traiter énergiquement un accident léger que le laisser s'aggraver.

Un adolescent ou un adulte, à la suite d'un refroidissement, a eu quelques frissonnements, il tousse
à peine, mais se plaint d'un point de côté et présente un état saburral des voies digestives avec une
élévation très légère de température, soit 38 degrés.
Vous l'auscultez : vous ne trouvez, d'un côté du
thorax, qu'un peu d'obscurité du murmure, presque
rien. Si, vous fiant au résultat presque négatif de
l'auscultation, vous vous contentez d'un julep dia-
code, en considérant la maladie comme insignifiante, vous ferez de la médecine insuffisante. Votre
malade peut fort bien le lendemain et les jours suivants continuer son ascension thermique et réaliser
une congestion pleuro-pulmonaire qui n'était pas
appréciable au premier examen. Il fallait donc dès
le début conseiller la diète (du moins pour les premiers jours) et l'application de ventouses scarifiées.

De même à l'apparition des premiers symptômes
d'une néphrite chronique, sous forme par exemple
de dyspepsie avec céphalée à la ménopause, éta-
blissons un régime sévère avec révulsion sur les
reins, pour peu que nous trouvions des traces même
inconstantes d'albumine dans l'urine. Envisageons
d'emblée l'aggravation possible d'accidents relativement légers. A ce moment, l'évolution de la
néphrite commence à peine ; elle pourra avorter ou
rester indéfiniment stationnaire, pour peu qu'elle
soit dépistée à temps. Le diagnostic précoce est
une des conditions nécessaires de la méthode préventive ; lui seul permet d'instituer le traitement à
temps.

Cette méthode trouve encore son application au cours et au déclin des maladies.

Au cours du rhumatisme articulaire aigu, considérons le cœur comme touché toujours plus ou moins légèrement. La simple dilatation cardiaque doit nous engager à la révulsion (ventouses) précordiale. Il n'y aurait aucun inconvénient à faire systématiquement cette révulsion chez tous les rhumatisants.

Le régime a encore ici plus d'importance que ne pensent les classiques. L'intégrité relative des fonctions digestives au cours du rhumatisme articulaire aigu est un danger, si l'on en conclut que le malade peut s'alimenter comme à l'état de santé. C'est probablement, dans bien des cas, parce que le repos et le régime restreint ne sont pas institués dès le début que le rhumatisme s'aggrave.

Nous savons que la coqueluche se complique facilement de broncho-pneumonie : pourquoi ne pas appliquer la compresse échauffante à tous les coquelucheux comme à tous les rougeoleux — préventivement ?

Il est encore classique, heureusement, d'instituer le régime lacté au décours de la scarlatine. C'est là un traitement préventif par excellence des complications rénales. Or, on se demande pourquoi la sévérité du régime n'est pas aussi généralement appliquée au décours de la rougeole ; ce serait le meilleur moyen d'éviter l'entérite si fréquente et même la broncho-pneumonie.

Au décours d'une maladie aiguë comme une broncho-pneumonie, une pleurésie, une entérite, une néphrite ou une cholécystite, une autre consi-

dération que la complication imminente doit engager à une prudence même excessive. C'est la crainte
du passage à l'état chronique. Pour obtenir la guérison presque intégrale de la lésion inflammatoire,
il faut beaucoup de temps et de patience. Si le malade retrouve trop vite ses forces sous l'influence
d'une alimentation surabondante, si on lui permet
de se lever trop tôt, il ne voudra pas rester un
temps suffisamment long en traitement au repos.
Ses organes n'auront pu retrouver leur intégrité
quand il aura son exeat, et l'on verra s'installer peu
à peu une lésion chronique, en admettant qu'il évite
la rechute.

Enfin, au cours des maladies chroniques, on
peut dire que le traitement est presque uniquement
préventif, ayant toujours pour but soit d'éviter les
recrudescences, soit de s'opposer à l'aggravation.
La diététique est toujours ici au premier plan. Le
traitement de la tuberculose elle-même est presque
uniquement préventif. Il n'y a jusqu'à présent rien,
et il n'y aura peut-être jamais rien de spécifique,
dans la thérapeutique de cette maladie.

Dans les maladies du système nerveux, la meilleure partie du traitement appartient à la méthode
préventive, qu'il s'agisse de polynévrite, de poliomyélite, d'épilepsie, etc. Régime et repos, telle est
toujours la condition essentielle, sinon de la guérison, du moins de la prophylaxie des complications.
C'est ainsi que, chez un bon nombre d'épileptiques,
un régime très surveillé est de la plus haute importance.

Parmi les médications préventives, la médication
laxative est la plus répandue. Son importance fait

le succès des réclames de la quatrième page des journaux. La facilité de son emploi en explique l'abus. S'il y a souvent utilité à l'employer, il y aura toujours avantage à s'en servir à doses aussi modérées que possible.

Les médicaments cholagogues, qui sont parmi les plus efficaces des laxatifs parce qu'ils sont des éliminateurs, sont en général employés à doses trop fortes. Beaucoup de médecins ignorent, par exemple, que chez l'adulte le calomel manié à la dose de 2, de 1 et même d'un demi-centigramme, rend les plus grands services. Que dire de son emploi chez le nouveau-né ? Les doses conseillées de 5 à 10 centigrammes sont en général beaucoup trop fortes. Il vaudrait mieux dire 5 à 10 milligrammes. A côté du calomel, l'un des meilleurs médicaments préventifs est le salicylate de soude, ou encore le benzoate de soude, non seulement chez les hépatiques, mais aussi dans la plupart des affections des voies respiratoires et digestives, comme dans les rhumatismes et chez les fébricitants ; il est très avantageux à employer dans l'eau de Vichy chez l'adulte, comme laxatif, à la dose de 50 centigrammes à 1 gramme, prise à jeun.

Notre but sera rempli si nous avons montré l'insuffisance de quelques données classiques, l'usage de quelques autres et l'avantage, pour le médecin (dans l'intérêt du malade), de penser préventivement, en ordonnant ses prescriptions par ordre d'importance pratique, et d'agir prudemment en homme de cœur et de bon sens, plutôt qu'en savant indifférent à l'avenir du patient, ou qu'en thérapeute trop confiant et trop raffiné.

LONDE. 22

# APHORISMES DE MÉDECINE PRÉVENTIVE
## CONCERNANT LE PREMIER AGE

———

Le nouveau-né ne présente pas, en général, de tares acquises (sauf le cas d'atteinte intra-utérine), mais seulement telle ou telle prédisposition.

Soumis à une diététique rationnelle, il a relativement peu d'aptitude à contracter les maladies épidémiques comme la rougeole, la coqueluche, la scarlatine ; exception doit être faite pour la variole, et peut-être pour la tuberculose. *L'enfant allaité au sein d'une nourrice saine est particulièrement indemne.*

*L'allaitement au biberon crée donc un état d'imminence morbide* pour presque toutes les maladies, mais surtout pour les maladies non spécifiques du tube digestif, de l'appareil respiratoire, de la peau, du système nerveux, etc. Cela est vrai, même si l'on fait abstraction de toute altération du lait.

Un enfant supporte tant bien que mal un excès de lait de femme ; *un excès de lait de vache est bien plus dangereux, même s'il est en apparence toléré.*

La diététique du premier âge, en ce qui concerne l'élevage au biberon, doit donc viser, avant tout, à ne pas donner d'excès de lait même relatif, *toute surcharge digestive augmentant l'imminence morbide inhérente à l'élevage au biberon.* Une dose un peu trop forte, pour peu qu'on la prolonge, peut avoir les pires conséquences ; une dose trop faible n'aura d'autre résultat que de retarder l'augmentation de poids. *Il ne faut jamais craindre qu'un enfant meure de faim ;* et, s'il meure littéralement de faim, c'est en tant que dyspeptique : tel l'athrepsique.

Éviter la dyspepsie par des doses minimes et par une progression alimentaire lente : telle est encore le meilleur moyen d'empêcher l'enfant de mourir de faim.

Cela est d'autant plus vrai que *l'augmentation de poids n'est nullement proportionnelle à l'augmentation de ration* [1] ; car celle-ci peut, en créant l'état morbide, si elle est inopportune, diminuer le poids. Aussi est-ce *une grosse erreur de vouloir baser l'augmentation de ration sur l'augmentation de poids :* ce serait faire progresser la ration de plus en plus rapidement.

Au contraire, une augmentation trop rapide de poids annonce parfois l'imminence morbide, et indique plutôt la nécessité de ralentir la progression alimentaire. Il faut faire abstraction, en clinique, de la notion théorique de ration nécessaire pour un certain poids ou pour une certaine taille.

*L'enfant ne doit jamais prendre que ce qu'il sup-*

---

1. Deux exemples pris au hasard dans mes notes : enfant de 26 livres maintenu en bon état avec 3/4 de litre de lait et 1/4 d'eau ; autre enfant, prenant 350 grammes de lait et autant d'eau et pesant 14 livres.

*porte*, non seulement sans vomissement [1] ni régur-
gitation, mais *sans malaise d'aucune sorte*. Le cri-
térium est dans l'inspection des garde-robes. Encore
doit-on compter avec la période latente de l'imminence morbide.

La *surenchère* en matière d'allaitement conduit à
la maladie. Au contraire, la diète ou le régime restreint institué à temps la prévient [2].

Il est donc *dangereux de vouloir obtenir d'un
enfant une augmentation de poids théorique*. Ce
qui est important c'est de savoir reconnaître la
moindre indisposition, le moindre trouble digestif
latent, et d'y parer par la diète ou la diminution de
la ration.

Les pesées ne doivent intervenir que comme contrôle, et surtout comme renseignement à utiliser
pour l'avenir, si elles sont régulières. Une diminution de poids, comme une augmentation trop rapide,
peut indiquer la nécessité d'une diminution de la
ration.

Il faut en tout cas *s'abstenir d'augmenter brusquement la ration* d'un nouveau-né. Une augmentation inutile de ration peut être supportée un certain
temps sans causer de mal, parce que la maladie se
prépare longtemps à l'avance pour éclater ensuite

1. On a décrit chez le nourrisson des accidents d'inanition ;
mais chez l'enfant au biberon, ces accidents sont presque
toujours dus à une dyspepsie plus ou moins grave.

2. Les idées que nous résumons ici se trouvent développées dans : Principes d'élevage au biberon. *Presse Médicale*,
20 fév. et 23 mars 1907; et : Danger des notions théoriques
dans l'évaluation de la ration individuelle du nouveau-né.
*La Clinique*, 25 déc. 1908.

inopinément, sous l'influence d'une cause insignifiante.

L'origine réelle des maladies est, en général,
beaucoup plus lointaine qu'on ne croit.

Les accidents de dentition sont le plus souvent
dus à une suralimentation préalable ou actuelle, ou
même à une alimentation modérée, mais inopportune.

Aussi, est-ce une loi en médecine préventive de
*mettre tout organisme en état de crise évolutive*
(dentition, menstruation, ménopause), au *régime
restreint*. Cela lui permet de consacrer moins d'énergie au travail digestif, et d'en réserver pour l'effort
nécessaire à la crise physiologique.

Il en est de même à l'état morbide ou dans l'imminence morbide : la *ration doit être restreinte* dès la
moindre ébauche morbide. A la diète hydrique
absolue des premiers jours doit succéder une réali-
mentation très lentement progressive, sous peine
de rechute ou d'aggravation. C'est *par cuillerées*
qu'il faut doser alors la ration *quotidienne* non seulement dans les affections du tube digestif, mais
aussi dans les maladies des autres appareils.

Dans tout *état fébrile*, en cas de *vomissements*,
de *diarrhée* ou de *convulsions*, la *diète stricte d'aliments est nécessaire* un ou plusieurs jours (jusqu'à
7 ou 8 et davantage même). Elle est avantageuse au
début d'une bronchite, d'un érythème, d'une indisposition quelconque comme lors d'une crise de dentition, ou après un traumatisme.

Le tableau suivant (et les recommandations ci-
jointes) nous a rendu les plus grands services, comme
point de repère auprès des mères ou des nourrices.

## PROGRESSION DE LA RATION ALIMENTAIRE DU NOUVEAU-NÉ AU BIBERON

| AGE | NOMBRE de repas par 24 heures. | POUR CHAQUE BIBERON | | | | RATION QUOTIDIENNE | | | | RÉSUMÉ | PROGRESSION schématique du poids. |
|---|---|---|---|---|---|---|---|---|---|---|---|
| | | Lait. | Eau. | Total. | Sucré. | Lait. | Eau. | Total. | Sucre. | | |
| | | c. c. | c. c. | c. c. | gr. | c. c. | c. c. | c. c. | gr. | | gr. |
| 3e jour. . . . | 3 | 10 | 20 | 30 | 2 | 30 | 60 | 90 | 6 | | 3.000 |
| 4e — . . . . | 4 | 10 | 20 | 30 | 2 | 40 | 80 | 120 | 8 | Moins de 1/4 de litre de lait, coupé de 2/3 d'eau bouillie; sucrer à 1/15. | 3.500 |
| 5e — . . . . | 5 | 10 | 20 | 30 | 2 | 50 | 100 | 150 | 10 | | — |
| 6e — . . . . | 6 | 10 | 20 | 30 | 2 | 60 | 120 | 180 | 12 | | — |
| 7e — . . . . | 7 | 10 | 20 | 30 | 2 | 70 | 140 | 210 | 14 | | — |
| 15e — . . . . | 7 | 15 | 30 | 45 | 3 | 105 | 210 | 315 | 21 | | — |
| 30e — . . . | 7 | 25 | 40 | 65 | 4 | 175 | 280 | 455 | 28 | | — |
| 2e mois . . . | 7 | 30 | 40 | 70 | 5 | 210 | 280 | 490 | 35 | | 4.000 |
| 3e — . . . | 7 | 40 | 40 | 80 | 6 | 280 | 280 | 560 | 42 | Moins de 1/2 litre, coupé de moitié; sucrer à 1/15. | 4.500 |
| 4e — . . . | 7 | 50 | 50 | 100 | 7 | 350 | 350 | 700 | 49 | | 5.000 |
| 5e — . . . | 6 | 60 | 60 | 120 | 8 | 360 | 360 | 720 | 48 | | 5.500 |
| 6e — . . . | 6 | 70 | 60 | 130 | 9 | 420 | 360 | 780 | 54 | | 6.000 |
| 7e — . . . | 6 | 80 | 60 | 140 | 10 | 480 | 360 | 840 | 60 | | 6.500 |
| 8e — . . . | 6 | 90 | 50 | 140 | 10 | 540 | 300 | 840 | 60 | Moins de 3/4 de litre, coupé de 1/3 à 1/4; sucrer à 1/15. | 7.000 |
| 9e — . . . | 6 | 100 | 40 | 140 | 10 | 600 | 240 | 840 | 60 | | 7.500 |
| 10e — . . . | 6 | 110 | 30 | 140 | 10 | 660 | 180 | 840 | 60 | | 8.000 |
| 11e — . . . | 6 | 120 | 30 | 150 | 10 | 720 | 180 | 900 | 60 | | 8.500 |
| 12e — . . . | 6 | 130 | 20 | 150 | 10 | 780 | 120 | 900 | 60 | Moins de 1 litre pur ou coupé; sucrer à 1/15. | 9.000 |
| 13e — . . . | 6 | 140 | 10 | 150 | 10 | 840 | 60 | 900 | 60 | | — |
| 14e — . . . | 6 | 150 | 0 | 150 | 10 | 900 | 0 | 900 | 60 | | — |
| 15e — . . . | 6 | 160 | 0 | 160 | 10 | 960 | 0 | 960 | 60 | | — |
| 16e — . . . | 5 | 4 biberons de 180 + une bouillie avec autant. . . . . . . . . . . . . | | | | | | | | 1 litre environ dont 1 bouillie. | |
| 18e — . . . | 5 | Même dose de lait avec deux bouillies. . . . . . . . . . . . . . | | | | | | | | 1 litre environ 2 bouillies. | |
| 20e — . . . | 5 | 3/4 de litre de lait, deux bouillies et 1 œuf (ou 1 jaune) . . . . . . . . | | | | | | | | 3/4 litre environ 2 bouillies, 1 œuf. | |
| 22e — . . . | 5 | 2 potages, 1 œuf, purée de pommes de terre. . . . . . . . . . . . | | | | | | | | 1/2 litre de lait, etc. | |

N. B. — Il est entendu que le rapport de ces doses à l'âge et au poids est tout à fait relatif ; mais *elles sont plutôt du maxima.* Bien des enfants délicats ne doivent prendre qu'une ration inférieure à celle de leur âge ou de leur poids. Ainsi il est souvent utile de donner à un enfant de 6 mois 350 grammes de lait plus 350 grammes d'eau ; à un enfant d'un an 500 grammes de lait plus 500 grammes d'eau. On peut compter presque indifféremment en grammes ou en centimètres cubes.

## RECOMMANDATION AUX NOURRICES

Avoir un *flacon-biberon gradué* de 150 centimètres cubes.

Le lait sera *bouilli* de cinq à dix minutes, chaque matin dès qu'il arrive ; l'eau sera *bouillie* séparément ; le mélange sera réchauffé au bain-marie pour chaque tétée. Il faut éviter tout transvasement inutile. La ration quotidienne de lait augmente environ de 5 centimètres cubes (deux cuillerées à café) par jour le premier mois, tous les deux jours jusqu'au cinquième mois, puis tous les trois jours. L'augmentation ne portera que sur un seul repas. *On n'augmentera donc pas tous les biberons à la fois, mais successivement ;* il ne faut pas d'augmentation brusque. Les repas sont séparés par un intervalle **d'au moins trois heures**.

Ne donner jamais plus que les doses inscrites sans autorisation du médecin. Par contre, la nourrice devra les *diminuer à la moindre indisposition* (crise de dentition, diarrhée, langue chargée, coliques, cris incessants, vomissements, toux, oppression, insomnie, rougeurs aux fesses) en revenant à la dose d'un enfant plus jeune ; *l'enfant n'est malade le plus souvent que parce qu'il est ou a été suralimenté :* les selles deviennent fétides, blanches, vertes, glaireuses ou grumeleuses, trop fréquentes ou trop rares, au lieu d'être jaunes, homogènes ou bien liées, régulières et peu odorantes. Il est *mau-*

*vais que l'enfant augmente de poids trop vite*; il peut arriver qu'il maigrisse parce qu'il prend trop. Il est toujours dangereux de donner trop ; il est souvent utile de donner très peu, surtout s'il est vorace.

En cas de diarrhée, de convulsions, de vomissements, d'oppression, de toux ou de fièvre, tenir l'enfant au lit, ne lui donner que de l'eau bouillie un ou plusieurs jours, et reprendre ensuite le **lait coupé** aux doses des premiers jours (une cuillerée par jour, puis deux, puis quatre, etc.), en ne les augmentant que très lentement. Enfin, si l'enfant ne se remet pas facilement et s'il est assez jeune, le mettre au sein sans hésiter[1].

1. Le médecin chargé de la surveillance des nourrissons doit être imbu de ces principes et les vulgariser. C'est ce que nous avons cherché à montrer dans : Considérations sur les avantages et les imperfections de la loi Roussel, *La Revue Philanthropique*, Paul Strauss, Directeur, 1907, 15 août, p. 475.

# V

## CONCLUSIONS

En guise de conclusions, nous nous défendrons de vouloir restreindre la vie des gens bien portants. La diététique préventive ne s'adresse qu'aux malades, aux valétudinaires, aux convalescents, aux sujets en imminence morbide. Au surplus, nous n'avons voulu tracer que des règles générales dont l'application reste l'œuvre du clinicien ; le titre même de cet ouvrage montre que nous n'avons aucune prétention dogmatique.

Qu'on se rappelle seulement ceci : le traitement diététique et hygiénique doit être plus sévère que ne semblerait le comporter l'état apparent du malade, parce qu'à l'état morbide ou prémorbide, comme dans les convalescences, l'organisme subit le contre-coup de la moindre fatigue et du moindre trouble gastro-intestinal. Mais autant il est utile à l'homme malade d'économiser son énergie, autant il est nécessaire à l'homme valide de la dépenser pour conserver sa santé. Ne pas manger trop, ne pas s'exercer trop peu, dit Hippocrate ; telle est l'indication de la voie qui mène à la santé et qui n'est « ni aspre, ni chère. »

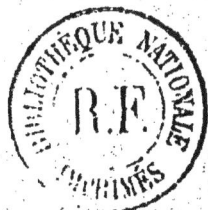

# TABLE DES MATIÈRES

IV. — PROPHYLAXIE GÉNÉRALE

V. — CONCLUSIONS

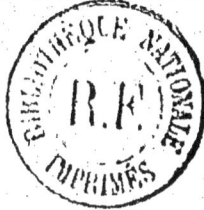

ÉVREUX, IMPRIMERIE CH. HÉRISSEY, PAUL HÉRISSEY, SUCCʳ

AVRIL 1907

# FÉLIX ALCAN, ÉDITEUR

108, Boulevard Saint-Germain, PARIS, 6ᵉ.

# COLLECTION MÉDICALE

Élégants volumes in-16, cartonnés à l'anglaise, à **4** et à **3 fr.**

## 87 Volumes publiés

### DERNIERS VOLUMES PARUS :

**Envoi franco contre mandat-poste.**

## NOTICES SUR LES VOLUMES DE CETTE COLLECTION

# Les nouveaux Traitements
### Par le Dr J. LAUMONIER
1 vol. in-16, 2e édit. revue et complétée, cartonné à l'anglaise....... **4 fr.**

L'auteur s'est proposé de fournir aux médecins et à toutes les personnes qui s'intéressent à la thérapeutique, des indications précises, aussi complètes, mais aussi brèves et claires que possible, sur les nouveaux remèdes et les nouvelles méthodes de traitement qui ont une efficacité réelle et sont assez bien connus pour qu'on puisse les formuler d'une manière sûre et pratique. En tête de chaque chapitre, il a placé des considérations sommaires de physiologie pathologique et de pathogénie, dans le but de faire comprendre le mécanisme de l'action thérapeutique par la connaissance des troubles fonctionnels qui créent la maladie.

# La Famille névropathique
### Théorie tératologique de l'hérédité
### et de la prédisposition morbides et de la dégénérescence
#### Par le Dr Ch. FÉRÉ, médecin de Bicêtre.
1 vol. in-16, 2e édit., avec 25 gravures dans le texte, cart. à l'angl., **4 fr.**

M. Féré montre que les exceptions connues sous le nom d'hérédité dissemblable et d'hérédité collatérale se retrouvent dans les familles tératologiques qui, souvent, sont aussi des familles pathologiques. Ce qui est héréditaire, ce sont des troubles de la nutrition de la période embryonnaire, entraînant des effets différents suivant l'époque à laquelle ils se produisent. Les troubles du développement commandent la prédisposition morbide, de nombreux faits le prouvent. Ces troubles héréditaires ou accidentels de l'évolution réalisent une destruction progressive des caractères de la race; la dégénérescence, quelle que soit sa cause, peut être définie une dissolution de l'hérédité qui aboutit en fin de compte à la stérilité.

# Le Traitement des Aliénés
### dans les familles
#### Par le même.
1 vol. in-16, 3e édition, revue et augmentée, cartonné à l'anglaise. **4 fr.**

Le traitement des aliénés dans les familles fut signalé pour la première fois au public français par le Dr Féré en 1889. L'auteur donne des renseignements intéressants sur l'assistance familiale telle qu'elle est donnée dans divers pays. Depuis bientôt treize années que les mêmes procédés sont appliqués en France, les résultats obtenus ont été en s'améliorant, et le Dr Féré constate les progrès de cette bienfaisante institution. Une seconde partie est consacrée à la description des soins généraux qu'exige le traitement des aliénés dans les familles : avantages et inconvénients du traitement,

### Envoi franco contre mandat-poste.

quels malades peuvent en profiter, le choix de l'habitation, le garde-
malade, surveillance de la santé générale des aliénés, soins moraux,
soins particuliers à quelques catégories d'aliénés, soins particuliers dans
certaines circonstances exceptionnelles, toutes questions de haute importance dont la connaissance est indispensable.

# L'Instinct sexuel, Évolution et dissolution
### Par le même.

1 vol. in-16, 2ᵉ édition, cartonné à l'anglaise............ ......... 4 fr.

L'instinct sexuel n'est pas un instinct incoercible auquel tous seraient
réduits à obéir, si anormale que soit la forme sous laquelle celui-ci se
manifeste. L'auteur s'est proposé de mettre en lumière la nécessité du
contrôle et de la responsabilité dans l'activité sexuelle, tant au point de
vue de l'hygiène qu'au point de vue de la morale.

M. Féré prouve qu'il n'y a aucune raison pour que les actes sexuels
échappent à la responsabilité, et les faits montrent qu'ils n'y échappent
pas; la nature et la société éliminent les pervertis et favorisent les
sobres.

# L'Hystérie et son Traitement
### Par le Dʳ Paul SOLLIER

1 vol. in-16, avec gravures dans le texte, cartonné à l'anglaise........ 4 fr.

L'auteur a eu pour but, en faisant d'abord l'examen critique des
théories sur la nature de l'hystérie et le mécanisme de ses phénomènes,
de montrer qu'ils sont d'ordre essentiellement physiologique, et que leur
traitement est par conséquent du ressort des cliniciens. Établir la pathogénie générale des troubles hystériques et partir de là pour en déduire
le traitement rationnel, telle est l'idée directrice de l'ouvrage.

Basé sur la longue expérience de l'auteur, cet ouvrage constitue pour
les praticiens le guide le plus complet et le plus pratique du traitement
de l'hystérie.

# La Mélancolie
## ÉTUDE MÉDICALE ET PSYCHOLOGIQUE
### Par le Dʳ R. MASSELON
Médecin-adjoint de l'Asile de Clermont (Oise).
(Ouvrage couronné par l'Académie de médecine.)

1 vol. in-16, cartonné à l'anglaise . . . . . . . . . . . . . 4 fr.

Cet ouvrage a pour but l'étude analytique du syndrome mélancolique.
De quels éléments psychiques sont constituées la dépression et la douleur
morales? comment ces deux symptômes sont reliés l'un à l'autre? comment
ils s'influencent l'un l'autre? telles sont les questions que M. Masselon a
posées et qu'il s'est efforcé de résoudre. Enfin, comme le délire des mélancoliques présente des caractères nets, fixes, bien tranchés, il a montré
comment il dérivait directement du fond mental sur lequel il se développe.

Après cette analyse des phénomènes cliniques, l'auteur aborde l'étude

**Envoi franco contre mandat-poste.**

différentielle des états mélancoliques dans les diverses affections mentales et insiste particulièrement sur les cas de mélancolie dite essentielle qu'il appelle mélancolie affective. M. Masselon a été conduit à cette dernière opinion par l'étude des faits : il n'existe pas une mélancolie, il n'existe que des états mélancoliques. La mélancolie n'est pas une entité morbide, elle est un état psychologique que l'on observe dans des formes nosographiques très différentes.

# Hygiène des Gens nerveux
### PRÉCÉDÉE DE NOTIONS ÉLÉMENTAIRES
#### Sur la Structure, les Fonctions et les Maladies du Système nerveux
#### Par le Dr F. LEVILLAIN
Ancien Interne de la Salpêtrière,
lauréat de la Faculté de médecine de Paris.

1 vol. in-16, avec gravures dans le texte, 4e édition, cart. à l'anglaise.. **4 fr.**

# Essai sur la puberté
## chez la femme
### PSYCHOLOGIE — PHYSIOLOGIE — PATHOLOGIE
#### Par Mlle le Dr Marthe FRANCILLON
Ancien interne des hôpitaux de Paris.

1 vol. in-16, cartonné à l'anglaise. . . . . . . . . . . . . . . . . . **4 fr.**

Chez la femme, la maturité sexuelle est la conséquence d'une longue évolution organogénique; elle est tellement complexe, que les fonctions les plus diverses unies entre elles par d'étroites corrélations, se modifient de manière à converger toutes en vue de l'établissement de la vie génitale. Les conditions extrêmes elles-mêmes, en raison de leur utilité dans la concurrence vitale, n'échappent pas à cette discipline.

L'auteur s'est efforcé d'étudier, au double point de vue anatomique et physiologique, les modifications qui transforment l'adolescente en femme pubère. Mlle le Dr Francillon a dégagé de documents épars et fragmentaires les éléments d'une esquisse des conditions de cette phase spéciale de la vie de la femme.

# Morphinomanie et Morphinisme
#### Par le Dr Paul RODET
(Ouvrage couronné par l'Académie de médecine, Prix Falret.)
1 vol. in-16, cartonné à l'anglaise. . . . . . . . . . . . . . . . . . . . **4 fr.**

Cet ouvrage contient d'abord un historique complet du morphinisme, en faisant assister le lecteur aux différentes étapes que cette affection a traversées avant d'être reconnue comme une véritable entité. Après avoir étudié les mœurs des morphinomanes, la morphinomanie à deux, sa propagation rapide, M. Rodet aborde la symptomatologie et la théorie de l'abstinence qui constituent deux chapitres importants de son ouvrage. Puis il continue par l'examen des intoxications coexistant si communément avec la morphinomanie, en particulier de l'alcoolisme et de la cocaïnomanie.

**Envoi franco contre mandat-poste.**

l'étude médico-légale du morphinisme, et donne, pour terminer, une large place au *traitement*, exposant les diverses méthodes employées et appréciant leur valeur thérapeutique.

# L'Idiotie

### Hérédité et dégénérescence mentales,
### Psychologie et éducation mentale de l'idiot
### Par le **D**ᵣ **Jules VOISIN**, médecin de la Salpétrière.

1 vol. in-16, avec gravures dans le texte, cartonné à l'anglaise...... **4 fr.**

L'auteur, choisissant ses exemples parmi différents types d'idiots étudiés dans son service d'hôpital, examine leurs instincts, leurs sentiments, leurs lueurs d'intelligence et de volonté, ainsi que leurs caractères physiques. De là, il passe à l'éducation et au traitement qui doivent être appliqués à ces déshérités, pour qu'ils cessent d'être à charge à tous, et qu'ils deviennent utiles à eux-mêmes et à la société.

# Manuel de
# Percussion et d'Auscultation

### Par le **D**ᵣ **Paul SIMON**
### Professeur à la Faculté de médecine de Nancy.

1 vol. in-16, avec gravures dans le texte, cartonné à l'anglaise,..... **4 fr.**

# Manuel de Psychiatrie

### Par le **D**ᵣ **J. ROGUES DE FURSAC**

1 vol. in-16, 2ᵉ édit., cartonné à l'anglaise........................ **4 fr.**

L'auteur s'est efforcé de faire une œuvre pratiquement utile. C'est ainsi qu'il a donné une place relativement considérable à l'étude des troubles psychiques élémentaires. Il importait en effet de fixer la valeur de ces symptômes constituant, par leur groupement, les affections psychiques proprement dites, et de définir des termes dont le sens exact échappe quelquefois aux médecins insuffisamment familiarisés avec la psychiatrie. Bien que demeurant sur le terrain pratique, il n'a pas cru devoir passer sous silence les explications pathogéniques qui ont été données des troubles mentaux. La plupart des théories relatives à la genèse des hallucinations, des troubles de l'émotivité, etc., sont résumées d'une façon aussi claire que possible.

On trouvera décrites dans ce livre des affections peu connues en France jusque dans ces dernières années, telles que la *démence précoce* et la *folie maniaque dépressive.*

# Hygiène de l'Alimentation
### Dans l'état de santé et de maladie
### Par le **D**ᵣ **J. LAUMONIER**

1 vol. in-16, 3ᵉ édit., avec gravures dans le texte, cartonné à l'anglaise. **4 fr.**

## Envoi franco contre mandat-poste.

# La Profession Médicale
## Ses devoirs, ses droits
### Par le D' G. MORACHE
Professeur de médecine légale à la Faculté de médecine de Bordeaux,
Membre associé de l'Académie de médecine.

1 vol. in-16, cartonné à l'anglaise............................................. **4 fr.**

M. Morache a cherché à envisager avec la plus entière indépendance
les conditions de la profession médicale. Les futurs médecins, ceux qui
déjà s'engagent sur le terrain si difficile de la pratique professionnelle,
recueilleront dans cet ouvrage d'excellents principes qui pourront leur
servir de guide, tout au moins les aider à fixer leurs légitimes hésitations.
Cet ouvrage intéresse également le grand public qui, prenant part à la
vie des médecins, est curieux de connaître leurs devoirs professionnels.

# Le Mariage
## Étude de socio-biologie et de médecine légale.
### Par *le même.*

1 vol. in-16, cartonné à l'anglaise............................................. **4 fr.**

Ce livre a pour but d'apprécier ce qu'a été le mariage au début des
sociétés, comment il s'est transformé pour aboutir à l'organisation que
nous lui connaissons. En montrant ses conditions actuelles, l'auteur recherche
si le mariage doit rester immuable dans sa forme ou bien s'il ne vaudrait
pas mieux lui faire subir quelques amendements de détail, afin de pouvoir
le transmettre vivant aux générations de demain.

# Grossesse et Accouchement
## Étude de socio-biologie et de médecine légale.
### Par *le même.*

1 vol. in-16, cartonné à l'anglaise............................................. **4 fr.**

De toutes les questions connexes à la biologie et aux sciences sociales,
il en est peu qui mettent autant en relief leurs conditions communes que
l'étude de la femme en voie de gestation, puis au moment et après la fin
de la grossesse, à la période de l'accouchement. Nombre de questions
peuvent se poser à cet égard : elles importent, au plus haut point, à la
sécurité de la mère, à celle de l'enfant, et prennent une intensité plus
poignante encore si l'on envisage la responsabilité des actions que peut
accomplir la femme ainsi placée dans l'anormalité physiologique. Les
sociétés humaines émancipées par l'idée scientifique ne peuvent rester
indifférentes devant la situation de la femme, alors surtout qu'elle remplit sa mission naturelle au péril de sa santé et parfois de sa vie.

### Envoi franco contre mandat-poste.

# Naissance et Mort
## Étude de socio-biologie et de médecine légale.
### Par *le même*.

1 vol. in-16, cartonné à l'anglaise.......................... **4 fr.**

L'auteur soulève, au cours de son ouvrage, bien des questions accessoires, en particulier celles qui ont trait aux rapports biologiques reliant les
générations les unes aux autres, les filiations, les hérédités. Entre toutes,
la recherche de la paternité l'arrête d'une façon particulière. — Il combat
généreusement cette idée d'après laquelle le bâtard, véritable paria social,
se voit reprocher sa « honte » et la « faute » de sa mère, tandis que son
père inconnu, seul coupable, traverse l'existence entouré du respect de
tous.

# La Responsabilité
## Étude socio-biologie et de médecine légale
### Par *le même*.

1 vol. in-16, cartonné à l'anglaise.......................... **4 fr.**

Le but de cet ouvrage est d'apprécier les différents facteurs qui peuvent
intervenir dans la question, les principaux d'entre eux surtout. Or les facteurs de responsabilité aboutissent à un même point : la déchéance physique de l'individu. La criminalité peut donc être regardée comme une
maladie morale, elle tient à la pathologie sociale. Nous pouvons alors lui
appliquer des procédés analogues à ceux que nous utilisons pour combattre
la morbidité matérielle.

Si, comme tout tend à le démontrer, le facteur misère se trouve à l'origine des formes de criminalité, le terme étant pris dans sa plus large
acception, c'est à combattre la misère dans toutes ses manifestations
biologiques, que nous devons nous attacher ; peut-être parviendrons-nous
ainsi à faire disparaître cette cause initiale, si longtemps poursuivie, de
notre cruelle déchéance sociale : la criminalité.

# Manuel d'Électrothérapie
# et d'Électrodiagnostic
## Par le Dʳ E. ALBERT-WEIL

1 vol. in-16, 2ᵉ édit., avec 88 gravures dans le texte, cart. à l'angl.   **4 fr.**
*(Récompensé par l'Académie de médecine)*.

Le succès rapide de la 1ʳᵉ édition du *Manuel* du Dʳ Albert-Weil a montré
que le plan du livre était heureusement conçu ; aussi a-t-il été rigoureu-
sement suivi dans la 2ᵉ édition ; mais de nombreux chapitres ont été ajoutés
et d'autres entièrement modifiés pour être mis au courant des derniers
progrès de l'électrothérapie.

Tous les chapitres ont été complétés ; ceux qui ont trait à la photothé-
rapie et à la radiothérapie ont été les plus profondément modifiés, en
particulier tout ce qui concerne la radiothérapie (méthode, modes d'application, procédés de protection, de mesure), a été très longuement et très
complètement exposé.

## Envoi franco contre mandat-poste.

# La Fatigue et l'Entraînement physique

Par le Dr Philippe TISSIÉ

Chargé de l'inspection des exercices physiques dans les lycées et collèges de l'Académie de Bordeaux.

Précédé d'une lettre-préface de M. le Professeur CH. BOUCHARD, de l'Institut.

1 vol. in-16, 2ᵉ édit. avec gravures dans le texte, cartonné à l'anglaise. **4 fr.**

*(Ouvrage couronné par l'Académie de médecine.)*

L'auteur traite successivement de l'entraînement physique, de l'entraînement intensif, de la fatigue chez les débiles nerveux (fatigue d'origine physique, fatigue d'origine psychique, hygiène du fatigué), des méthodes en gymnastique (méthode suédoise, méthode française, méthode psycho-dynamique qu'il a créée et qui repose sur les réactions nerveuses de chaque groupe d'individus), de l'entraînement physique à l'école, de l'hérédité.

# L'Éducation physique de la Jeunesse

Par A. MOSSO, professeur à l'Université de Turin.

1 vol. in-16, cartonné à l'anglaise.......................... **4 fr.**

L'auteur aborde les problèmes scientifiques et sociaux les plus variés, sans en excepter les problèmes physiologiques pour lesquels sa compétence est universellement reconnue et appréciée. La préface du commandant Legros, montrant l'importance de ces questions au point de vue militaire, complète utilement les chapitres consacrés par l'auteur à l'éducation et au développement des forces physiques du soldat.

# L'Hygiène sexuelle

## et ses conséquences morales

Par le Dr SEVED RIBBING, Professeur à l'Université de Lund (Suède).

1 vol. in-16, 3ᵉ édition, cartonné à l'anglaise............... **4 fr.**

Le livre du Dr Ribbing, qui effleure tous les sujets, qui prend et étudie l'homme et la femme depuis leur naissance à la vie sexuelle jusqu'au déclin de leur virilité et de leurs facultés, sera lu avec un vif intérêt aussi bien par les médecins que par les personnes qu'intéressent les problèmes sociaux.

Ce petit ouvrage contient des documents statistiques et littéraires très bien dressés, et possède une allure que la nationalité de son auteur rend particulièrement piquante.

**Envoi franco contre mandat-poste.**

# La Mort réelle et la Mort apparente

### Nouveaux procédés de diagnostic et traitement de la mort apparente

#### Par le D' S. ICARD

1 vol. in-16, avec gravures dans le texte, cartonné à l'anglaise...... **4 fr.**
*(Ouvrage récompensé par l'Institut.)*

M. Icard passe d'abord en revue tous les signes de la mort connus jusqu'ici; il en discute la valeur et l'importance. Puis il expose ses recherches personnelles et décrit une nouvelle méthode dont il est l'auteur; il en démontre la certitude par des preuves expérimentales et cliniques et en fait l'application au diagnostic des principaux états de mort apparente.

L'ouvrage se termine par l'étude de la mort apparente et par l'exposé des lois et des mesures administratives qui, chez les différents peuples et plus spécialement en France, président aux inhumations.

# L'Éducation rationnelle de la Volonté

### Son Emploi thérapeutique

#### Par le D' Paul-Émile LÉVY, ancien interne des hôpitaux.

Préface de M. le Professeur BERNHEIM, de Nancy.

1 vol. in-16, 6e édition, cartonné à l'anglaise............ ........ **4 fr.**

L'auteur s'est proposé de montrer qu'il nous est possible de préserver de bien des atteintes notre être moral et physique et, s'il arrive quelque mal à l'un ou à l'autre, de tirer de notre propre fonds soulagement ou guérison.

Il s'agit en somme d'une éducation de la volonté, mais en spécifiant que celle-ci doit et peut agir sur les maux de notre corps comme sur ceux de notre esprit; la thérapeutique du corps par l'esprit ou thérapeutique psychique, appuyée sur l'auto-suggestion, peut rendre les plus grands services.

# Les Embolies bronchiques
## tuberculeuses

#### Par le D' Ch. SABOURIN,
##### Directeur du Sanatorium de Durtol (Puy-de-Dôme).

1 vol. in-16, avec gravures, cartonné à l'anglaise................. **4 fr.**

Les lésions tuberculeuses primitives du poumon sont nodulaires, disséminées par leur forme et leur évolution; les lésions tuberculeuses secon-

## Envoi franco contre mandat-poste.

daires du poumon sont au contraire d'apparence pneumonique. C'est ce
type pneumonique secondaire que l'auteur met en relief et auquel il assi-
gne une pathogénie spéciale.

La pneumonie tuberculeuse nécrosante paraît être une lésion de fatigue,
de surmenage, car on peut dire en thèse presque absolue que le tuberculeux soumis à la cure hygiénique bien ordonnée n'en n'est jamais atteint.

Aussi, après une étude des pneumonies nécrosantes en général, basée
sur des séries d'observations, l'auteur arrive-t-il à cette conclusion capitale que la forme pneumonique de la phtisie ne se montrerait que dans des
cas tout exceptionnels, si la tuberculose du poumon était toujours soignée
à temps et de façon rationnelle.

Dans un autre chapitre sont décrites en particulier les pneumonies nécrosantes de la région scissurale qui tiennent une si grande place dans
l'histoire de la phtisie.

# Pratique de la chirurgie courante

### Par le Dr M. CORNET

Préface de M. le Professeur OLLIER.

1 fort vol. in-16, avec 101 figures, cartonné à l'anglaise............  **4 fr.**

Depuis vingt ans, la pratique chirurgicale a été renouvelée par l'introduction de l'antisepsie, qui a changé complètement les résultats de certaines opérations et étendu le champ de l'intervention du praticien ; tout
a été transformé dans la technique usuelle ; la forme et la matière des
objets de pansement, la manière de les préparer et de s'en servir.

Ce sont les nouvelles méthodes qu'il importe aujourd'hui de répandre et
de vulgariser en indiquant les différents moyens par lesquels on peut
arriver au but, sans se perdre dans la description des nouvelles substances
antiseptiques que l'on propose de toutes parts, et dans la discussion des
nouveaux procédés que chaque jour voit éclore. L'idée de l'asepsie, qui
n'est autre que la propreté absolue, vient simplifier la question et dispenser
de l'emploi des antiseptiques dans les plaies simples qui ne demandent
qu'à se réunir. M. Cornet expose, dans un chapitre spécial, les moyens
par lesquels on peut se passer des pansements coûteux, des appareils
compliqués et embarrassants.

# Manuel théorique et pratique
# d'Accouchements

### Par le Dr A. POZZI

Professeur à l'École de médecine de Reims, ancien interne des hôpitaux
de Paris.

1 vol. in-16, 4e édit., avec 138 gravures, cartonné à l'anglaise........  **4 fr.**

Ce livre s'adresse aux praticiens, aux étudiants en médecine et aux
sages-femmes. Ses principales divisions comprennent : *la symptomatologie
et la physiologie générale de l'accouchement, l'étude clinique et pratique de*

**Envoi franco contre mandat-poste.**

*la grossesse et de l'accouchement, une étude clinique des différentes présentations, en particulier la pathologie de la grossesse, la dystocie, les complications de l'accouchement et de la délivrance, la grossesse extra-utérine, les interventions obstétricales, la pathologie des suites de couches, les soins à donner à l'enfant, la pathologie du nouveau-né.*

Il répond, en outre, aux programmes des examens des sages-femmes et, avec *l'anatomie et la physiologie génitales et obstétricales*, du même auteur, correspond à l'enseignement complet des Maternités.

# L'Intubation du larynx
## dans les sténoses laryngées aiguës et chroniques de l'enfant et de l'adulte
### Par le D<sup>r</sup> A. BONAIN
Chirurgien-adjoint de l'hôpital civil de Brest,
Chargé du service des maladies du nez, des oreilles et du larynx.

1 vol. in-16, avec 46 figures, cartonné à l'anglaise. . . . . . . . . **4 fr.**

L'auteur ne s'est pas borné étudier la question au point de vue du croup chez l'enfant; il s'occupe de toutes les sténoses où l'intubation peut être appliquée aussi bien chez l'adulte que chez l'enfant. Il étudie en particulier la physiologie du larynx dans ses rapports avec l'intubation. Il est impossible de bien comprendre et d'appliquer, en effet, avec fruit, la méthode de d'O'Dwyer, si l'on n'a pu se rendre un compte exact de la conformation du larynx présentant chez l'enfant des particularités dignes d'attention, des rapports de cet organe avec la forme du tube, enfin des perturbations physiologiques que celui-ci engendre dans son fonctionnement. C'est ainsi que la théorie de la fixation du tube dans le larynx a des conséquences pratiques de la plus haute importance.

Une des parties les plus intéressantes de l'ouvrage est certes celle qui a trait à la pratique de l'intubation dans la clientèle.

# Les Maladies de l'urèthre et de la vessie
## chez la Femme
### Par le D<sup>r</sup> KOLISCHER
Traduit de l'allemand
Par le D<sup>r</sup> BEUTTNER, privat-docent à l'Université de Genève.

1 vol. in-16, avec gravures dans le texte, cartonné à l'anglaise. . . . . . **4 fr.**

Ce petit volume est la mise en lumière des théories de Schauta, qui voua dans sa clinique de Vienne une attention particulière aux maladies des organes urinaires de la femme. L'auteur débute par les règles générales de l'examen de l'urèthre et de la vessie, puis il étudie les diverses maladies de ces régions. Incontinence, énurésis, uréthrite, rétrécissement, calculs uréthraux, — catarrhe, œdème, inflammation, cystites gonorrhéique

**Envoi franco contre mandat-poste.**

et tuberculeuse, calculs vésicaux, hémorroïdes, hernies, pneumaturies, ruptures, sont successivement examinés par le docteur Kolischer, qui expose des procédés de traitement encore peu connus.

# Cours de Médecine opératoire
## de la Faculté de Médecine de Paris

Par M. le professeur **Félix TERRIER**
Membre de l'Académie de médecine, Chirurgien de la Pitié.

## Petit Manuel
# d'Antisepsie et d'Asepsie chirurgicales

En collaboration avec M. PÉRAIRE, ancien interne des hôpitaux de Paris.

1 vol. in-12, avec gravures dans le texte, cartonné à l'anglaise....... **3 fr.**

L'ouvrage est divisé en quatre parties : I. Méthode antiseptique telle que l'a formulée Lister, et modifications apportées à cette méthode. — II. Asepsie. — III. Méthode mixte. — IV. Application des principes antiseptiques et aseptiques à chaque région en particulier.

# Petit Manuel d'Anesthésie chirurgicale
Par *les mêmes.*

1 vol. in-12, avec 37 gravures dans le texte, cartonné à l'anglaise.. **3 fr.**

# L'Opération du Trépan
Par *les mêmes.*

1 vol. in-12, avec 222 gravures dans le texte, cartonné à l'anglaise.. **4 fr.**

TABLE DES MATIÈRES : I. Histoire de la trépanation depuis les temps préhistoriques. — II. Description des circonvolutions et des localisations cérébrales et étude de la topographie cranio-cérébrale. — III. Manuel opératoire et description des instruments actuellement employés; opérations nouvelles destinées à remplacer, jusqu'à un certain point, l'opération du trépan, ou à la compléter. — IV. Indications et contre-indications de l'opération du trépan.

**Envoi franco contre mandat-poste.**

# Chirurgie de la Face

En collaboration avec MM. **GUILLEMAIN**, chirurgien des hôpitaux,
et **MALHERBE**, ancien interne des hôpitaux de Paris.

1 vol. in-12, avec 214 gravures dans le texte, cartonné à l'anglaise... **4 fr.**

Les différents chapitres traitent successivement de la chirurgie des
maxillaires, des lèvres, des joues, de la bouche et du pharynx, du nez,
des fosses nasales et de leurs annexes les sinus de la face.

# Chirurgie du Cou

Par *les mêmes.*

1 vol. in-12, avec 101 gravures dans le texte, cartonné à l'anglaise... **4 fr.**

TABLE DES MATIÈRES : I. *Chirurgie des voies aériennes* : laryngoscopie,
cathétérisme et dilatation des voies aériennes, traitement endo-laryngé
et extra-laryngé des polypes et tumeurs du larynx, laryngotomies, laryn-
gectomies, trachéotomie. — II. *Chirurgie du corps thyroïde* : thyroïdec-
tomie, exothyropexie, indications thérapeutiques du goitre. — III. *Chirurgie
de l'œsophage.* — IV. *Chirurgie des vaisseaux, des ganglions lymphatiques, des
muscles et nerfs du cou :* ligature des artères, anévrismes, torticolis, etc.

# Chirurgie de la Plèvre et du Poumon

En collaboration avec **M. E. REYMOND**, ancien interne des hôpitaux de Paris.

1 vol. in-12, avec 67 gravures dans le texte, cartonné à l'anglaise... **4 fr.**

Les auteurs ont reproduit les leçons professées par M. Terrier à la
Faculté de médecine de Paris. Ces leçons intéressent à la fois les médecins et les chirurgiens, certaines opérations sur la plèvre étant restées
dans le domaine de la médecine.

Les différents chapitres sont consacrés à *la thoracocentèse*, à *la pleurésie
purulente* et à *la pleurotomie*, à *la thoracoplastie*, à *la chirurgie de la
plèvre pulmonaire*, aux *interventions pour les plaies du poumon*, à *la pneu-
motomie*, à *la pneumectomie*.

# Chirurgie du Cœur et du Péricarde

Par *les mêmes.*

1 vol. in-12, avec 79 gravures dans le texte, cartonné à l'anglaise... **3 fr.**

Les auteurs débutent par les généralités relatives à la *chirurgie du
péricarde* ; puis ils donnent le manuel opératoire de la chirurgie du péricarde, les indications et les complications de la thoracocentèse ; ils traitent ensuite de la péricardotomie avec ou sans résection des cartilages
costaux, du manuel opératoire, des soins consécutifs et des indications.

Pour la *chirurgie du cœur*, ils étudient successivement le traitement des
plaies, les plaies abandonnées à elles-mêmes, leur traitement sans opérations, les sutures du cœur, les interventions sur le cœur en dehors des
plaies, etc.

**Envoi franco contre mandat-poste.**

# MANUEL DE PETITE CHIRURGIE
## De A. JAMAIN
*8ᵉ Édition, illustrée de 572 gravures dans le texte.*

PAR

**F. TERRIER**            et            **M. PÉRAIRE**
Professeur de clinique chirurgicale            Ancien interne
à la Faculté de médecine de Paris,            des hôpitaux de Paris,
Chirurgien des hôpitaux,            Ex-assistant
Membre de l'Académie de médecine.            de consultation chirurgicale.

1 fort vol. in-12 de 1014 pages, cartonné à l'anglaise. **8 fr.**

## PUBLICATIONS PÉRIODIQUES

# Revue de Médecine

*Directeurs :* MM. les professeurs BOUCHARD, BRISSAUD, CHAUVEAU,
LANDOUZY, LÉPINE, PITRES, ROGER et VAILLARD.
*Directeurs en chef :* MM. LANDOUZY et LÉPINE.
*Secrétaire de la rédaction :* Dʳ JEAN LÉPINE.

# Revue de Chirurgie

*Directeurs :* MM. les professeurs TERRIER, BERGER, PONCET et QUÉNU.
*Rédacteur en chef :* M. TERRIER.
**27ᵉ année, 1907.**
ABONNEMENT :

| Pour la Revue de Médecine. | Pour la Revue de Chirurgie. |
|---|---|
| Un an, Paris. . . . . . 20 fr. | Un an, Paris. . . . . . 30 fr. |
| Un an, départements et étranger. 23 fr. | Un an, départements et étranger. 33 fr. |

Les deux Revues réunies : un an, Paris, 45 fr. départ. et étranger, 50 fr.
Paraissent tous les mois.

# Journal de l'Anatomie
## et de la Physiologie normales et pathologiques
### DE L'HOMME ET DES ANIMAUX
Dirigé par MATHIAS DUVAL
de l'Académie de médecine, Professeur à la Faculté de médecine de Paris,
Avec le concours de MM. les Professeurs RETTERER et TOURNEUX et
de M. le Dʳ G. LOISEL.
**43ᵉ année, 1907.**
ABONNEMENT : Un an : Paris, 30 fr. ; départements et étranger, 33 fr.
Paraît tous les deux mois avec gravures et planches hors texte.

# Journal de Psychologie
## normale et pathologique
DIRIGÉ PAR LES DOCTEURS

**Pierre JANET**            et            **G. DUMAS**
Professeur de psychologie au Collège de France.            Chargé de cours à la Sorbonne.

Paraît tous les deux mois, par fascicules de 100 pages.
**4ᵉ année, 1907.**
ABONNEMENT : Un an, 14 fr.

## Envoi franco contre mandat-poste.

05-07. — Coulommiers. Imp. PAUL BRODARD.

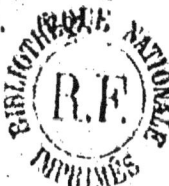

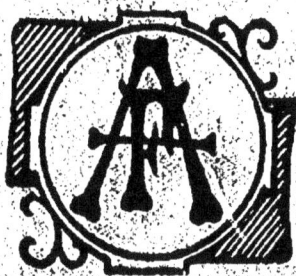

www.ingramcontent.com/pod-product-compliance
Lightning Source LLC
Chambersburg PA
CBHW061122220326

41599CB00024B/4131